外科急症的诊断与治疗

主编◎ 李英夫　苏德望　孙 瑶

中国纺织出版社

图书在版编目（CIP）数据

外科急症的诊断与治疗 / 李英夫等主编. --北京：
中国纺织出版社，2019.8（2023.5重印）
ISBN 978-7-5180-5792-4

Ⅰ.①外… Ⅱ.①李… Ⅲ.①外科–急性病–诊疗
Ⅳ.①R605.97

中国版本图书馆CIP数据核字(2018)第279333号

主　编：李英夫　苏德望　孙　瑶

副主编：廉晓宇　崔宏宇　方　芳

编　委：王　鹤　田　浩　尚进才　荆　湛　宣兆博
　　　　杨卫东　魏微微　程　亮　张世华　昌春雷
　　　　季方茹　金秀琳　姚佳慧　李　菲

注：昌春雷、金秀琳工作单位为佳木斯大学附属第二医院，
　　其他编者均为佳木斯大学附属第一医院

责任编辑：傅保娣　　责任校对：高涵　　责任印制：王艳丽

中国纺织出版社出版发行
地址：北京市朝阳区百子湾东里A407号楼　邮政编码：100124
销售电话：010-67004422　传真：010-87155801
http://www.c-textilep.com
E-mail:faxing@c-textilep.com
中国纺织出版社天猫旗舰店
官方微博http://weibo.com/2119887771
大厂回族自治县益利印刷有限公司印刷　　各地新华书店经销
2019年8月第1版　　2023年5月第2次印刷
开本：787×1092　1/16　印张：14.25
字数：316千字　定价：68.00元

前　言

随着我国经济水平的提高,交通工具逐渐增多,人员流动性也随之增加,同时由于人类寿命的延长,环境污染日益严重等原因,患者绝对人数增多,突发疾病和大范围传染病发生率增多。急诊工作要求医师能在紧急情况下对患者实施及时、准确的身心整体救治。急症救治水平的日益提高对提高抢救成功率和降低病死率、致残率起着重要作用。

本书分六章介绍了外科疾病的诊断与治疗,包括神经系统疾病、胸心疾病、胃肠疾病、输血、泌尿系统疾病、外科创伤性损伤等内容。本书临床实用性较强,对从事院前急救和院内急救的医务工作者有一定借鉴意义。

由于编者水平有限,书中不足之处在所难免,恳请各位读者、专家批评指正。

编　者
2019 年 3 月

目　　录

第一章　神经系统疾病

第一节　脑积水

各种原因引起脑脊液正常循环发生障碍,导致脑脊液在脑室系统和(或)蛛网膜下腔不断积聚,与此同时脑实质容积相应减少,部分或全部脑室逐渐扩大并伴有(或)无颅内压增高者统称为脑积水。

【临床表现】

1.婴幼儿

(1)头围增大,前囟门扩大,张力增高,有时后囟门亦扩大。

(2)头皮静脉怒张,毛发稀疏,颅骨变薄,前额多向前突出,眶顶受压向下,眼球下推,以致巩膜外露,头颅大脸部相对变小,眼球下半部沉到下眼睑下方,呈落日征象。

(3)虽有颅内压逐渐增加,但随着颅缝的扩大,颅内压增高的症状可得到代偿,故头痛、呕吐等颅内高压表现仅在脑积水迅速发展者才出现。

(4)精神不振,易激惹,眼球震颤,共济失调,四肢肌张力高或四肢轻瘫等。

(5)在重度脑积水中,视力多减退,甚至失明,眼底可见视神经继发性萎缩。

(6)晚期可见生长停顿、智力下降、椎体束征、痉挛性瘫痪、去大脑强直、痴呆等。

(7)少数患儿在脑积水发展到一定时期可自行停止,头颅不再继续增大,颅内压也不高,称为"静止性脑积水"。

2.成年人

(1)以头痛、呕吐为主要临床症状;头痛多以双颞侧为最常见,患者在卧位后或晨起头痛加剧,采取卧位时头痛可有所缓解;头痛可累及颈枕部,甚至可有强迫头位。

(2)共济失调,以躯干性共济失调最为多见,表现为站立不稳,足距宽,步幅大,极少表现为小脑性共济失调。

(3)病情严重者可出现视物不清、外展神经麻痹引起复视等症状,晚期可有视力丧失。

(4)晚期可有记忆力下降、智力减退、计算能力差等。

(5)原发病变的症状,如四脑室囊肿或肿瘤可有强迫头位或头位改变后症状好转等,松果体瘤可有眼球上视困难,瞳孔散大或不等大,可伴有性早熟或性征发育迟缓。

【诊断依据】

根据病史,临床表现及辅助检查可明确诊断,但对病因、性质及部位则应力求查清,以便确定治疗方法。CT 及 MRI 可以明确诊断。

【治疗】

脑积水的手术方法概括起来可分为 3 类。

（1）病因治疗：指由于颅内肿瘤及先天性畸形等病变引起的脑积水，需要针对病因进行治疗如肿瘤切除等。

（2）减少脑脊液分泌的手术，如脉络丛切除或电灼术。

（3）分流术又可分为颅内分流术和颅外分流术。颅内分流术通过造瘘及利用分流管将侧脑室或第三脑室中的脑脊液引入颅内静脉窦、硬脑膜下腔、脑室、脑池等；颅外分流术是将侧脑室或蛛网膜下腔中的脑脊液分流至腹腔内及其他的空腔脏器中等。脑室—腹腔分流术是目前最常采用的一种分流术。①适应证：对各种原因引起的梗阻性或交通性脑积水均适用。②禁忌证：全身衰竭及感染者；脑室内、脊髓蛛网膜下腔和腹腔内有炎症及出血者；手术径路的皮肤有炎症者；患有心血管疾病者；患有血液疾病有出血倾向者。

第二节　颅内及椎管内感染

一、脑脓肿

【病因分类】

①耳源性；②鼻源性；③血源性；④外伤性；⑤隐源性。

【病理分期】

①急性脑炎期；②化脓期；③包膜形成期。

【临床表现】

1.颅内感染症状

发热、高热惊厥、乏力、食欲减退、表情淡漠。

2.颅内占位性病变症状

头痛、恶心、呕吐、视乳头水肿。

3.局限性症状

额叶者表现为表情淡漠、昏睡；颞顶叶者出现偏瘫、失语、视野缺损；小脑者出现步态不稳、共济失调、眼球震颤。部分患者出现癫痫症状。

【诊断依据】

1.病史

全身性或局限性感染病史，发热、抽搐、中耳炎、鼻窦炎、先天性心脏病及头部外伤史者，均应考虑颅内感染可能。

2.体格检查

头面部化脓性病灶、先天性瘘口、脑膜刺激征、不同程度意识障碍、婴幼儿前囟隆起等。

3.实验室检查

白细胞增多，红细胞沉降率（血沉）增快，腰穿脑脊液检查可见脑脊液压力增高、白细胞数增多、蛋白含量高、糖和氯化物含量减少、涂片或细菌培养有可能找到致病菌。

4.影像学检查

①头颅 X 线检查：可见颅缝增宽、囟门扩大、脑回压迹增多等颅高压症状。外伤者可见颅

骨骨折、颅内异物存留、颅内积气等。②脑血管造影：可见一圆形或类圆形无血管区。③脑室造影：脑室系统变形移位。④CT 和 MRI：脓肿早期可见不规则边缘模糊的低密度期区，增强后显示一增强环，时间—密度曲线平坦，不随时间的延长而削减变淡；包膜形成期增强扫描可见一薄环，时间—密度曲线早期(5～10min)显示一高峰值，以后逐渐削减下降；陈旧性包膜下降明显。

【治疗】

1.非手术治疗

适用于感染早期或多房性小脓肿，年幼或老年体弱者。一般连续不间断地使用抗生素3～4周。

2.手术治疗

(1)穿刺抽脓引流适用于单房大的脑脓肿。婴幼儿囟门未闭者可经囟门穿刺抽脓。术中用含庆大霉素的生理盐水反复冲洗脓腔，术后脓腔注入抗生素溶液，保留 2h 后引流，每 6h 一次，引流导管可酌情留置，无脓液后拔除引流管。

(2)脓肿切除术适用于反复穿刺抽脓不能治愈者、非重要功能区者、多房性者，脓肿合并异物者可一并切除。较大者可先抽出脓液同时避免脓液外溢。

(3)切开引流术适用于较大的表浅脑脓肿或合并颅骨骨髓炎、硬膜外脓肿或硬膜下脓肿的脑脓肿。

(4)脑室引流适用于脑脓肿破入脑室者，切除脓肿并冲洗脑室，做持续的脑室外引流。

二、硬膜外脓肿

硬膜外脓肿是局限于颅骨和硬脑膜之间的化脓性感染。常见致病菌为葡萄球菌、链球菌、革兰阴性杆菌。常继发于颅骨骨髓炎、乳突炎、鼻窦炎或颅骨修补材料感染。

【临床表现】

发热、局部头皮发红、肿胀、触痛、头痛等。

【诊断依据】

头颅 X 线检查可见死骨或颅内积气；CT 或 MRI 可以确诊。

【治疗】

(1)一旦确诊，开始使用抗生素并根据细菌培养和药物敏感试验，选用合适的抗生素。

(2)有颅骨骨髓炎者可行颅骨钻孔或病变颅骨切除术，排出积脓。

(3)颅骨修补材料感染者应清除人工材料或骨瓣。

(4)乳突炎、鼻窦炎等也必须同时或近期治疗。

三、硬膜下脓肿

硬膜下脓肿是局限于硬脑膜和脑组织之间的化脓性感染。常继发于中耳或鼻窦的感染、头皮感染、颅骨骨髓炎或感染性硬膜下血肿。

【临床表现】

头痛、恶心、呕吐、颈项强直等颅内高压症状。婴幼儿可有囟门隆起、头围增大等，进一步发展，可引起意识障碍。

【诊断依据】

(1)头颅 X 线检查可见中耳炎、鼻窦炎或颅骨骨髓炎。

(2)腰穿脑脊液检查可见脑脊液压力增高、白细胞数增多、蛋白含量高、糖和氯化物含量减少、涂片或细菌培养有可能找到致病菌。

(3)半球间积脓脑血管造影可见胼周动脉和胼缘动脉分支侧移位。

(4)CT 或 MRI 可明确诊断。

【治疗】

(1)大量、长期、有效使用抗生素。

(2)手术:脓液稀薄时做钻孔引流术并冲洗脓腔,如脓液稠厚或半球间积脓,应开颅手术治疗。同时脓液做涂片革兰染色检查、细菌培养和药物敏感试验。

四、颅骨骨髓炎

颅骨骨髓炎通常由颅骨损伤引起的并发症,包括外伤和手术后的感染以及继发鼻窦的感染,新生儿多由产钳损伤头皮造成的感染或宫腔内监护后感染的并发症。

【临床表现】

局部发红、发热、肿胀、疼痛。

【诊断依据】

根据临床表现,白细胞计数增高,2 周后颅骨 X 线所见典型的"虫蚀样"改变,可以确诊。

【治疗】

全身抗生素治疗;手术去除死骨,保留完好的骨膜,清除全部感染性肉芽组织。

第三节　颅脑肿瘤

一、头皮肿瘤

(一)表皮样囊肿

表皮样囊肿是胚胎发育时遗留于组织中的上皮细胞发展而形成的一种真皮内含有角质的囊肿;也可以由于损伤、手术使上皮细胞植入而形成。其囊壁为上皮样结构,囊壁外层为基底细胞层,囊壁内层为角质层,囊内充满角质物。

【诊断依据】

(1)本病好发于头皮、颈部及臀、背部。

(2)单发或多发,直径数毫米到数厘米不等,圆形,缓慢增大,质较硬而具囊性感,基底可移动,与皮肤常有粘连。皮肤表面没有似皮脂腺囊肿的开口小孔,无疼痛,发生于受压部位时可有压迫性疼痛。

(3)可继发感染,据记载有恶变的可能。

【治疗】

手术切除。勿残留囊壁,以防复发。

（二）皮样囊肿

皮样囊肿属先天性病变,由胚胎发育过程中上皮组织部分残留于皮下而形成的。囊肿外包一层结缔组织囊膜,囊壁含有发育不全的皮肤附属器如毛囊、汗腺、皮脂腺、血管等,有时混有软骨、肌肉、神经。囊腔内有皮脂腺样物质、角化物质、胆固醇、毛发、坏死细胞等,可有钙化。

【诊断依据】

（1）本病好发于眼眶周围、鼻根和枕部,常见于幼儿及青少年。

（2）表现为局限性囊样肿物,形状为圆形或卵圆形,大小不一,一般不超过核桃大,质软,囊肿张力大时,硬度增加如肿瘤样。囊肿周围有结缔组织包膜,表面光滑,境界清楚,略有弹性,一般不与皮肤粘连,但基底部粘连甚紧,不易推动。

（3）临床上和表皮样囊肿不易区别。后者常有外伤史,好发部位不同,特别在病理组织上二者截然不同,表皮样囊肿的囊壁没有皮肤附件,其囊腔内仅有角化物质及脂肪物质,不含毛发等。

【治疗】

手术切除。切除范围宜广,以防复发。

（三）脂肪瘤

脂肪瘤是起源于脂肪组织的一种良性肿瘤,全身任何部位的脂肪组织均可发生。脂肪瘤主要由成熟的脂肪组织所构成,瘤周有一层薄的结缔组织包囊,内有被结缔组织束分成叶状成群的正常脂肪细胞。有的脂肪瘤在结构上除大量脂肪组织外,还含有较多结缔组织或血管,即形成复杂的脂肪瘤。

【诊断依据】

（1）脂肪瘤大多数位于皮下,好发于肩、背、臀部及大腿内侧,头部发病也常见。无疼痛,生长缓慢。

（2）肿瘤大小不一,大多呈扁圆形或分叶,分界清楚;边界分不清者要提防恶性脂肪瘤的可能。肿瘤质软有弹性(注意与较大的囊肿区别),有的可有假性波动感。肿瘤不与表皮粘连,皮肤表面完全正常,基部较广泛。检查时以手紧压脂肪瘤基部,可见分叶形态。皮肤可出现"橘皮"状。肿瘤发展甚缓慢,大多对机体无严重不良影响,恶性变者甚少。

【治疗】

良性脂肪瘤,如无症状可不做处理。如果长得很大、感觉疼痛或影响美观,可考虑手术切除,手术时需在包膜外完整地切除肿瘤。

（四）皮脂腺囊肿

皮脂腺囊肿又叫"粉瘤",是由皮脂腺管阻塞,皮脂排泄不出而堆积在一起形成的一种囊肿。此种囊肿为体表最多见的肿块之一,囊壁为上皮细胞构成,无角化现象。

【诊断依据】

（1）好发于面部、背部和臀部等皮脂腺丰富处,常见于生长发育旺盛的青年人。

（2）多为单发,高于皮肤,呈球形,黄豆至葡萄大小,质地柔软,有囊性感。皮肤颜色可能正常,也可能为淡蓝色,增大过快时,表面皮肤可发亮。有时在皮肤表面有开口,可从此挤出白色豆腐渣样内容物。

（3）一般无其他不适，若继发感染，囊肿表面及周围组织有炎症反应，表现为红肿、疼痛，破溃后流出像豆腐渣样的东西。

【治疗】

不是所有的皮脂腺囊肿都进行手术切除，对于较大的或已经继发感染的囊肿要及时处理。若合并感染，应先用抗菌素控制炎症；若已化脓，需切开引流，待炎症消退后再手术。手术需完整摘除囊壁，否则容易复发。平时应该加强身体卫生、勤洗澡，可以在一定程度上避免囊肿的形成或增大。

（五）神经鞘瘤

神经鞘瘤又称雪旺瘤，来源于神经鞘，好发于颅神经以及头面部、舌部的周围神经。神经鞘瘤有完整的包膜，质实，呈圆形或结节状，与其所发生的神经粘连在一起，常压迫邻近组织，但不发生浸润。镜下，肿瘤有两种组织形态，即束状型（Antoni A 型）和网状型（Antoni B 型）。肿瘤为良性，手术效果较好。

【诊断依据】

（1）开始表现为生长缓慢的无痛性肿块。如发生瘤内出血或囊性变可引起局部酸胀痛或剧痛。

（2）肿块呈圆形或卵圆形，质地坚韧。肿瘤可沿神经轴侧向左右移动，但不能沿神经长轴活动。

（3）因发病神经部位不同而出现相应的神经受激惹症状及体征。如源于感觉神经者可有压痛和放射痛；源于面神经者会出现面肌抽搐；源于迷走神经者可有声音嘶哑；源于交感神经者可出现霍纳（Horner）综合征等。

【治疗】

神经鞘瘤是一种良性肿瘤，非手术治疗无效。其包膜完整，边界清楚，手术治疗效果较好，手术切除时从包膜上剥离即可，不必切除邻近的正常组织。

（六）神经纤维瘤

神经纤维瘤是临床上常见的皮肤及皮下组织的一种良性肿瘤，发源于神经鞘细胞及间叶组织的神经内外衣的支持结缔组织，无包膜，质实，由神经鞘细胞及纤维母细胞两种主要成分组成。神经干和神经末端的任何部位都可发生。既可单发也可多发。但以多发为最常见，多发者即为神经纤维瘤病。

【诊断依据】

（1）神经纤维瘤生长缓慢，多见于青年人。

（2）肿瘤发生于全身神经干和神经末梢，分布于皮肤及皮下组织，可突出于体表，也可仅皮下触及。呈圆形、结节状或呈梭形不等。质软硬兼有，多数较软。多发性瘤结节可沿皮下神经分布，呈念珠状，也可呈丛状，如来自感觉神经，可有明显触痛。

（3）神经纤维瘤皮肤可出现咖啡斑，大小不一，形如雀斑小点状，或大片状，分布与神经纤维瘤肿块的分布无关。肿瘤数目不多的患者，皮肤色素咖啡斑状沉着是纤维神经瘤的重要诊断依据之一。

【治疗】

手术切除或部分切除。对小而局限性的神经纤维瘤可以一次完全切除；但对巨大且边界不清的肿瘤往往只能做部分切除,以纠正畸形。神经纤维瘤病由于数量甚多,无临床症状的可不急于手术,引起临床症状的予以切除。

(七)血管瘤

血管瘤是一种先天性脉管畸形,可分为毛细血管瘤、海绵状血管瘤和蔓状血管瘤 3 类,以前 2 类为多见。其生长一般较缓慢,多无包膜,故切除不彻底很容易复发。

毛细血管瘤主要由真皮内增生扩张的毛细血管丛组成,以草莓状血管瘤和葡萄酒色斑为主。

【诊断依据】

(1)多见于婴儿,大多数为女婴,出生后数天即可发现。

(2)局限性毛细血管瘤称草霉痣,最为常见。呈现单个鲜红色或暗红色病变,突出皮面,直径数毫米至 3cm。边界清楚,压之不褪色,1 岁内可长至极限,有的在 5 岁内可自行消退。

(3)广泛性毛细血管病称葡萄酒色斑痣。呈大片鲜红或暗紫斑片,不高出皮面,大小不等,压之褪色。成年后一般不扩大或消退。主要影响美观。

【治疗】

(1)多数血管瘤不需治疗,在血管瘤快速生长阶段可口服皮质类固醇激素。但对无退化表现的草霉痣需考虑及时治疗,不宜等待过久。硬化剂、液氮冷冻或激光治疗效果均佳,也可放射治疗。手术切除仅适于身体非暴露部位的较大的病灶。

(2)葡萄酒色斑痣尚无理想治疗方法,放射治疗不敏感,手术广泛切除影响美容。

(八)海绵状血管瘤

由形状不规则、大小不等、薄壁的扩大血管窦组成,位于真皮深层以及皮下组织内,可浸及肌肉和颅骨。

【诊断依据】

(1)出生时或出生后不久即可发生,成年人发病率较毛细血管瘤高。

(2)表现为形状不规则,界限不清,扪之柔软,可被挤空的隆起团块。皮肤颜色可正常或呈蓝色。

(3)有局限性和弥漫性两类,后者可侵及肌肉甚至骨皮质。

(4)继发局部血栓形成可产生疼痛,扪之有结节状。

【治疗】

手术切除,术后若有残留可辅以放疗和硬化剂局部注射。对较大的肿瘤宜先做血管造影,以了解其范围。

二、颅骨肿瘤

(一)颅骨良性肿瘤

颅骨骨瘤是颅骨最常见的肿瘤,常位于颅盖、鼻旁窦、乳突及下颌,颅盖骨以额顶骨多见。发生于 20～30 岁者居多,男女发病比例无差异,肿瘤多为单发,病理上分为骨松质性骨瘤和骨密质性骨瘤两大类,前者少见,起源于板障,内含较多的纤维组织,质地疏松;后者较常见,多来源于膜化骨的外板,质地致密。

【诊断依据】

1.临床表现

瘤体较小者一般无自觉症状,较大者局部轻微胀痛或麻木感,向内生长者可引起颅内高压症状,位于颅底、眼眶或鼻窦处,出现颅神经受累症状、突眼及鼻塞等。体检为颅骨局限肿块,基底宽,表面光滑与头皮无粘连,无压痛。

2.头颅X线检查

一般可见到圆形或椭圆形、局限性高密度影。骨松质型骨瘤内部疏松,密度不均匀,骨小梁可有钙化。骨密质型骨瘤一般生长在颅骨外板上,向外隆起,内部结构致密均匀。发生在额窦和筛窦内骨瘤常呈分叶状。

【鉴别诊断】

1.脑膜瘤

脑膜瘤多累及颅骨全层,可见脑膜血管沟增粗及颅内高压表现,切线位可见颅骨放射状针样增生,血管造影可见肿瘤染色,CT检查可见肿瘤增强明显。

2.颅骨骨纤维异常增殖

颅骨骨纤维异常增殖症病变范围一般较广泛,可累及颅骨全层,身体其他骨骼也有同样改变。

【治疗】

(1)生长缓慢无症状的小骨瘤,可予观察处理。

(2)生长较快、影响美容及有脑受压症状者,手术治疗。对外生型没有累及内板的骨瘤可用骨凿切除,对大的累及颅内的骨瘤需骨瓣切除,同期行修补术。

(二)颅骨骨化纤维瘤

颅骨骨化性纤维瘤亦称纤维性骨瘤或骨纤维瘤,临床上少见,多起源于颅底,亦可发生于上颌骨及额骨。骨化性纤维瘤由大量的,排列成束的和漩涡状的纤维组织所构成,其中含有一些大小不等、排列不规则的骨小梁,骨小梁周围有少数成骨细胞并含有骨样组织,此瘤多为实质性,与周围骨组织有明显界限。

【诊断依据】

(1)此病多起源于颅底,可产生相应部位的神经系统症状,常见颅神经受压。

(2)X线检查可见蛋壳样圆形肿瘤影,与周围有明显界限。

【治疗】

手术切除。由于肿瘤多位于颅底常难以全切除,只能部分切除减压。对于复发的肿瘤可再次切除。肿瘤对放疗不敏感。

(三)颅骨软骨瘤

颅骨软骨瘤见于中颅窝底、蝶鞍旁或者岩骨尖端的软骨联合部。生长缓慢。表面为骨膜延续的胶原结缔组织,中层为软骨组织,基层为肿瘤主体,与颅骨相连,内含脂肪组织,血管较少。

【诊断依据】

(1)此病多见于中颅窝底、蝶鞍旁或者岩骨尖端的软骨联合部和颅骨裂孔部,可出现3～6

对脑颅神经受压症状,如眼球运动障碍、面部感觉减退等。肿瘤大时可出现桥小脑角症状和颅内高压症状。

(2)X线检查可见高密度的骨性肿块,边界不规则,周围有骨破坏。

(3)CT检查可见呈分叶状边界清楚的颅骨高密度肿块,增强时肿瘤非钙化部分强化。

(4)本病须与脑膜瘤和脊索瘤鉴别,脑膜瘤血管造影可见供血动脉和肿瘤染色,软骨瘤血运不丰富,脊索瘤多位于斜坡和鞍区,钙化呈散在,不定形。

【治疗】

手术切除。由于肿瘤位于颅底,基底部较宽,一般只能做部分切除,术中出血不多,但要注意保护颈内动脉和脑神经。一般预后较好,反复再发的预后不良。

(四)颅骨巨细胞瘤

骨巨细胞瘤又称破骨细胞瘤,来自中胚叶组织的破骨细胞,是一种少见的颅骨良性肿瘤,可恶变,多发生于颅底软骨化骨的蝶骨、颞骨和枕骨,常见于20～40岁青壮年。肿瘤无包膜,呈暗红色,质脆而软,肿瘤内血管丰富。显微镜下主要由单核瘤细胞和多核巨细胞组成,若单核细胞核分裂多,巨细胞胞体小而核少,属恶性。

【诊断依据】

(1)临床表现:病情进展缓慢,早期症状不明显,当肿瘤侵入外板时局部有胀痛感,头部可触及一骨性肿物。发生于鞍区者可出现视力下降、多饮多尿及月经失调等。位于颅底者可引起相应脑神经如视神经、动眼神经、三叉神经、外展神经及听神经等损害症状。此外还可出现癫痫、颅内压增高及肢体共济失调等症状。

(2)X线检查可见三种表现:一是多囊型,边缘锐利,周围有密度增高的线状影,可见多房状骨质破坏,内有残存的粗大骨梁;二是单囊型,区内无骨小梁分隔,病变呈膨胀性生长,内外板分离;三是单纯骨破坏型,只表现为颅骨破坏,无囊肿样表现。

(3)CT扫描呈均匀一致高密度影,无明显强化。脑血管造影表现为局部无血管区,无肿瘤染色。

【治疗】

治疗以手术切除为主,尽可能全切。对不能全切的肿瘤术后放射治疗。

(五)颅骨血管瘤

颅骨血管瘤系错构瘤,是一种掺杂于骨小梁之间的血管组织呈瘤样增生的良性肿瘤,好发于脊柱和颅骨,常见于40岁左右的中年人,女性多于男性。从组织学上分为海绵状血管瘤及毛细血管瘤,前者多见于脊柱和颅骨,后者多见于扁骨和长管骨干骺部。

【诊断依据】

(1)本病常无明显症状,偶有搏动性头痛、头晕或头部沉重感,向外生长者可触及肿块,皮肤可呈青紫色。

(2)X线检查可见颅骨上有圆形或椭圆形,边缘整齐的低密度影,周围常有骨硬化带。切线位片上可见多数呈放射状排列的骨针。病灶区内有呈蜂窝状或日光样改变。若出现迂曲扩张血管压迹则有可能恶变。

(3)脑血管造影部分病例可见肿瘤染色,少数可见脑组织受压,中线结构移位。

【治疗】

(1)对较小的或无明显症状的患者可不行手术,以观察病情的发展,有些患者可考虑行血管内栓塞治疗。

(2)范围较大或涉及颅内、颅外的血管瘤手术要慎重,术前准备要充分,可先结扎已明确的供血动脉,手术以切除整个病变颅骨为主。也可先做血管内栓塞治疗,再考虑手术。

(3)对手术不能切除者,为使病灶产生新骨,常采用小剂量的放疗。

(六)颅骨脊索瘤

脊索瘤起源于胚胎残留脊索组织,生长缓慢,低度恶性,可发生于颅内及骶尾部、脊柱等处。颅骨脊索瘤多发生在斜坡处,占整个脊索瘤总数的 35%～40%,占颅内肿瘤 0.13%～0.67%。见于任何年龄,以中老年多见,男性多于女性。肿瘤发生于斜坡中线部,位于硬脑膜外,可向颅内、外各方向浸润性生长,如鞍上、鞍旁、前颅凹、眶上裂、蝶骨大翼、岩骨、第三脑室、后颅凹、枕骨大孔、桥小脑角等处,但不侵入脑组织,可压迫脑干及导水管产生脑积水。少数可长入蝶窦及鼻咽部。多为单发性,个别有远处转移者。

【诊断依据】

1.临床表现

颅骨脊索瘤生长缓慢,病程较长,平均在 3 年以上。头痛为最常见症状,常为全头痛,呈持续性钝痛。其他临床表现可因肿瘤位置和肿瘤发展方向而有所不同。位于鞍区的脊索瘤表现为视神经压迫及下丘脑、垂体轴功能障碍症状;位于鞍旁的主要表现为第 3～第 5 对脑神经受压症状;位于斜坡的主要表现为脑干受压症状和第 6～第 7 对脑神经障碍。

2.X 线检查

表现为广泛的骨质破坏,肿瘤钙化以及软组织阴影。骨质破坏的部位有斜坡、蝶鞍、岩骨、眼眶、中颅窝底、颈静脉孔。额窦以及上颌窦,部分可见网状、结节状散在性斑状。

3.CT 扫描

显示低密度区和结节状钙化,只有在肿瘤外缘有增强效果。

【鉴别诊断】

根据长期头痛,有多组脑神经损害,颅骨 X 线检查显示颅底骨质破坏并有钙化者,诊断基本确定。由于脊索瘤常突入鼻口因腔应与鼻咽癌鉴别;斜坡部肿瘤应与脑膜瘤,侵入小脑桥脑角者应与听神经瘤及鞍部肿瘤应与垂体瘤和颅咽管瘤等相鉴别。

【治疗】

1.手术治疗

根据肿瘤不同部位选择适宜的手术入路,尽可能完全地切除肿瘤。

2.放射治疗

因肿瘤位于颅底中线附近,完全切除肿瘤较为困难,故对于不能接受手术的年老体差患者,或术后肿瘤有残留者可采用放射外科治疗。

(七)颅骨胆脂瘤

胆脂瘤又称为表皮样囊肿或珍珠瘤,起源于异位胚胎残余组织的外胚层组织。颅骨胆脂瘤可发生于颅骨任何部位,但往往好发于中线或近于中线(额、枕)或在颞骨。

【诊断依据】

1.临床表现

本病发展缓慢,病程较长。主要表现为头颅局部逐渐增大的软组织肿块。触诊为较硬的囊性肿物,周边似有隆起的骨缘,多数无压痛。近中线者易于向颅内伸延,可累及大静脉窦或伸入脑组织。

2.X 线检查

可见软组织肿胀影,病灶呈圆形或卵圆形分叶状无结构的透亮区,边缘清晰,有明显的硬化带。

3.CT 扫描

主要表现为边界清楚、轮廓规整的低密度灶,CT 值＜10Hu,周边为略高密度的囊肿壁。不强化。

【治疗】

对于生长或有压痛的颅骨胆脂瘤需手术切除。囊壁与硬脑膜粘连较紧密时,可将粘连的硬脑膜一并切除,再修补硬脑膜。若囊壁与静脉窦相粘连,应反复电灼残留囊壁,以减少复发机会。颅骨缺损太大时颅骨修补。

(八)板障内脑膜瘤

板障内脑膜瘤很少见,占脑膜瘤总数的 1% 以内。可能发生于胚胎期残留在颅骨内的蛛网膜细胞。板障内脑膜瘤多属于内皮细胞型,也有呈软骨化生型等。瘤组织内血运丰富,组织较脆,质软。

【诊断依据】

(1)多见于青少年,肿瘤生长缓慢,病程较长,一般无头痛及神经系统症状。肿瘤常向外板生长,局部可触及一骨性肿块,无压痛。若发生在眶顶部则可出现眼球突出及眼球活动障碍。

(2)X 线检查可显示板障和外板骨化,增厚,或有放射状骨针形成。晚期可见骨质坏死溶解造成的骨破坏及钙化。

(3)CT 扫描可见骨质受压破坏或增生、边界清楚的肿块。强化扫描时肿瘤明显增强。

(4)本病累及颅骨基底部时应与颅骨纤维异常增殖症鉴别。骨纤维增殖症累及范围广,在血管造影时无明显的供血及肿瘤染色,可与脑膜瘤鉴别。

【治疗】

手术切除为主。对较小的肿瘤可将肿瘤与颅骨一起咬除直至正常骨质。对较大的肿瘤,可以肿瘤为中心,做骨瓣切除。骨瓣缺损可行一期修补成形术。对颅底的肿瘤多数只能行部分切除,术后辅以放疗。

(九)颅骨恶性肿瘤

颅骨成骨肉瘤是颅骨较常见的一种原发性恶性肿瘤,好发于青少年,肿瘤多发生在颅盖部,少数可在颅底。肿瘤生长速度较快,血运丰富,头皮及板障血管均扩张,故有学者称之为"骨性动脉瘤"。恶性度高,预后差。

【诊断依据】

(1)颅盖部可发现肿块,多有局部疼痛和压痛。头皮多紧张发亮,并与肿瘤粘连。肿瘤及周围皮下可以静脉曲张,有时可摸到搏动或听到血管杂音,皮肤呈青紫色。患者常有贫血,血清碱性磷酸酶增高。

(2)X线检查可见大小不等、边缘不清的骨质破坏,局部有软组织影。溶骨型在其周围颅骨有骨针样反应;成骨型沿颅板可有骨质增生和粗大的骨针。

【治疗】

如肿瘤无肺等其他部位转移,颅盖部肿瘤可行手术切除,手术尽可能广泛切除颅骨。为防术中大出血,术前可行血管造影了解血运情况,必要时结扎颈外动脉。肿瘤多放疗不敏感,术后行化疗。

(十)颅骨软骨肉瘤

颅骨软骨肉瘤罕见,多由软骨瘤恶变而来。瘤细胞以软骨细胞为主,分化较好,有少量黏液组织或间质细胞成分。亦可由间质细胞发展成间质性软骨肉瘤,瘤细胞以间质细胞为主,软骨细胞呈岛状分散各处,分化程度较差。本症与其他长骨骨骺病变同时发生者称 Ollier 病。伴有软组织及其他脏器血管瘤者称 Maffucci 征群。

【诊断依据】

(1)软骨肉瘤多见于颅底部,病程较慢,确诊时肿瘤往往已较大,以局部肿块及疼痛为主要症状。

(2)X线头颅摄片可见不规则溶骨性破坏区,边缘不清,有不规则骨片及钙化。

(3)CT扫描示多灶性钙化及不规则高密度区,内杂有低密度区,为供血较少的软骨组织。

【治疗】

手术治疗是首选方法。对发展较慢颅顶部肿瘤可争取全切除。颅底部者可部分切除,术后辅以放疗,可获短期症状缓解。

(十一)颅骨骨纤维肉瘤

颅骨纤维肉瘤是起源于颅骨板障和骨膜的纤维母细胞的肿瘤。临床上较少见,可继发于巨细胞瘤和骨纤维异常增殖症。患者大多为青壮年。肿瘤位于颅顶或颅底部,多先破坏颅骨外板,后侵蚀板障、内板及进入颅内,晚期可有远处转移。

【诊断依据】

(1)患者大多为青壮年。病程进展较快,颅盖部肿瘤早期可出现肿块和疼痛。发生在颅底的可出现相应的颅神经症状和神经系统体征及颅内压增高。位于眼眶部的可有突眼。

(2)X线检查见早期颅骨外板变薄,晚期颅骨全层呈大片溶骨性破坏,边缘不规则如鼠啮状,无钙化及新骨形成。

(3)CT扫描见颅底骨质破坏及肿瘤影像,增强不明显。

【治疗】

治疗以手术切除为主。术后复发的也可再次手术。肿瘤对放疗不敏感,术后以化疗为主。

(十二)颅骨尤文肉瘤

颅骨尤文肉瘤多为转移性者。显微镜检查:瘤细胞丰富、形态一致、胞膜清楚、胞核大。有认为与网状细胞肉瘤不易区分,或认为两者为一种病。恶性度高,易复发,5年生存率不足 5%。

【诊断依据】

(1)患者常诉间歇性头痛,夜间较重,头部可扪及肿块,有波动,患者常伴有贫血、白细胞增多及发热等症状。

(2)头部可见软组织肿块,质软有压痛。

(3)X线检查见早期病灶位于板障,呈小透明区,后肿瘤增大有骨质破坏,边缘不清,外板穿破,肿瘤在皮下有轻度骨膜反应。

【治疗】

肿瘤对放疗敏感,治疗以放疗为主,同时辅以化疗,可延长生存时间。

(十三)颅骨骨髓瘤

骨髓瘤起源于骨髓细胞。患者以 40～60 岁男性患者为多,常为多发性,除颅骨外,尚可见于全身其他骨骼。颅骨病变多见于颅顶部。

【诊断依据】

(1)颅骨病变多见于颅顶部,为扁平或半球形肿块,有压痛。位于颅底部肿瘤可引起多根颅神经麻痹,眼球突出等。

(2)疼痛为主要症状,常有剧烈疼痛,开始为间歇性,以后为持续性。除颅骨外常累及椎体、肋骨、胸骨和骨盆等。

(3)血液检查多有进行性贫血,血红蛋白低,血小板减少,淋巴细胞比例增高,高球蛋白血症以及血钙升高等。尿液检查常有尿蛋白阳性。

(4)X线检查示顶部有多发性,大小不等(直径 2～10mm)的边缘清楚的圆形透光区。肿瘤早期位于板障内,后可侵犯颅骨全层,周围无硬化及骨膜反应。单发者肿瘤体积较大(直径 2～3cm)。

【治疗】

多发性者以放疗及化疗为主,可起缓解疼痛及延长生存期作用;单发者可行手术切除,辅以放疗及化疗。

(十四)颅骨转移瘤

颅骨转移瘤主要来源于肺癌、乳腺癌、子宫癌、胃肠道癌、肾上腺癌、肝癌和前列腺癌等。多为血行转移,少数可为淋巴转移。颅骨是晚期癌常见转移部位之一,也是晚期癌的临床表现之一,多数患者预后不良。

【诊断依据】

(1)有原发癌源的明确诊断又出现颅骨肿瘤者,应高度警惕颅骨转移癌的可能。患者多数为病程晚期,全身一般情况较差。

(2)头部单发或多发软性肿块,无痛,生长迅速,基底宽,触之较硬。

(3)颅骨 X 线检查显示转移癌区为一类圆形骨破坏,边缘整齐,四周无骨增生及骨膜反应。

(4)肿块活检确诊,颅骨转移癌的组织形态与原发癌是一致的。

【治疗】

(1)多发者不宜手术,单发者可手术治疗,辅以放疗或化疗。

（2）同时治疗原发病源，但有时不能查明原发病源的部位。

（十五）颅骨肿瘤样病变

嗜酸性细胞肉芽肿是一种病因不明、往往发生于外伤后的全身性骨病。好发于儿童和20岁左右的青年，男性较女性多见。除指骨和趾骨外全身各扁平骨均可发病。颅骨为好发部位，病变多为单发，占70％～85％。病理在镜下可见多种细胞成分，包括淋巴细胞、网状细胞、嗜酸性粒细胞、多核细胞、纤维母细胞、浆细胞等。其发展分4个阶段：①增殖期；②肉芽期；③黄色肿块期；④纤维化期。起病初时常有低热、局部肿胀疼痛。单发者预后较佳。

【诊断依据】

（1）常见于青少年，可有外伤史，头部局限性肿块，轻微疼痛，生长缓慢，常位于顶骨、枕骨及颞骨。

（2）起病初期可出现低热、乏力、食欲不振等症状。

（3）查血常规白细胞增多和嗜酸性粒细胞增多，红细胞沉降率加快。

（4）头颅X线检查显示局部颅骨缺损，呈圆形或椭圆形，边界整齐清楚，无硬化，身体其他部位扁平骨也可能有类似病变。

（5）病理活检确诊。

【治疗】

（1）手术切除肿块，颅骨缺损范围大者，可同期行颅骨修补术。

（2）范围大、多发者，行放射治疗。

三、脑室肿瘤

（一）脉络丛乳头状瘤

脉络丛乳头状瘤多发于儿童，以侧脑室多见，成人常位于幕下第4脑室。

【主要临床表现】

（1）头痛、恶心、呕吐、头围增大等脑积水所引起的颅内压增高症状。

（2）局灶性神经功能障碍。

（3）共济失调等小脑症状。

（4）癫痫。

（5）瘤卒中引起的蛛网膜下腔出血。

【辅助检查】

脉络丛乳头状瘤起源于脉络丛上皮，多见于侧脑室体部和三角区，其次在4脑室。

1.头部CT

表现为不规则小分叶菜花状，高密度，均一强化，多有钙化。

2.头部MRI

表现为长T_1、长T_2信号，欠均匀，边界尚清楚。由于产生过多的脑脊液而产生明显的脑积水。

【诊断和鉴别诊断】

根据上述临床表现和CT、MRI所见即可考虑诊断脉络丛乳头状瘤。鉴别诊断为脑室内室管膜瘤、脑膜瘤、转移瘤等。

【治疗】

(1)手术切除肿瘤是原发脑室内肿瘤的主要治疗方式。

(2)对于未能全切除的肿瘤,应积极行再次手术,争取全切除。

(3)对于手术未能解除脑脊液循环通路梗阻者,应行脑室腹腔分流术。

(二)室管膜瘤

室管膜瘤起源于脑室和脊髓中央管周围的室管膜细胞,多位于第4脑室,起于第4脑室顶或底壁,小儿常见。

【主要临床表现】

(1)头痛、恶心、呕吐、头围增大等脑积水所引起的颅内压增高症状。

(2)共济失调等小脑症状。

(3)癫痫。

【辅助检查】

CT表现为边界清楚,混杂密度,囊变少见,实性均匀一致,可中度均匀或不均匀增强,瘤周呈轻至中度水肿。有急性瘤卒中时,CT可明确及时诊断。MRI为短或等 T_1 信号、长 T_2 信号,可均匀或不均匀增强,瘤内由于出血、钙化、血管流空等信号不均匀。

【诊断和鉴别诊断】

(1)临床表现。

(2)肿瘤影像学表现。

(3)鉴别诊断为脑室内脉络丛乳头状瘤、脑膜瘤、转移瘤、髓母细胞瘤等。

【治疗】

1.手术治疗

手术切除肿瘤的目的在于最大程度地切除肿瘤,同时避免神经功能缺失;侵犯第4脑室底时,肿瘤全切除时有很大的风险。

2.放射治疗

肿瘤对放射治疗敏感,手术后可预防性行全脑全脊髓放射治疗,以预防脱落的肿瘤细胞形成种植性转移。

3.化疗

适用于年龄小,不能耐受放射治疗者,恶性室管膜瘤及术后复发者,时机选为术后2~4周。

(三)血管网织细胞瘤

血管网织细胞瘤为起源于血管内膜的良性血管性肿瘤。主要位于小脑半球,其次是小脑蚓部和第4脑室底以及颈延髓交界处。

【主要临床表现】

症状和体征与颅内压增高及小脑功能缺损有关。

(1)头痛、恶心、呕吐、等颅内压增高症状。

(2)共济失调等小脑症状。

【辅助检查】

CT平扫呈稍高密度影,增强后强化明显,边界清楚,瘤周水肿不明显。主要有3种类型:

①囊性伴有瘤结节;②囊性没有瘤结节;③实性无囊变。MRI:短 T_1、长 T_2 信号,增强后可见瘤结节,瘤周水肿不明显。有时可见肿瘤供血动脉及引流静脉所形成的蛇形流空信号。

【诊断和鉴别诊断】

(1)临床表现。

(2)肿瘤影像学表现。

(3)鉴别诊断为胶质瘤、转移瘤、髓母细胞瘤等。

【治疗】

1.手术治疗

采用枕下中线切口入路和枕下旁中线切口入路。切除囊性肿瘤时一定要切除瘤结节。因血供丰富,实性肿瘤应避免分块切除和瘤体穿刺;电凝供血动脉后,将肿瘤自周围组织完整分离下来,必要时行供血动脉栓塞术。

2.放射治疗

存在争议,主要适用于多发深部病变,不能手术者,目的在于缩小和延缓肿瘤的生长。

(四)星形细胞瘤

星形细胞瘤为颅内常见病,可发生任何年龄和颅内任何部位。以双侧大脑半球多见。病程与肿瘤的级别有关。

【主要临床表现】

(1)头痛、恶心、呕吐等颅内压增高症状。

(2)癫痫。

(3)共济失调等小脑症状。

(4)强迫头位或体位。

(5)压迫或侵犯临近脑组织,如压迫基底节、内囊,可以出现步态不稳、肢体麻木、偏瘫等运动障碍,锥体束征。

【辅助检查】

1.星形细胞瘤影像学表现

囊性变,瘤壁可见结节。肿瘤中心囊变,瘤壁厚薄不均,即瘤内囊;肿瘤呈实性变。通常肿瘤周围有不同程度的水肿。

2.CT 表现

肿瘤呈低或混杂密度,边界尚清,增强后全部、瘤壁部分或瘤结节强化,囊性部分不强化。因囊内蛋白含量高,囊液较脑脊液密度稍高。可见部分瘤内钙化。

3.MRI 表现

T_1 为低信号,T_2 为高信号,对比增强后可强化。在 CT 或 MRI 上,如囊壁有强化,表示肿瘤对囊壁有浸润。

【诊断和鉴别诊断】

(1)临床表现。

(2)肿瘤影像学表现。

(3)鉴别诊断为转移瘤、髓母细胞瘤、颅内感染、寄生虫病等。

【治疗】

（1）对伴有明显颅高压的患者,应用甘露醇等脱水剂及激素,以赢得补充营养时间,改善体质。

（2）出现昏迷者,如有脑室扩大首选脑室穿刺外引流,以降低颅内压。

（3）星形细胞瘤手术为主要治疗手段,如果存在脑室穿刺外引流管者,可逐渐抬高引流管,直至脑脊液外引流量不超过 50ml/24h 为止。如术后无颅内高压表现,术后无脑室继续扩大者可拔除外引流管,否则需行脑室腹腔分流术。

（4）术后是否采用放化疗尚有争议。

（五）髓母细胞瘤

髓母细胞瘤是中枢神经系统一种高度恶性的原始神经上皮性肿瘤,起源于小脑下蚓部绒球小结叶或上髓帆,呈高度浸润性生长,瘤细胞易脱落,随脑脊液在蛛网膜下腔播散种植,常见部位为脊髓马尾部,椎管其他部位及小脑半球。也可发生颅外转移,包括骨骼系统、腹腔、淋巴结和肺,但较罕见。多发生于儿童。

【主要临床表现】

（1）髓母细胞瘤生长迅速,可充满第 4 脑室,常因自发性出血造成急性脑脊液循环梗阻,引起梗阻性脑积水,颅内高压。

（2）婴幼儿表现为呕吐、精神淡漠或易激惹,精神运动发育受限。

（3）儿童诉头痛,小脑扁桃体下疝者可伴有颈项强直。颅内高压和肿瘤压迫延髓呕吐中枢均可导致呕吐,呈喷射性,与进食无关。头痛、呕吐为早期临床表现,但易被误诊为胃肠道疾病。

（4）颅内高压也可引起眼底视盘水肿,视物模糊,视力下降,外展神经受累可引起复视。

（5）小脑受侵犯可引起躯干性共济运动失调,步态不稳。

（6）脑干受到侵犯,可引起颅神经功能异常,如面瘫、吞咽困难和语言功能障碍等。

【辅助检查】

影像学检查:CT 显示肿瘤边界清楚,类圆形,呈略高密度影,部分出现囊变、钙化、出血,瘤周伴有低密度水肿带。第 4 脑室受压变形移位,甚至闭塞消失,幕上不同程度的脑室扩大、脑积水。肿瘤可被均匀强化。如位于小脑半球者,表现不典型,易于与其他肿瘤混淆。应与星形细胞瘤、室管膜瘤、脉络丛乳头状瘤等相鉴别。MRI 表现为长 T_1、长 T_2 信号,肿瘤强化明显。

【诊断和鉴别诊断】

（1）临床表现。

（2）肿瘤影像学表现。

（3）鉴别诊断为转移瘤、胶质瘤等。

【治疗】

（1）采用枕下中线切口入路,如肿瘤侵犯第 4 脑室底,不必勉强切除,切除深度不宜超过第 4 脑室底平面。

（2）术中严密止血,严密缝合肌层,以减少脑脊液漏,假性脑膨出和化学性脑膜炎等术后并发症。

（3）脑室外引流可达到调控颅内压和引流脑脊液的目的。部分患者需行脑室腹腔分流术。

（4）髓母细胞瘤对放射治疗敏感，可达到减轻症状、延长生命的目的。因有种植转移的问题，应行全脑全脊髓照射。

（5）化疗的目的在于降低放射治疗剂量，减少放射治疗远期的不良反应，提高疗效。

第四节　颅神经疾病

一、三叉神经痛

三叉神经痛又名痛性抽搐。原发性三叉神经痛是在三叉神经分布区出现反复发作的阵发性剧痛，多见于老年人，女性发病率略高于男性。病因、病理和发病机制迄今尚不完全明了。一般认为当三叉神经根受到某种机械的压迫或牵拉时（如肿瘤、异常血管或抬高的岩骨嵴等所致的慢性压迫或牵拉），部分神经纤维发生节段性脱鞘变性。

在这些纤维之间形成"假性突触"，一些相邻的上行的触觉冲动或下行的运动冲动便通过"假性突触"而跳入痛觉纤维。一连串这种冲动的"总和"可诱导一阵阵疼痛发作。

疼痛为本病最突出的现象，常具有下列特点：①阵发性犹刀割、烧灼、针刺或电击样，十分痛苦，难以忍受。每阵历时几十秒至1～2min后又骤然停止，在两次发作间完全无痛，一如常人。病初时发作较少，每隔几十分钟或几小时发作一次，间歇可长达数月至数年，以后越发越频，疼痛程度亦随之加重，晚间发作较少但重者日夜不分，每日可达几十次。②疼痛多在一侧的第2支、第3支，或2～3支区域内，通常集中于该支的某一部位，如鼻翼、口唇、齿龈等，并可向痛侧颞部放射，但绝不扩散越过中线而到对侧。第1支或1、2、3支同时受累者少见，偶有双侧性的，一般为两侧各自发作，很少两侧同时发作。③至少有半数患者，在其疼痛区域内有一异常敏感的"触发点"，部位常见于上唇、下唇、口角、鼻翼、枕部或齿龈等部位。触及此点或因肌肉收缩而牵动此点，便可激发发作。"触发点"对轻触极为敏感，而针杆或重压则常无发作，此外局部机械刺激，如过食、说话、哈欠、洗脸、剃须、刷牙或吹风等均可引起发作，因此患者常因长期畏惧进食而导致营养不良。④发作时除疼痛外，尚可出现面肌痉挛性抽搐，口角向痛侧歪斜，面部和眼结合膜充血发红及流泪、流涎等。有的患者在发作时用手搓揉患侧面部，使该侧皮肤显得异常粗糙、增厚，眉毛脱落稀少。⑤三叉神经疼痛虽极为剧烈，但神经系统的检查却无阳性发现，有些患者因皮肤粗糙或曾做过封闭治疗，面部感觉可有减退现象。

根据以上特点，三叉神经痛可较易做出诊断，但需与下列疾病作鉴别。①牙痛：三叉神经痛易误诊为牙痛而将牙齿拔掉，牙痛多为持续性钝痛或搏动性疼痛。②舌咽神经痛，疼痛多在咽、扁桃体和舌根中，可因吞咽、说话而诱发，用地卡因喷涂于咽喉及舌根部可暂时终止发作。③非典型面部疼痛，多见于情绪紧张的中年妇女，疼痛面的深部，且不按三叉神经的分布，可扩展到眼眶、耳根、枕颞部。持续钝痛无"触发点"，封闭三叉神经无效，时而疼痛加重。④小脑桥脑角肿瘤、胆脂瘤、听神经痛、三叉神经痛、脑膜瘤或动脉瘤等，如果肿瘤体积不大，尚未累及邻近结构，三叉神经痛可为唯一症状，但神经系统检查通常可发生一些阳性体征，并可通过头部

CT 或 MRI 检查而确诊。⑤鼻咽癌颅底转移,通过咽部或颅底检查以及头部 CT 或 MRI 均可明确诊断。治疗应争取早期做肿瘤全切除,但因肿瘤过大或侵犯生命中枢,只能做大部切除,复发后可再次或多次切除。颅后窝型肿瘤取枕下入路,颅中窝型或混合型可做颞部入路,巨大肿瘤均先做内分块切除,然后再切除包膜,原发性三叉神经痛,经内科保守治疗无效,可行三叉神经封闭术或三叉神经感觉根切除术。

二、舌咽神经痛

1927 年 Dandy 介绍了颅内舌咽神经根切断术,使本病目前有了定形的手术方法,原发性舌咽神经痛的病因迄今不明。某些桥小脑角的肿瘤,动脉瘤和颞部损伤,血管性病变或基突舌骨韧带骨化等均可激惹舌咽神经而引起舌咽神经痛,称之为继发性舌咽神经痛。本病远较三叉神经痛少见,为 1:70~1:85。男女发病率相同,多见于年龄较大的患者。

典型发作如刀割样疼痛分布于舌根、咽后和扁桃体。疼痛可局限在上述部位,也可向外耳、下颌和颈部等处放射,偶有疼痛等局限于外耳道深部,这是只影响到舌咽神经的鼓支之故。有时疼痛发作尚伴大量唾液分泌和连续咳嗽,发作多骤然发生,历时短暂,极少有超过 1min 的,每日发作从几次到几十次不等,总的趋势是越发越频。尚有历时不等的间歇期,在此期内,患者一如常人。发作常在吞咽、咀嚼或说话时发生,具有触发点的较少,如有多在扁桃体窝内,本病偶可与三叉神经痛并存。但双侧舌咽神经痛却极为罕见。少数患者发作可有心搏骤停、昏厥或抽搐等。发作时虽然疼痛剧烈难忍,但无阳性神经体征,是此病的特征。

临床诊断根据疼痛发作的性质和特点可以作出,有时为了进一步明确诊断,可刺激扁桃体窝的"触发点"看能否诱发疼痛或用 1% 地卡因喷涂于咽后壁扁桃体窝等,如能遏止发生,则足可如实诊断无误,如果涂喷上述药物后,舌咽处的疼痛虽然消失,但耳痛却仍然如前,则可封闭颈静脉孔,若能有效,说明不仅有舌咽神经痛而且尚有迷路神经经耳后的参与。呈持续性疼痛或有神经系统阳性体征的患者,应考虑为继发性舌咽神经痛,应做头部 CT 或 MRI 明确诊断。

治疗舌咽神经痛可先试用苯妥因钠或卡马西平等药物,但多数患者最终仍需手术治疗,最有效的方法是经颅切断病侧的舌咽神经根,若在检查时发现疼痛尚有迷路神经耳后的参与,则尚应将迷路神经最高的 1~2 根系一并切断,手术后该区域内的感觉丧失并无不良影响。另一种手术的方法是选择性延脉束切断术,在颞神经根水平,三叉神经脊骨水束和楔束之间为第 3~第 5 对脑神经感觉纤维的上行传导束,予以切断。其优点是方法简便,只有痛觉伤失,而其他功能仍能保留,解痛满意。

三、面肌痉挛

面肌痉挛又名面肌抽搐,是指面部肌肉不自主阵发性抽动,多发生于中老年,女性为多。可分为继发性与原发性面肌痉挛。继发性者可能与面神经根受到轻微压或刺激有关。常见于小脑桥脑蛛网膜炎,肿瘤,脑血管畸形或小脑前下动脉分支的压迫,部分患者可出现于周围面神经麻痹恢复以后或颅脑损伤之后。原发性者原因尚不清楚。面肌抽搐大多限于一侧,常先发于眼轮匝肌,逐渐扩大范围,涉及口角及面部肌肉,精神紧张,或者劳累过度均可加重发作。严重者由于眼睑抽动及口角痉挛可妨碍视物或讲话。部分患者可有头痛、耳鸣、出汗、鼻塞等症状,神经系统检查可发现轻度面瘫阳性体征,间歇期可以是数日或数月不等。间歇期内患者如常人,肌电图检查可显示肌纤维震颤或肌束震颤波。依靠上述典型症状、病史及患者年龄诊断一般不难,患者没有剧烈面痛可与三叉神经痛中的面肌阵挛作鉴别。治疗:先考虑药物治疗,口服维生素 B,注射大剂量的维生素 B_1、维生素 B_{12};结合针灸、理疗,有时加用镇静药物可使症状减轻。抗癫痫药物一般无效。

对频繁而严重发作影响工作及生活者可选用外科手术治疗,但均导致面神经的瘫痪。手术方法有:①面神经封闭术,可在基乳孔处用酒精注射面神经主干,或用电刺激器分别测出面神经各分支部位,然后用少量酒精做局部注射。②面神经主干部分切断术,在基乳孔处暴露并切断面神经主干的 2/3,对顽固病例可做全切断术,并同时可做面副或面舌下神经吻合术。③面神经松解减压术,此法适用于严重并疑有小脑桥脑角占位病变的患者,做后颅椎下开颅,如术中未发现占位病变可做面神经挤压术,以达到面肌暂时瘫痪而缓解症状。

四、痉挛性斜颈

痉挛性斜颈也就是斜颈是张力障碍的一种形式,造成不能控制头部的位置。

【病因与鉴别】

(1)先天性(可能是畸形性肌张力障碍的最初表现)。

(2)痉挛性斜颈是斜颈的一个特殊亚型,缩短的胸锁乳突肌(SCM)通常处于痉挛状态。

(3)锥体外系病变(包括退行性)通常在躺下时缓解,肌电图显示异常成组的活跃。

(4)正固性(常常被损失,很少改变)。

(5)寰枢椎旋转半脱位,拉长的胸锁乳突肌可能处于痉挛状态。

(6)第 11 对脑神经的神经血管压迫。

(7)出血至胸锁乳突肌。

(8)颈椎感染。

(9)颈部淋巴腺炎。

(10)脊髓空洞。

(11)儿童脑肿瘤。

(12)延髓麻痹。

(13)"假性斜颈"可以由于无意识的矫正减少,由于眼外肌不平衡造成的复视引起。

【治疗】

1.非外科治疗

①放松训练,包括生物反馈;②彻底的神经、精神评估;③对颈部透过表皮的神经刺激。

2.外科治疗

①脊髓背侧刺激;②局部注射肉毒元素,对颈部向后可能有作用;③选择性脊神经根切断术和脊髓副神经切开术。

3.斜颈的其他治疗

①立体定向电凝;②胸锁乳突肌的收缩通常伴有对侧拮抗肌的活动;③可以手术治疗,治疗手段包括:切开第 11 对脑神经和上颈髓后根之间的吻合支;第 11 对脑神经的微血管减压(多数病例由椎动脉造成,但也有 PICA 压迫引起突发的报告),手术缓解需要数周时间。

第二章　胸心疾病

第一节　胸壁损伤

一、胸壁软组织损伤

胸壁软组织伤诊断时,应特别注意:①有无伤口以及伤口的深浅、污染的轻重,要除外有无穿入胸膜腔,以便决定清创的范围和麻醉方式的选择。通常可在清创时以质地较硬的导尿管顺其自然地反复试探,以了解伤道及其深浅和方向,污染严重时,可注入亚甲蓝,以便彻底清创,预防感染。②闭合伤时注意皮肤挫伤痕迹或青紫、有无血肿、血肿的深浅和大小,浅层血肿可及波动感,深部血肿,张力较大时难以触摸或可及"硬块",可做双侧对比检查,必要时可行 B 超定位和血肿穿刺,血肿早期可加压包扎,防止扩大促其吸收,较大血肿尽量以粗针头抽吸,以防血肿继发感染变成胸壁脓肿。一旦深部脓肿形成,可有红、肿、痛、热,应行早期切开引流。③胸部异物特别与纵隔重叠的金属异物在诊断时应摄高电压 X 线后前位及侧位或加摄切线位全胸片,以防漏诊。只有深部较大异物(2cm 以上)或表浅可触及异物才考虑取出,但术前定位诊断很重要,一种简便的办法是先以针头扎探,只有在碰到异物后,手术成功率才能提高。

二、肋骨骨折

肋骨是构成骨性胸廓(骨庞)最主要的成分。肋骨富有弹性,由于由后上向前下走行,同一根肋骨前后水平距离,几乎相差 4 根,正因为这种结构,使肋骨的功能不仅保护着胸腔和上腹部脏器,并参予了呼吸肌的作用。当吸气时,胸廓向前上、外上抬举使前后径和左右径同时扩大,胸腔负压亦加大、双肺随之膨张;呼气时由于肺的弹性回缩作用,使肺又恢复到自然状态,从而保证了氧气和二氧化碳的交换。

肋骨骨折是平、战时最常见的胸部损伤。尤其在钝性挤压伤时发生率更高。根据多家报告,在平时住院胸部伤员中有 60%～80% 可见肋骨骨折。

【病因】

一般情况直接暴力,多在暴力作用部位,骨折端多向内刺,容易损伤肋间血管,胸廓内血管、胸膜、肺组织及邻近脏器。间接暴力多由于胸廓受到挤压,暴力沿前后肋骨传导引起肋骨成角处折断,一般多在胸廓外侧,如腋中线、腋后或腋前线处骨折,骨折断端多向外侧,内脏损伤机会减少,如暴力过大,除传导骨折外暴力点处也可发生直接骨折,此时亦应注意暴力局部内脏损伤的可能性。

【好发部位】

由于胸廓后上背部有肩胛骨和前上胸部有锁骨及厚实的肌群保护,第 9、10 肋连接于更富于弹性的肋弓,第 11、12 肋为游离肋骨,一般骨折的好发部位多在第 3～8 肋骨,而上述部位相对减少。骨折与年龄亦有明显关系,其发生率与年龄成正比,儿童肋骨富于弹性,一般不易骨折,即使骨折亦常为青枝骨折,而成年人,尤其老年人,骨质弹性减弱和骨质疏松,容易发生骨折,且比较严重,Trinkle 报告 80 岁以上老年人病死率达 20%,同样暴力,年轻人发生的肋骨骨折较少、较轻。而老年人更易发生多根多处系列骨折,甚至一根肋骨有 3 或 4 处折断者也累有所见,有的老年人在剧烈咳嗽、打喷嚏时就可发生骨折,肋骨肿瘤骨质破坏时也易折断。

【内脏损伤】

一般说骨折部位尤其是直接暴力,易造成骨折断端下的内脏伤,应特别引起警惕。例如,低位肋骨骨折,不仅可伤及膈肌,还可刺破脾脏、肝脏,甚至近脊柱旁低位肋骨骨折,由于骨折两断端各向后内、外着力而致后腹膜内肾脏和十二指肠降、横部刺破和牵拉破裂者,学者曾协助处理过因严重挤压伤致左下低位肋骨骨折合并左肾、左脾蒂断裂落入腹腔引起腹内大出血而抢救成功的;亦见过右下胸低位肋骨骨折致十二指肠降段撕裂手术修补、引流而治愈的。左前近心包部肋软骨骨折有致心包、心脏、大血管损伤者,也有中上胸部肋骨骨折,骨折断端向外下牵拉肺组织,造成近隆突的总支气管断裂者,右总支气管因无主动脉弓缓冲较左主支气管容易发生。锁骨和第 1、2 肋骨骨折应警惕锁骨下动静脉损伤,Albers 等报告,第 1～2 肋骨骨折病死率约为 5%。这与暴力大,常有严重血管合并伤有关。

【命名与分类】

每侧仅发生 1 根肋骨骨折者称为单根骨折。发生 1 根肋骨 2 处或 2 处以上骨折者称单根 2 处或多处骨折。发生 2 根或 2 根以上骨折者称为多根骨折。多根相连的骨折如发生系列多处骨折称多根多处系列骨折。

【发病机制】

单纯肋骨骨折都有明显疼痛,甚至平静呼吸时亦如此。尤其在咳嗽、深呼吸和身体转动时加剧,这不仅给伤员带来痛苦,也可使伤员胸壁肌肉产生反射性痉挛,导致呼吸表浅,不敢咳痰,而胸部伤后可能产生的呼吸道分泌物或血痰不易咳出,常出现呼吸困难和低氧血症,有时伤员在短期内可并发肺不张、肺炎,尤其在老年人发生的概率明显增多。单纯性肋骨骨折只要做好止痛,固定,早期活动,鼓励咳嗽,协助排痰等措施,多可很快恢复健康。

【诊断依据】

诊断重点:不仅要注意外力的大小、作用部位、年龄和解剖特点,诊断重点是要把影响伤员预后的浮动胸壁(连枷胸)、胸部和上腹部脏器继发性损伤和可能发生的并发症、肺挫伤、急性呼吸窘迫综合征(ARDS)、肺不张、肺炎等诊断出来。

三、连枷胸

在多根多处系列骨折时,因 2 处或 2 处以上的肋骨断端即与整个骨性支架分离,在胸腔负压的作用下出现局部胸壁软化和浮动,亦称连枷胸,造成吸气时胸壁内陷,呼气时胸壁向外凸出,使两侧胸腔的压力失去平衡,此称反常呼吸。有的伤员因骨折断端呈锯齿状并相互交锁或因肌肉或有骨膜和小骨片相连或因伤员胸壁肥厚,肌肉因疼痛刺激呈痉挛状态,损伤早期,反常呼吸并不明显,Lindercasper 一组报告误诊率达 22%,Shackford 等报告占 13%,稍后因活动、咳嗽、缺氧呼吸困难,呼吸动度增大,逐渐或突然出现浮动胸壁,在早期诊断时应考虑漏误诊的可能性。反常呼吸的结果可造成咳嗽无力,排痰困难。肋骨骨折特别是连枷胸多继发严重肺挫裂伤,肺泡及间质出血水肿、不张、实变,肺的顺应性、潮气量随之降低,导致严重呼吸困难和低氧血症,有效呼吸面积及功能残气量减少及纵隔摆动影响血液回流,结果造成呼吸循环功能紊乱,以上结果相互影响形成恶性循环,可在短时间内威胁伤员生命。病死率高达10%以上。

【外伤史】

常发生于严重冲撞和挤压伤后,重点要问清致伤原因、时间,暴力大小、作用部位,以及疼痛、呼吸困难、咯血、休克等症状及严重程度。

【体格检查】

重点要检查:①胸廓有无反常呼吸。方法是在伤员呼吸时,对比双侧胸廓活动情况,如吸气时局部胸廓不仅不抬高,反而内陷;呼气时不仅不下陷反而向外凸出。②胸廓间、直接压痛试验。检查者轻压胸骨体,使骨性胸廓受到压缩,常有骨折断端摩擦的感觉,患者立即感到损伤肋骨断端疼痛,如果对每根肋骨由前下向后上进行仔细触压,疼痛最明显处多为骨折断端,并且可触到明确的骨擦感。③看到或触到肋骨局部有凹、凸或成角畸形。以上3条具其1者即可确诊。④在胸腹部检查时要特别注意发现因肋骨骨折而继发胸内和上腹部内脏损伤的症状和体征。如血气胸、干湿啰音,叩诊鼓音、浊音,以及肝、脾破裂的症状和体征。

【辅助检查】

1.实验室检查

急查血常规、血细胞比容和动脉血气分析,以了解失血和低氧血症情况,有无胸腹部活动性出血及血气胸、肝、脾、肾的可能损伤等。

2.超声波检查

急诊做B超检查,以核实有无血胸及心包压塞和胸腹实质性脏器伤;并可在B超指引下行胸腔、心包和腹腔穿刺,或放置胸腔闭式引流,为进一步确诊和救治提供准确定位。以上检查简便快捷,可在急诊科床边进行,各级医院都应常规配备。

3.胸部X线检查

只要伤员情况允许,必须急摄立位后前位全胸片,必要时加摄侧位和斜位片,普通胸片不仅对肋骨骨折的部位、根数、单处或多处的确诊提供重要的依据,而且对继发性胸腔腹内脏伤的诊断亦提供了客观的根据。但应注意:①伤员危重时只要经前1~3项检查即可做初步诊断,并优先进行急救处理,不要因强求X线检查而延误救治时间,在某些医院因摄片、会诊、转运途中而发生呼吸心跳骤停者时有发生,应引以为戒。②在做X线检查时,应尽量不摄仰卧位,因为在仰卧位时常见的血气胸很难显示,如不能站立,可摄坐位片,还可摄健侧卧位片,以便显示血气胸的真实情况,并可做定量诊断。③普通胸片对少量心包、胸腔、纵隔积血仍难以显示,胸部CT就可显示出来。④肋软骨不能显影,有时胸壁反常呼吸严重,但胸片只看到单纯肋骨骨折,当肋软骨及其与肋骨交界处骨折无错位、肋骨骨折端在侧方重叠,或在左心后方的骨折,胸片上亦难显示,只有在2~3周后骨痂形成或摄斜位、侧位片时方可显示出来。

四、胸骨骨折

胸骨骨折既往罕见,随着高速交通工具的迅速发展,发生率亦有所增加,国外统计占胸部伤的1.5%~5%,多因直接暴力撞击挤压,特别是汽车紧急减速时,驾驶员前胸撞击方向盘造成所谓"方向盘骨折"或称"方向盘综合征",也有间接暴力引起者,某学者曾收治一名跳木马的战士因上身翻转超过180°，双肩着地，致胸骨柄、体交界处折断致伤。胸骨各处均可发生骨折，但最多见部位是胸骨柄、体交界处及胸骨体部。多为横形骨折，骨折上断端因锁骨和肩胛骨支撑和缓冲作用，而第1或第2肋骨骨折机会又较少，故移位的机会很少，而下骨折端如伴双侧肋软骨或肋骨骨折，可向后上方移位，如果胸骨体下部同时骨折，即胸骨双骨折与其相连接的两侧肋骨或肋软骨均发生骨折，可引起反常呼吸运动，这种损伤多是在强大直接暴力下造成的。其中半数以上可发生纵隔血肿、心脏压塞、心包裂伤、心肌挫伤、瓣膜损伤、冠脉挫伤或急性外伤性心肌梗死、心脏或胸主动脉破裂及支气管断裂等继发性损伤，病死率可达30%～47%。

由于继发伤重，在诊断时，胸骨骨折的原发伤常被忽视，应加注意。在诊断时主要根据外伤史及局部压痛、畸形、骨擦音或触及骨折线，一般并不困难，重要的是要重视胸骨骨折的胸前壁反常呼吸和心脏大血管伤及左右支气管断裂的可能性。X线侧位或斜位摄片可协助诊断。摄后前位全胸片，因与纵隔影重叠对胸骨骨折本身诊断，并无多大帮助，但如有明显纵隔血肿和纵隔影增宽或心影扩大等继发伤的诊断有一定意义，必要时加做B超、CT等检查，可进一步明确对继发伤的诊断。

第二节　创伤性血气胸

创伤性血、气胸是平、战时比较常见而又比较严重的胸部创伤。根据统计近824例住院胸外伤伤员，血气胸有379例占46%。1979年某军在一次常规武器战斗中，血气胸伤员占胸外伤的46.7%，在胸部穿透伤中血气胸占87.6%～97.6%。

在临床实践中，创伤性血气胸大多数合并存在，也有以气胸为主或血胸为主者，气胸或血胸单独存在者仅占1/3。为了便于掌握血胸和气胸的不同特点，现分别介绍如下。

一、创伤性血胸

胸部损伤后致胸膜腔积血者称创伤性血胸。常见于胸部穿透伤或严重钝性挤压伤肋骨骨折之后，其发生率在钝性胸部伤中的占25%～75%，在穿透伤中占60%～80%。

【出血源】

1.肺循环出血

钝性伤造成的血胸多由于肋骨骨折断端骨膜及骨髓腔出血难以自行收缩闭合，形成血肿及血凝块时出血可自行停止，但骨折端刺破胸膜，在胸腔负压的作用下很容易被吸入胸腔。如直接暴力较大，骨折断端向内刺入胸膜腔内，占居胸腔最大体积的肺组织损伤出血，这是最常见的出血来源。但由于肺循环的压力低，仅及体循环压力的1/6～1/5，加上损伤肺组织因弹性回缩及局部血气的压缩，出血速度较慢，甚至全肺广泛挫裂伤出血多可自行停止吸收和自行愈合。有学者曾收治1例男性，42岁伤员，右胸被公共汽车一侧车轮辗压，其中有9根肋骨18处骨折（含3根双骨折，2根发生4处骨折），致右肺广泛挫裂伤出血，48h内由胸腔闭式引流引出4550ml，考虑到：①每小时引流量渐少；②开胸做全肺或肺叶切除损失和打击较大。经坚持观察治疗，痊愈出院，半年复查胸片右肺膨胀良好，因此单纯肺挫裂伤引起的出血，多可经胸穿

(少量)和胸腔闭式引流而治愈,真正需行开胸手术探查者仅在 5% 左右。

2.体循环出血

主要指心脏大血管。指主动脉及其属支肋间血管、胸廓内血管、锁骨下动静脉以及腔静脉、无名动静脉破裂和肺动静脉出血,一般出血量大,速度快,休克和死亡发生率高。美国一组报告,平时心脏、大血管伤,能送到医院的仅有 20%。

【分类】

临床上常根据出血量的多少,把血胸分成少量、中等量、大量出血三类。单纯根据出血量分类是不够全面的,因为伤员胸腔有大有小,出血速度有快有慢,胸膜渗出有多有少,我们认为分类的目的,应对判明伤情、分清轻重缓急、确定治疗原则有指导作用。

临床上出血量对伤员的影响故然很大,但出血速度对伤员影响更大,短时间内有中等量或以上出血,可致伤员严重休克,甚至可致呼吸心跳骤停。而缓慢大量血胸,不一定发生休克。

【发病机制】

1.急性呼吸循环功能障碍

胸腔积血在短时间内超过中等量以上,使有效循环血量减少,不仅可发生创伤和失血性休克,而且因为心肺大血管,尤其是心房及腔静脉受压、推移萎陷和扭曲,使呼吸面积骤减,纵隔移位,回心血量减少,导致急性呼吸、循环功能障碍。

2.凝固性血胸

少数伤员出血速度快,或使用了大量止血药,当心、肺、膈肌尚未能去除或未完全去除纤维蛋白时,已经形成或已部分形成了血凝块,称为凝固性血胸,占居了胸腔的部分空间,影响了肺膨胀,临床上虽经胸腔穿刺或闭式引流均不能引出,不得不在伤后 2~3 周内用胸腔镜或小切口取出或吸出。

3.创伤性胸腔积液

有时少量或中等量血胸由于没及时处理,血细胞自行分解所产生的代谢产物,刺激胸膜,渗出明显增加,可形成大量胸腔积液,使血胸稀释,此称为外伤后反应性或渗出性胸膜炎,当放置引流时,可见上为橘黄色渗出液,中为橘红色液体,下为酱油色和絮块状沉淀物。

4.包裹性血胸

也有因纤维素在胸膜肺表面或叶间沉着分隔,形成包裹性血胸,使引流困难,此时必须在 B 超定位引导下做胸穿或留置引流。

5.血胸感染急性脓胸

平时创伤性血胸,由于在无菌操作下即时引流及拔管和抗生素的应用,脓胸的发生率已大为减少,战时穿透伤多,有些引流不及时,无菌操作不严格,脓胸发生率高达 3.8%~20%。

6.纤维胸

如果胸膜腔感染或未及时引流,由于纤维素的沉积,血管内皮细胞成纤维细胞的侵入,使胸膜肥厚形成纤维板,脏层纤维板将影响肺的膨胀,壁层纤维板收缩,既影响胸壁的活动,又使肋间变窄,胸腔变小。脏、壁层纤维互相愈着称为纤维胸,将损害正常呼吸功能。

【诊断依据】

根据受伤史、内出血症状、胸腔积血体征、结合胸腔穿刺、B 超和 X 线立位、后前位、伤侧位全胸片,临床诊断创伤性血胸,一般并不困难。但还应明确血胸的定位、定量和定性诊断及鉴别诊断,以便尽快确定抢救和治疗原则。特别要重视对进行性出血的诊断。

1.出血量的诊断

(1)摄立位 X 线全胸片是少量、中等量及大量血胸分类的最重要根据。但有些伤员因休克或脊柱、下肢骨折而难以站立者,在卧位下摄胸片时除看到伤侧透光度稍有减低外是很难分清出血量的。建议可摄坐立位或健侧卧位后前后全胸片,再结合仰卧位下对伤侧胸壁进行叩诊,分清浊音界的位置,与健侧比较,凡浊音界在腋后线以下为少量,腋中线者为中量,达腋前线者为大量。

(2)根据引流量和胸血血红蛋白量测定计数丢失的循环血量,以作为补充血容量的参考。因为血液进入胸腔后对胸膜多有刺激,引起胸膜反应性渗出,使胸血多有稀释。因此丢失的循环血量可按下述公式计算。

$$已丢失的循环血量(ml) = \frac{胸血引出量 \times 测出胸血血红蛋白量}{100} \times 8.4$$

式中 8.4 为常数,正常血红蛋白含量为 120g/L,即 1g 血红蛋白含在 8.4ml 血浆内。

2.定位诊断

对少量血胸甚至中等量血胸,如定位不确切,即胸穿或放置闭式引流,有时会失败,其原因有包裹性血胸;血胸位于前、后或侧位,叶间裂、心膈角、肋膈角处。为了准确定位,可摄侧位胸片或胸部 CT 片,或在 X 线透视下找出最近胸壁积血位置,行超声定位,并要了解胸血的位置、多少、深度、估计出血量,分析有无血凝块,胸壁的厚薄,找出距胸壁最近距离,确定进针方向和深度,避开邻近脏器均有实际意义,处理时应按超声检查时的体位,并在超声引导下进行胸血穿刺。如仍不能抽出,则可能因针头细,致血液抽出很慢或针头被纤维蛋白或血凝块堵塞难以引出;或定位不确切。

3.定性诊断

(1)进行性血胸(胸内活动性出血):创伤性血胸,不仅要诊断有无胸血和胸血量、胸血部位,更重要的是要判断胸内出血有无停止,出血量在减少或仍在继续,如确诊胸内进行性出血,经短暂抗休克仍不能逆转,就应当机立断行开胸止血。凡有以下征象者应诊断为胸内进行性出血:①出血症状、体征明显,休克逐渐加深,每小时血红蛋白进行性下降者;②经快速补液、输血扩容后休克未能改善或改善后又复加重或补液、输血速度减缓时休克又见恶化;③血胸经胸穿或闭式引流,液气平面下降后又复上升;④引出的胸血迅速凝固;⑤在留置胸腔闭式引流放净胸血后,每小时仍有 150～300ml 持续 2～3h,或 15～20min 内又突然出血在 500～1000ml,甚至以上。

(2)迟发性血胸:自 20 世纪 80 年代起,国内对迟发性血胸也开始有多组报告,其发生率占血气胸的 11.2%～25%,其诊断标准有:①胸部创伤入院时摄胸片无血气胸,24h 后出现;②入院后确诊为血胸或血气胸,已行彻底引流摄片证明无血气胸而后又出现者。

迟发性血气胸的特点有:①出血量偏大,一般达中等量或中等量以上,1984 年报告 42 例平均达 1360ml;②休克发生率高,达 25%～65%;③确诊时间不一,短则 2d,长则 18d;④因此对严重胸部创伤的观察随访不得少于 2 周;⑤迟发类型,可分突发型和隐匿型。前者约占1/3,

多在活动后突然发生,如咳嗽、翻身活动时,多因为血凝块脱落,骨折折端又刺破血肿或血液流入胸腔或异物感染继发性出血等。临床表现有面色苍白、出冷汗,甚至脉快,血压降低等休克症状。后者约占 2/3,为缓慢出血或血细胞破坏代谢产物刺激胸膜反应渗出增加,多在不知不觉中出现中等量或大量血胸。症状较前者平缓,也有当代偿失调时而突然出现气促、呼吸困难。迟发性血胸多在入院时无明显血胸表现而未被医护人员重视,在恢复期中突然或不知不觉中发生,容易漏、误诊而造成后果,应予警惕。

(3)血胸感染:血胸感染多发生于开放伤和反复胸腔穿刺,长期留置引流管的患者,由于抗生素早期应用和彻底引流,近 20 年来发生率已明显减少。但血胸引流不彻底,无菌操作不严格时仍可发生。对典型病例诊断多不困难。例如都有明确的胸外伤病史及急性脓胸的感染症状和体征,胸穿或闭式引流有浑浊和黄色脓液,当可确诊,但早期上述症状和体征并不明显。

为尽早明确诊断,还可借助以下方法。①涂片法:取胸腔引出的血性液体行常规的胸液检查,特别做胸血染色对红细胞和白细胞进行计数。正常红细胞和白细胞为 500∶1(即红细胞 500 万/mm^3,白细胞为 10000/mm^3 以下),如红细胞和白细胞比例小于 100∶1,应考虑有感染。②试管法(彼得罗夫试验):取胸血 1ml,加蒸馏水 5ml,充分混合及离心沉淀,3min 后观察。正常:液体为红色、清澈透明,异常(感染)液体为浑浊或见有絮状物。③细菌培养(需氧菌及厌氧菌)+药物敏感试验,可见致病菌生长当可确诊。

4.进行性血胸伴休克时与腹内实质性脏器伤伴内出血的鉴别

这里有三种情况:①胸内、腹内均有出血;②出血以胸内或以腹内为主;③腹内出血伴膈肌损伤,胸内不出血,但由于胸腔负压的抽吸使腹内积血被吸入胸腔,结果腹内积血反而很少,胸内有大量积血。这三种情况有一个共同的特点即均有内出血并伴休克,均需抗休克抢救,如果又需要手术止血,问题是出血的来源不同,抢救手术切口的部位不同,因此术前必须要明确出血的来源。我们的经验是在抗休克同时,分析以下情况,有助定位诊断。

(1)从创伤部位分析。如较大的直接暴力作用部位在第 6 肋以上或纵隔位置,首先考虑内出血来自胸部可能性大,而在第 7 肋以下肋骨骨折,首先应考虑上腹实质性脏器伤可能性大,因为上胸部邻近胸壁的血管较多,而下胸部除近纵隔处外,血管相对较少。

(2)从胸、腹腔穿刺或加腹部灌洗,应考虑积血最多的腔隙出血来源的可能性较大些。

(3)用 B 超探查胸腹积血多少,并确定脾、肝、肾或胸腔脏器或膈肌损伤的部位。

(4)以胸腔或腹腔镜检查膈肌及胸、腹腔脏器损伤的可能性。

(5)如果仍不能确定出血来源,可以先放置胸腔闭式引流,再向腹腔注入亚甲蓝 2ml+生理盐水 100ml 或注入气体 800～1000ml,可见由胸腔引流管引出时或引出胸血量尚不能解释休克的严重程度,而腹内出血又不能除外可先行上腹径路行剖腹探查。某学者认为胸腹腔内出血休克很难分辨时因腹内出血约占 75%,亦主张上述处理程序。

5.与一侧肺叶、双叶或全肺不张鉴别

气管、支气管或肺损伤时,因血块、分泌物堵塞致肺不张,累有所见,而不张肺气体吸收后,肺体积明显缩小,见肺密度增加,胸片显示亦见大片致密影,容易和血胸混淆。鉴别方法是气管或纵隔向患侧移位,膈肌抬高,肋间变窄;而血胸时使气管纵隔向健侧推移,膈肌下降,肋间增宽。

6.与一侧膈肌损伤伴创伤性膈疝鉴别

当膈肌损伤因腹内脏器被吸入胸腔而见膈肌上大片密度增高阴影,也可推移局部纵隔向健侧移位,有时亦难以和血胸区分。此时可在透视下,改变体位,血胸或血气胸阴影始终为抛物线或液气平面并占据肋膈角和侧胸壁,而膈疝在站立位下阴影可部分回纳腹腔或仅局限在膈肌损伤部位,如吞钡检查可见钡剂在膈上(和对侧比)显影。必要时进行 B 超、胸腔镜、腹腔镜检查区分。当难以和创伤性膈疝鉴别时,不主张放置胸腔闭式引流,因为把疝入胸腔的胃泡误认为是血气胸的液平面而放置引流管后,造成胃液外漏胸腔,发生组织腐蚀,"自身消化",可引起严重胸腔感染,甚至造成中毒性休克,某学者曾接受一转入的女性伤员,因将疝入左胸的胃泡,误当"血气胸"并做引流,虽经抢救,仍未能挽救生命。文献上亦曾有报告,应以为戒。

二、创伤性气胸

凡因创伤造成气体进入胸腔者称为创伤性气胸,其发生率在钝性胸部伤中占 15%～50%,在穿透性胸部伤中占 30%～87.6%。气胸的主要来源如下:①肺挫裂伤,这是最常见的原因,多因钝性伤致肋骨骨折,骨折断端刺破胸膜及肺组织,或因刃器火器性穿透伤,偶有医源性胸穿,臂丛麻醉,锁骨下静脉插管,针灸等。当针头进入胸腔即被胸壁固定,而肺组织每次因呼吸移动,在动与不动时很容易被划破成裂口。在肺大疱、肺气肿、肺结核、肺炎、肺脓肿等及胸膜粘连时可因咳嗽、活动时撕裂漏气,此称自发性气胸。②胸壁穿透损伤,即使时间短暂,在胸腔负压抽吸下气体可迅速进入胸腔。③气管、支气管损伤,多因暴力挤压、牵拉或气管压力骤然升高致气管破裂和膜样部穿孔。④食管、胸胃(膈疝时)破裂,多因异物刺破食管或因剧烈呕吐,食管内压骤然升高产生自发性破裂。临床上根据病理生理变化把气胸分为闭合性、开放性和张力性气胸三类。

(一)闭合性气胸

闭合性气胸指气体进入胸腔后与外界已无交通。为了确定治疗原则,必须根据肺被压缩的多少和临床症状、体征分为少量气胸、中等量气胸和大量气胸三类。

在诊断时,只要伤情允许,必须摄立位后前位全胸片,借以了解肺被压缩和纵隔移位情况。如果胸膜无粘连,当胸腔积气时,肺即有压缩,胸片上可见有压缩的弧形线,弧形线外无肺纹理。由于肺组织在胸腔内呈扇形分布,越近外带(远离肺门),肺组织占据体积越大。一般说肺组织外带如压缩 30%。实际已占肺体积的 50% 以上,如压缩 50%,(相当于中带中点)实际已占肺体积的 70% 以上。肺组织压缩的多少和临床症状成正比,但和肺的质量、代偿能力、产生气胸的速度有直接关系。肺功能低下、老慢支弥漫性肺气肿患者即使出现少量气胸,有时亦会出现明显呼吸困难和发绀,处理时应采取积极态度,应尽快给氧和穿刺减压引流,但对青壮年完全可以不予处理。应该说明气胸越少胸穿时越易划伤肺组织,造成更严重气胸,要谨慎操作。有时胸片显示大量气胸,由于缓慢发生,发生后又经代偿适应,伤员并不感呼吸困难,因此在诊断和处理闭合性气胸时,应根据每个伤员的具体情况,具体对待。

(二)张力性气胸

【病因和发病机制】

张力性气胸是指进入胸腔的气体,因伤口为单向活瓣,造成只进不出或多进少出持续增加呈进行性呼吸困难者,称张力性气胸(又称压力性气胸,活瓣性气胸)。有学者报告约占闭合性气胸的14％,由于伤侧肺组织被高度压缩,并将纵隔推向健侧,致健侧肺亦被部分压缩,使有效呼吸面积骤然减少;使肺循环血未经气体交换即由右向左分流以及心脏、右心房、上下腔静脉受压、推移及扭曲,回心血流减少,颈静脉怒张,临床出现进行性呼吸困难、窘迫和发绀以及严重的低氧血症,如不能紧急减压,可迅速发生呼吸、循环障碍,可在短时间内发生呼吸、心跳骤停。

如果气胸压力过大和胸膜、肺粘连,气体可穿破纵隔和壁层胸膜,进入纵隔,胸壁肌肉间隙,在损伤的局部胸壁、颈部、锁骨上窝及胸骨切迹处出现皮下气肿,并可很快波及至胸、腹、面、颈头部,甚至四肢及阴囊皮下,有时可见到双眼睑皮下气肿,致不能睁眼视物和阴囊肿大似充气之足球等广泛皮下气肿。对这类伤员看起来严重,但由于胸膜与肺粘连紧密,胸内压缩情况反而较轻,并可缓解部分症状。对皮下气肿可以不做处理,如果自感疼痛和不适,可在最明显处局麻下穿刺留置针头放气,并可将周围气体向穿刺点挤压,可减轻皮下气肿。皮下气肿如无继续扩大,一般经3～7d可自行吸收。

【临床表现和诊断依据】

对张力性气胸伤员,必须从现场、运输途中或急诊科内就应迅速做出诊断和抢救处理。不宜做过多检查而延误救治时间。一般都有典型的临床过程,即进行性呼吸困难、窘迫和发绀以及因严重缺氧而造成伤员恐惧感,吸气时出现鼻翼扇动及三凹征(指左右锁骨上窝、胸骨剑突下),体瘦者和儿童尤其明显;颈静脉怒张、气管移向健侧、伤侧胸部叩呈鼓音、听诊呼吸音消失,对侧反而代偿性增强等。早期呼吸快、深,脉快,血压升高,如果呼吸变得浅而快,一旦呼吸转慢而不规则,血压下降,至呼吸动作已很难察觉,可用棉纤维或头发丝置于鼻孔前方可见扑动,如再不紧急减压,往往发生呼吸骤停。

根据创伤史及典型症状和体征以及胸腔穿刺减压多可明确诊断。只有在早期或伤情较稳定时,才可摄立位后前位全胸片以验证最后诊断。

【急救】

1.针头＋输血器管＋盐水瓶(水封瓶)

具体做法是在无菌操作下,首先将输血器导管一端放入盐水瓶内,另一端接输血针头,穿刺伤侧锁骨中线第2肋间,一旦进入胸腔,可见大量气泡由水封瓶的导管下泛起如同煮沸的开水气泡一般,并随着呼气动作总有水泡泛起,很难形成水柱负压,说明仍有持续漏气。此时应以直血管钳夹持露于胸壁皮肤外的针管,使针头斜面保持在刚进壁层胸膜的位置,加以固定使针头既不向内伸入,又不会向外滑出,如此观察漏气情况。如果持续漏气在4h以上,水封瓶内的导管水柱在吸气时仍无负压形成,说明张力性气胸未能停止,应考虑行胸腔镜或开胸手术探查,对胸内损伤的漏气破口进行修补。

2.针头＋指套法

无输血器和盐水瓶时可采用此法。具体做法是将一个备用的针头,在针柄处捆扎一只乳胶指套,末端剪一小裂口,当吸气时,气体由破口处排出,呼气时胸内压变小,指套萎陷,造成气体只出不进的单相活瓣。此法优点是简便、快捷和最应急的办法。缺点是易堵塞,易滑落,易损伤肺组织。

【治疗】

确定性治疗为导尿管＋闭式引流袋（或瓶）法。在有条件时,最好选用已消毒包装较粗的(28F 或 26F)蘑菇状或带气囊导尿管,在锁中线第 2 肋间切开小于管径的皮肤及皮下切口,以钝性暴力插入胸腔后,如用气囊导尿管则向气囊注水 10ml 再向外轻轻拔出如遇阻力蘑菇头或气囊即位于壁层胸膜内,接上相应粗细、长短的胶管,远心段置于 500ml 水封瓶内。最大优点是不易堵塞,不易滑脱,也不影响肺的膨胀,更不会因膨胀再造成的肺刺伤,是气胸及婴幼儿做闭式引流减压的最佳选择。观察水封瓶气泡和负压水柱情况,如气泡和氧分压不改善,应当机立断行急诊开胸手术。

（三）开放性气胸

战时由于高速枪弹、剧烈爆炸的弹片、锐性兵器致胸壁缺损或形成隧道损伤,平时交通事故、高处坠落、异物及刀刃刺伤等造成胸壁破损,使胸膜腔与大气相通,空气随呼吸自由进出胸膜腔,造成一系列病理生理变化及严重呼吸、循环功能障碍。如不能及时救治,将导致早期死亡。

【发病机制】

1.呼吸面积骤减

气体一旦进入胸腔,使伤侧肺迅速压缩萎陷并推移纵隔向健侧移位,有效呼吸面积骤减,严重影响通气功能。

2.纵隔摆动

在呼吸时,由于两侧胸膜腔存在较大的压力差,致纵隔器官来回摆动,吸气时移向健侧,呼气时又返回伤侧,从而影响静脉回流,导致循环功能紊乱,因纵隔及肺门神经受到刺激,可产生胸膜肺休克。

3.残气对流

当吸气时胸廓扩大,胸腔负压增加,健肺扩张,而伤侧进入大量气体,使伤侧肺受到挤压,留在伤侧的残气流向健肺。呼气时健肺回缩,内压增高,伤侧肺可因扩张内压无变化,致健侧肺内气体不仅排出体外,更容易"走近路"排入伤侧肺内,这样含有二氧化碳高的残气,在两侧呼吸道内往返流动,称为"残气对流"或"钟摆呼吸",结果加重了残气和二氧化碳的蓄积。

4.静脉分流

由于伤侧肺受压、萎陷,肺泡失去气体交换功能。伤侧肺循环的血液未经氧化或氧化不完全即回左心而进入体循环,造成动脉血氧含量降低,又加重了伤员的缺氧和发绀。

【临床表现和诊断依据】

开放性气胸伤员都有明确的外伤史和严重的呼吸困难,多在早期即出现发绀和休克症状,表现呼吸急促,脉搏细数,躁动不安,血压先升高后下降,诊断时应检查受伤的胸壁可发现胸壁创口当可确诊,小的创口多有出血,气体进出伤口时有溅起的软组织颤动和细小的血滴,并可听到嘶嘶的响声。在夜间寻找伤员时,听到这种声音就可寻声很快找到伤员并可确诊。如无上述现象,如条件允许亦可以较硬的橡胶导尿管在无菌操作下,因势利导的插入伤口,探查有无隧道和血气溢出以及隧道的位置、方向和深度,一经确诊,应立即置带单向活瓣的急救包、加压包扎变开放伤口为闭合创口,不应做过多检查。值得注意的是已经现场包扎处理过的伤员,在急诊科内亦应检查包扎是否确切。常由于包扎厚度、密封不够,或敷料已有移动,其呼吸困难继续加重可迅速导致呼吸骤停者亦有发生。

【治疗】

1.急救处理

必须立即封闭创口,变开放性气胸为闭合性单向活瓣引流,应在现场或运输途中、急诊科内或一线救护所内进行,超过创口边缘 5cm,要求将单向活瓣妥善固定防止滑脱。简易方法有:①可将一只胶手套罩在胸壁缺损处,指套周围应密封,同时在任一手指尖端剪一裂口;②可将一块超过伤口的塑料薄膜,三面粘贴在缺损伤口周围,一面不贴,当吸气时可紧贴胸壁,呼气时又可打开。这两种方法都是形成一个使气体可出不可进的单项活瓣。

2.确定性治疗

确定性治疗包括抗休克、防治感染、另做切口开胸探查,处理继发性胸内脏器伤,同时清创修补封闭胸膜和胸壁创口,另置胸腔闭式引流。

第三节 肺部创伤

肺是胸腔内最大的器官,富含气体和血液,维持着呼吸及循环的重要功能,无论在人体多发伤所致的休克或胸部钝性伤、穿透伤或冲击伤所造成的刨伤,肺最易受累。根据致伤原因、作用力的大小、速度、肺部受伤的部位范围、深浅不同,其轻重和预后有很大差异。以下就肺挫伤、肺裂伤、外伤性肺不张、肺爆震伤等分别叙述。

一、肺挫伤

肺挫伤是胸部闭合性钝性伤最常见的肺实质损伤。平时多见于车祸、撞击、挤压、高处坠落、塌方等原因;战时多见于高速枪弹、爆震冲击波、高速减压损伤等。其发生率占胸部钝性伤的 30%～70%。但由于特征性症状和体征不明显、对检查技术不敏感和诊断标准不统一,又常被其他胸部伤所掩盖,而容易发生漏、误诊,应引起临床医师注意。

【发病机制】

肺挫伤的发病机制尚未完全清楚。一般认为,强大暴力作用于胸壁,使胸腔的容积缩小,胸内压力突然骤增,并传至还未来得及收缩的肺组织;受伤伤员由于惊吓、疼痛,往往反射性地采取屏气动作,致气道压力同时增高,肺实质在这种内、外双重压力作用下遭受伤害,表现为肺实质挫伤、出血、水肿;当外力消除时,被冲击挤压的胸廓弹性回复,致胸内负压瞬间增大,使原受伤肺组织再遭伤害,表现为肺泡出血、外漏、渗出增加,水肿肺泡膜变厚加剧,炎性细胞浸润,肺实质内含气量进一步减少,血管外含水量增加,严重者呈肺实变表现,使肺循环阻力加大,肺泡通气和气体交换功能障碍,在伤后 12～24h 内呈进行性发展,加上原有的胸部损伤可能已经造成的肋骨骨折、连枷胸、血气胸等损伤,可使伤情加重,造成代偿失调,而出现呼吸困难、发绀、脉快、氧饱和度及动脉血氧分压持续下降,如果继发感染更易导致急性呼吸窘迫综合征(ARDS)的发生而危及伤员生命。

近些年来,通过生物力学方面的动物实验和临床观察发现,胸部创伤后肺挫伤的发生率较高,而肺挫伤发生的轻重亦有很大差别,和冲击挤压的力度,尤其和冲击的速度关系极大。低速冲击要比高速冲击轻得多;儿童和青年人的胸壁弹性和肺组织顺应性较高龄好得多,其伤害就轻,恢复亦快,高龄伤员不仅发生率高,伤情亦重。

【诊断依据】

肺挫伤的严重程度和临床表现,因冲击力的大小,尤其和冲击速度、胸部和全身合并伤及休克程度及年龄大小成正相关。轻者多有胸痛、胸闷、气促、咳嗽及血痰,肺部听到散在的啰音,X线胸片上可见斑片状密度增高的阴影,动脉血气可正常,1~2d后可完全吸收。重度肺挫伤则出现明显呼吸困难、发绀、血性泡沫痰及心动过速和血压下降,检查可闻及广泛干、湿性啰音,呼吸音减弱甚至消失,有时可闻管状呼吸音。动脉血气分析多有低氧血症,氧合饱和度多有下降。X线胸片检查是诊断肺挫伤的重要手段。其表现多出现广泛斑点状浸润或雪花状阴影,可为弥漫性或局限性,严重时斑片状阴影浸润融合至一叶、双叶,单肺或双肺,CT检查能清楚显示,呈毛玻璃样改变,上述征象最早可在伤后1h内出现,迟则于4~6h出现,12~24h可达高峰期。经过积极治疗,一般可在2~3d开始吸收,迟者在2~3周才能吸收。

【治疗】

轻度肺挫伤可无需治疗,但应密切观察和预防。重度肺挫伤出现急性呼吸衰竭时,应尽早采用呼吸机支持,如不能改善应酌量加用PEEP次数;积极处理合并伤,尤其要合理搭配晶胶比例,纠正低血容量性休克,一旦末梢循环改善,要控制补液量,每日应不超过1800ml液体,并酌情增加白蛋白;保持胶体渗透压和总渗透压增加回吸收速度;积极排痰,应用有效抗生素防治感染;常规早期应用皮质激素、东莨菪碱和利多卡因防治急性肺损害。

二、肺裂伤和"自发性"气胸

肺裂伤是指因胸外伤致肺组织破裂,一般多较局限,也有多处肺裂伤者见于直接暴力所造成的,肋骨骨折端刺伤或刀刃、火器伤;也可因粘连牵引撕脱、断裂致肺泡、肺大疱破裂及胸壁粘连带断裂引起所谓自发性气胸或自发性血胸。根据肺破裂伤的深浅和肺泡、肺大疱、小支气管及血管破裂程度,以及肺弹性回缩血凝块形成与否,其临床表现的轻重缓急亦不一样,特别在刀刃伤所致的肺血管破裂出血,以及带血管蒂的束带断裂,可有活动性出血,少数肺组织损伤发生张力性气胸,可造成严重后果。

【诊断依据】

肺裂伤常和肺挫伤合并存在,也可统称为肺挫裂伤。肺挫裂伤和自发性血气胸,一旦发生都有不同程度的血气胸,其诊断程序和处理依据同创伤性血气胸。我们认为:在闭合性胸外伤中,凡有以下两条之一者都应考虑本伤:①痰中带血或咯血又能除外气管、支气管损伤或急性心力衰竭者;②有气胸或血气胸者。诊断和观察的重点应是需要紧急处理的进行性血胸和张力性气胸;血痰或分泌物阻塞,尽早防治外伤性肺不张、肺炎以及继发急性呼吸窘迫综合征。

【治疗】

对本病早期一律作为危重症观察和处理,多数应进行胸腔闭式引流。既可立即缓解肺受压症状,更重要的是借此引流可以观察引流量和处理进行性出血或张力性气胸,以决定是否需要开胸探查。根据经验及文献报告,绝大多数肺挫裂伤所造成的血气胸,包括自发性血气胸,通过闭式引流可以治愈,仅有5%~10%需要开胸探查,以解除活动性出血和持续漏气原因才能挽救生命。

　　鼓励下床活动和咳嗽、排痰和吸痰,包括纤维支气管镜吸痰,是防治阻塞性肺不张和急性呼吸窘迫综合征、肺膨胀不全等并发症最有效方法。

三、外伤性肺不张

　　因创伤而引起的肺段、肺叶或全肺不张,称为外伤性肺不张。它是胸腹部伤后一种常见的并发症。一旦发生,不仅可以加重原发伤的伤情,而且很易继发肺部感染,甚至导致急性呼吸窘迫综合征(ARDS)促使伤员代偿失调,威胁伤员生命,尤其在高龄或心肺功能不全的患者。外伤性肺不张多可进行预防,发生后如即时排痰或行减压等处理,又多可逆转伤情,转危为安。这里关键是伤后尽早预防和早期诊断和处理问题。

【病因和发病机制】

　　1.内阻性肺不张

　　多因肋骨骨折致胸部疼痛咳嗽受限和肺挫裂伤,气管、支气管伤,引起肺或支气管出血,并刺激黏膜反应使分泌物增多又难以排出,造成段、叶、总支气管阻塞;亦有因脑底骨折致脑脊液下漏或因鼻、咽部损伤出血被误吸入呼吸道;特别在创伤和失血休克时,因胃肠道反应,产生恶心呕吐,伤员又处于昏迷时,无自主咳嗽反射也易造成误吸,甚至发生窒息而危及生命。德国学者曾在《多发伤》一书中指出,"严重创伤后,有些伤员并未死于受伤本身,而是死于伤后呕吐、误吸窒息"。尤其在伤员处于昏迷状态时更易发生。

　　2.外压性肺不张

　　外伤性气胸、血胸,特别是张力性气胸、自发性气胸、大量血胸,创伤性膈疝等,均可直接压迫肺段肺叶乃至一侧全肺,并可推移纵隔,使对侧肺亦受压。

　　3.手术后肺不张

　　胸部手术后,由于静脉复合气管插管全麻,对敏感的气管黏膜是一种刺激和损伤,产生一些分泌物和血痰,尤其对慢性支气管炎患者,可诱发其急性发作;由于胸、腹部切口疼痛,而咳嗽动作时使疼痛加重,加之术前用阿托品类药物,既使分泌减少,又使痰液黏稠,使咳嗽排痰困难,易致支气管阻塞性肺不张。特别在食管手术后,因贲门已切除,胃多已提入胸腔,甚至在颈部吻合,当深吸气肺膨胀时,代食管的胸胃受到挤压,胃内容物很容易溢至下咽部,在睡眠状态下易被误吸入气管,造成剧烈刺激性咳嗽,如果不交待患者永远不要平卧位睡觉,很多患者都告诉医师:"昨晚没睡觉","躺下后就剧烈咳嗽",所以食管癌术后,吸入性肺不张、肺炎发生率较高,应可预防。

【诊断依据】

　　外伤性肺不张的诊断首先是原因诊断,要分清是内阻性还是外压性,临床体征和处理原则完全不同。前者气管向受阻侧移位,可以用刺激咳嗽,内镜吸痰来预防和治疗;后者气管向健侧移位,排除外压原因如引流减压等可使肺叶迅速膨胀。

　　外伤性肺不张的轻重可因发生肺不张的范围和速度快慢以及原发性伤害代偿能力的大小而有所不同。如缓慢发生一段或一叶肺不张,对年轻人可能并无自觉症状,只有在活动时才出现轻度呼吸困难,而对于高龄和儿童或患有老年性慢性支气管炎和弥漫性肺气肿的患者,可能就很明显。可见呼吸深快,甚至出现三凹征,脉搏亦快;检查时如胸膜粘连,气管可以居中,但听诊时,不论内阻性或外压性肺不张,患侧呼吸音均减弱或消失,健侧呼吸音出现代偿性增强,被压缩的肺叶可闻管状呼吸音。

摄胸部立位后前位全胸片＋患侧侧位片可见纵隔及气管如上述移位;近肺门处有团块状尖端朝向肺门的三角形阴影或肺的中外带可见压缩肺的边界。对多数肺不张或肺膨胀不全胸部CT检查多有较好的显示。

根据有可能发生肺不张的外伤史、体征和症状结合胸部X线检查或胸部CT检查一般诊断并不困难。

【治疗】

当胸外伤出血停止时,应尽早鼓励和协助伤员排痰;如咳嗽时疼痛,可口服曲马多等止痛片或选长效止痛药做肋间神经封闭,必要时可选用硬膜外置管小剂量止痛药持续麻醉止痛。并鼓励伤员早期下床活动。如果自主咳嗽困难,可行气管切开吸痰,近年来在一些大医院已积极推行纤维支气管镜插管灌洗吸痰,收到很好效果。行痰培养选用敏感抗生素尽早预防和治疗感染。

四、肺爆震伤

突发爆炸在瞬间释放出巨大能量所产生的超音速的超高压波(又称冲击波)以及伴随其后的负超压波,冲击于人体,使组织器官突然遭受急剧的压缩和扩张来回震荡而引起的内爆效应和碎裂反应,致体表轻而内脏重的伤害,称爆震伤。富含气体的肺组织尤易损伤称肺爆震伤。

【发病机制】

(1)对所有组织器官都可伤害,对含气组织器官尤易伤害,有报告称肺是冲击波作用的"靶器官",较其他脏器损伤机会多,程度重。其病理改变是肺泡破裂、出血、气肿、血肿、水肿、咳血丝痰、泡沫痰、胸部X线检查呈斑点状、大片状、弥漫性,破入支气管引起咯血,甚至形成血凝块堵塞气管、支气管发生窒息或肺不张多在6h内,亦存在1～2d内发展到高峰,至进行性呼吸困难,一旦代偿失调,多急转直下,救治更困难。

(2)压力波通过密度不同的组织在其界面上发生反射引起碎裂反应;通过体内气体时在超高压——超负压作用下产生内爆效应,表现为外轻内重的特点。

(3)高速气流的冲击波,使物体和建筑物倒塌,将人体抛掷撞击及冲击波的高温产生的烧伤作用人体时,可导致多发伤和复合伤的增加,加重了伤情的复杂性。

【诊断依据】

1.受伤史

肺爆震伤的轻重和各种原因引起爆炸释放的能量、传播速度、距离远近、人体组织脏器的密度以及物体倒塌、挤压及将人体抛掷冲击的间接损伤,可能伴随的化学性损伤、高温烧伤等因素有关,在询问病史时应加注意。诊断中要注意多发伤和复合伤的存在;要注意外轻内重的临床特点,即体表可完好无损,但其内脏组织可损伤严重。

2.症状和体征

轻者仅有短暂的胸痛、不适、胸闷、憋气感,随后有咳嗽、咳血丝痰和咯血,少数有呼吸困难,听诊有散在的啰音或捻发音;重者有明显呼吸困难、发绀、血性泡沫痰,并出现休克,出现肺实变体征。胸部X线检查和胸部CT检查示肺纹增粗、斑点、斑片、毛玻璃样改变,血气分析可出现不同程度氧分压降低。

【治疗】

一律作为重危伤员进行观察、检查和救治。要积极地预防肺部并发症和呼吸循环功能衰竭,原则是保持呼吸道通畅,吸氧,必要时早做气管切开和呼吸机辅助加 PEEP 控制呼吸;抗休克时应既恢复循环血量又要适当控制补液量,一般不超过 1800ml/d 液体;适当增加肾上腺皮质激素和血浆白蛋白及足量抗生素预防感染。

第四节 气管支气管伤和气管支气管异物伤

一、气管支气管伤

气管支气管伤是指环状软骨以下到肺段支气管分叉之前气道损伤,临床比较少见,国内报告约占胸部伤的 1%,国外报告则为 3%～6%,但伤情较重,多合并有严重创伤,发生率有增多趋势。Chesteman 等收集文献报告,闭合性气管、支气管伤 200 例,病死率 30%,其中 50% 死于伤后 1h。65% 发生于 30 岁以下的青少年。低氧血症是造成伤员死亡最常见的原因。多数学者认为,要想降低病死率和预防并发症,必须早期诊断,并立即手术。

【发病机制】

根据气管所处的部位,其损伤的原因亦有所不同。颈段气管比较表浅,容易遭受直接暴力切割、刎颈损伤,例如乘坐摩托车,跑马等高速载体,颈部突然撞击电线、绳索而致伤,胸段气管多在交通车辆突然减速,乘客颈、胸部撞击扶手或方向盘,常合并颈胸部血管、食管或脊柱椎体等毗邻组织器官损伤,重者或因气管、支气管断裂、出血、错位、缩短、软组织嵌塞窒息立即死亡,轻者撕裂,膜样部破裂,如果轴线改变不大除急性出血堵塞或压迫气管有危险外,一般预后较好。胸段气管、支气管损伤机制有:①胸廓突然遭受严重撞击挤压,使胸腔压力剧增,同时伤员常做保护性反射,使声门紧闭,气管内压急剧增高,同时腹肌亦反射性收缩和屏气,使腹内压和膈肌同时升高,气管、支气管在这种内、外双重压力作用下,可导致突然破裂。②胸廓受挤压时,前后径明显缩短,而左右径突然增大,双肺向两侧后分离,使一侧或另一侧主气管向外侧过度分开,而气管分叉处(指隆突)多固定在锥体上,在这种动与不动剪切力的作用下,容易使一侧主支气管裂伤或横断。80%～86% 发生在主支气管离隆突约 2.5cm 处。右主支气管损伤较左侧为多。有学者还遇到因钝性闭合性损伤造成的右上叶支气管及左上叶后段支气管横断和裂伤,造成呼吸困难、张力性气胸和低氧血症,经放置 1～2 根胸腔闭式引流管后,大量气泡仍不断外溢,氧饱和度仍不能维持正常,行急诊开胸探查,证实为右上叶支气管断裂及左上叶后段支气管完全断裂,并发现胸腔内的气体和血液,随着自主呼吸或呼吸机的节律活动,在破裂口来回进出,而当手控住破口阻断反常呼吸时,氧饱和度立即升至正常。创口出血颜色由暗红变鲜红。在吸尽破裂口血性内容物后,行修补、吻合术,伤员术后恢复顺利,很快就痊愈出院。

【诊断依据】

颈段开放性气管伤的诊断并不困难。如听到气体进出破口嘶嘶声或以导尿管试插进入气管后可立即吸出血痰或出现咳嗽反射即可确诊。而闭合性者,由于损伤程度和病理变化的差异;症状、体征、X线表现又无特异性;又多有严重合并伤的掩盖,故闭合性颈胸段气管、支气管伤的诊断多较困难。有的学者统计:伤后24h内确诊不到1/3,1周内确诊仅增加15%～25%,1个月内确诊约50%,6个月以上,尚有10%难以确诊,甚至有伤后15年在手术探查时才确诊的。在诊断时不仅要明确有无气管、支气管损伤,可能的合并伤和并发症,而且要确定损伤的部位、手术时机,如何麻醉及插管,切口的选择,可能的术式及风险。根据伤员就诊的早晚临床诊断时常把气管、支气管伤分为(早期)急性期和(晚期)慢性期及其手术适应症。

1.早期(急性期)诊断和手术探查指征

(1)有严重颈、胸部外伤史和张力性气胸表现,经1或2管胸腔闭式引流,仍有持续大量漏气及低氧血症难以改善;或加负压吸引因对侧气道的有限气体也被吸出而呼吸困难加重,甚至发生窒息,断裂破口愈大愈易发生,应立即停止负压吸引;或经引流管注入亚甲蓝由气道咳出。应即做双腔健侧气管插管,行伤侧或正中切口急诊手术探查。

(2)早期纤维支气管镜检查,是诊断气管、支气管损伤最有效的方法。既可了解损伤的部位、程度和管腔通畅或阻塞情况,决定术式、切口径路,又可提供止血、吸痰排除健侧气管阻塞内容物,还可在内镜外套上气管插管,并在内镜引导下进行健侧麻醉插管保证气道通畅,减少因头、颈过度后伸加重脊髓损伤的危险,了解声带功能,避免因盲目插管推移气管下断端扩大损伤。但纤维支气管镜检查有一定风险,最好在手术室中进行,以便随时做气管切开和紧急开胸手术。

(3)放射学检查是提示和补充诊断气管、支气管伤的重要参考和依据。胸片、断层片可见有以下直间征象:①颈深部、椎旁、纵隔气肿,单侧或双侧气胸,经闭式引流后难以消失;②气管、支气管壁影的延续突然中断或有含气或血凝块阴影;③伤侧肺萎陷、不张、咳嗽、深吸气、加压通气亦不能复张,并下垂于肺门以下,又称"肺坠落征",是诊断气管、支气管完全断裂的重要依据。结合有受伤史、难治性气胸,应当确诊和手术。尚难确定时,宜尽早做纤维支气管镜检查和手术探查。

2.晚期(慢性期)诊断及手术适应证

由于伤员就诊较晚或急性期损伤较轻,裂口小于1cm或横断周径不超过1/3,或气管远端、支气管两断端被血凝块、分泌物或周围组织封堵,远端为肺不张、肺炎、感染实变,断端局部瘢痕、狭窄,甚至气管横断,两断端收缩,其间形成软组织隧道通气,也可在短时间内艰难地维持平静的呼吸,一旦活动量大,即可出现吸气性呼吸困难和喘鸣。

气管、支气管损伤的晚期手术适应证如下。

(1)气管、支气管外伤后确认有吸气性呼吸困难或喘鸣;气管镜和断层片发现有肉芽、瘢痕或软组织狭窄,影响正常呼吸者。

(2)支气管外伤后,断端远端堵塞并发肺叶或全肺不张或感染实变完全失去肺功能并成为感染源者。前者即使时间久远,只要在直视下插入导尿管反复灌洗,彻底清创,绝大多数均可复张,将断端清创吻接,预后多较良好。后者应做切除,这种情况少见。

(3)胸外伤后出现进食尤其饮水很快有呛咳,或口服亚甲蓝即有气管咳出蓝色痰液,又能除外喉返神经损伤,再以内镜和造影确诊内瘘部位、方向、大小,诊断为外伤性食管、气管、支气管瘘者,必须行手术切除和食管、气管修补手术。

二、气管支气管异物伤

气管支气管异物是一种常见的危急重症,多发生于小儿。呼吸道吸入异物后,可以并发急性喉炎、哮喘、肺炎、肺脓肿、支气管扩张症、肺气肿、自发性气胸,甚至脓胸。体积较大的异物突然阻塞声门、气管或主支气管会引起呼吸困难,严重者会引起窒息死亡。本病一旦发生,多数病例需在支气管镜下将异物取出。对于一些异物形状特殊者,表面光滑、异物嵌入支气管腔内过深者,经气管镜难以取出,往往需要施行开胸手术,切开支气管摘除异物,如阻塞远端肺组织已感染实变,需行肺叶或全肺切除术。

【病因和发病机制】

吸入的异物按性质可分为三类:①金属类如缝针、大头针、安全别针、发夹、注射针头、鱼钩、硬币或钢珠等;②动植物类如花生米、黄豆、蚕豆、玉蜀黍、瓜子、胡桃、骨片等;③塑料和玻璃类如塑料圆珠笔帽、瓶塞、玻璃串珠、纽扣等。

异物的大小、形状、性质以及阻塞部位不同,对患者产生的影响也不相同。小而光滑的金属性异物吸入支气管腔内,仅产生轻微的黏膜反应,不会引起呼吸道的阻塞,随着时间的推移,金属会氧化生锈,有时还会穿透支气管壁进入肺实质。但动、植物类异物可产生支气管部分性或完全性梗阻,并引起异物周围严重的局限性炎症。大的异物可以早期引起完全性的气管、支气管阻塞,产生呼吸困难、急性肺不张、纵隔移位,进一步发展为阻塞性肺炎、支气管扩张症及肺脓肿。需要提出的是,小儿气管支气管异物绝大多数为食物壳仁或塑料玻璃类玩具,因此,小儿应避免玩这类物品,以免发生意外。

异物存留的部位,可能在喉部、气管或隆突处,但以进入左、右主支气管及其远端多见。右侧支气管异物的发生率较左侧高,这是由于右侧主支气管比左侧粗、短、直,偏斜度较小,而左侧主支气管较细、长、斜,加之隆突位于中线偏左,因此异物容易落于右侧。异物停留的部位,多在主支气管和下叶支气管,落入上叶及中叶的机会极少。

异物落入支气管可以产生部分性或完全性阻塞,两者均可导致不同程度肺通气功能减退。部分性阻塞时,异物的阻塞或刺激产生的局部炎症反应肿胀导致形成活瓣机制,空气可以吸入气道远端,但无法呼出,引起阻塞性肺气肿,受累的肺组织过度膨胀,产生纵隔移位,呼吸困难。肺内压力的增高甚至可以产生自发性气胸。完全性阻塞时,由于异物的嵌入,加之黏膜肿胀、炎症、腔内分泌物潴留,最终使支气管腔完全阻塞,导致阻塞性肺炎、肺不张、支气管扩张症及肺脓肿。

【临床表现和诊断依据】

由于吸入异物种类、大小、形状不同,症状也不同,从无任何呼吸困难症状到严重缺氧、窒息而致死亡。本病发生常有明确的吸入异物病史,并出现相关临床症状,表现为呛咳、咳嗽、咳痰、呼吸困难、咯血、发热。如果发现小儿在进食或口含物品玩耍时发生呛咳、哮喘、甚至呼吸困难、发绀等,要考虑有吸入性异物的可能。根据异物停留时间的长短,临床上常分为三期。①急性期(24h 以内):有黏膜刺激症状和呼吸困难,并伴有胸痛,少数患者出现发钳及发音困难。②亚急性期(2～4 周):由于异物产生呼吸道局部炎症反应,伴随有支气管黏膜刺激症状,出现黏膜溃疡、软骨坏死及蜂窝组织炎等。③慢性期(1 个月以上):此时异物反应轻的患者可无症状,如出现较大支气管的完全性或不完全性阻塞,则可出现与局限性肺气肿、肺不张或肺化脓症及脓胸相应的症状。最常用方法是纤维支气管镜检查,少数病例尚需支气管造影、断层扫描、CT 检查等。

【治疗】

1.误吸异物家庭互救的方法

(1)立即以示指或拇指突然按压颈段(环状软骨以下至胸骨切迹处)气管,刺激患者咳嗽反射,将异物咳出。

(2)可立即抓住婴幼儿双踝部使其倒立位,并行原地转圈,迅速加快,由于离心力作用即可使异物排出。

2.经纤维支气管镜检查和异物摘除

气管支气管异物能自动咳出的占 1%～2%,因此,应积极治疗,以免延误病情,发生并发症。气管支气管吸入异物后,多数均可通过镜检顺利取出,但也有少数病例取出困难,或者出现窒息等并发症。

3.开胸手术

开胸手术适应证较为局限,仅适用于下列情况:①经支气管镜摘除困难或估计摘除过程中有很大危险时;②异物已引起肺部明显化脓性感染,在摘除异物的同时需行肺及胸腔手术。应注意做好术前准备,以确定异物形态、性质及停留部位,手术当天应复查胸片,以防止异物移位给手术带来的问题。对于球形、光滑的支气管异物,为预防由于体位变动或操作时异物滑入对侧支气管,可采用双腔管或单侧支气管插管。手术方式有两种:支气管膜部切开术;肺叶或全肺切除术。支气管膜部切开术时,切开胸膜、显露支气管膜部,在该处扣及异物,纵向切开膜部,取出异物,然后间断缝合膜部切口,并以胸膜覆盖。肺叶或全肺切除术,用于异物停留时间长,已引起严重的肺部不可逆感染或化脓,患部肺功能难以恢复时。

第五节　心脏、大血管损伤

心脏大血管伤是胸部创伤病死率最高、死亡速度最快的损伤之一。"时间就是生命"对这类伤员更具现实意义。应该从受伤现场、运输途中及送达医疗救治单位时,成为急诊科、胸心外科优先抢救的重点。要求简要了解受伤史和检查生命体征后,迅速建立通畅的呼吸道和静脉通道,进行快速输液和减压引流、回收回输自体胸血、腹血抗休克,果断地实施专科探查手术止血。现就损伤的分类原因、部位和严重心脏、大血管伤的诊断分析、治疗原则等介绍如下。

一、穿透性心脏、大血管损伤

穿透性损伤心脏大血管,平、战时均有发生,以战时居多。常见原因有低速性利器伤,如刀、钻、锥等异物戳伤;高速性枪弹、弹片、弹片炸伤等,在平时其发生率有增多趋势。50%的刀刺伤和 15%～20%枪弹伤伤员,可以送到医疗急救机构,如能迅速诊断和行抢救手术,其成活率可达 85%～97%。有关专家认为,有 50%～85%的心脏穿透伤死于院前,如能送达医院并经正确诊断和处理者,预后则惊人满意,并且引证一组 52 例心脏刀刺伤报告,存活率高达98%。有些濒临死亡的心脏伤员,在急诊科或手术室如能迅速诊断、紧急手术探查,屡有成功获救报告。这就提示我们,对心脏大血管伤的抢救应采取积极态度,争取非常满意的结果。

穿透性心脏损伤最易损伤的部位是右心室,占55%,因为右心室紧贴胸骨及有肋软骨后面,所占面积最大,依次是左心室占20%,右心房及胸内大血管各占10%,腔静脉占5%,偶见有冠状动脉、室间隔、瓣膜及乳头肌,传导束损伤,胸内大血管伤包括胸主动脉各段、无名静脉、锁骨下及颈总动脉、颈内静脉、胸廓内及肋间动静脉、上下腔静脉及奇静脉,双肺动静脉等损伤。除造成上述急性心脏压塞外,最多见的症状和体征就是出现严重进行性出血和休克,短时间内可因循环血量丢失1/3～1/2而发生心搏骤停,此时只需根据纵隔范围有异物穿透伤病史及严重出血、休克表现,就应在确保呼吸道畅通的条件下快速建立双通道输入晶、胶体;经叩诊、听诊和胸腔试穿确认有中等量以上胸腔积血时,立即放置低位胸腔闭式引流,完全回收和回输自体胸血,方法是先用500ml生理盐水瓶,在无菌操作下倒去300ml,保留200ml,以便稀释,回收的300ml胸血以防血凝,按常规采用滤网的输血器直接给伤员回输,开始回输时加压快速进行,直至心率减缓至120/min以下,血压回升至80～90mmHg,使伤员恢复到正常代偿状态,再调整回输速度,此时也不宜过量补充循环血量。如果减缓输血速度,休克又复加重;或明确有急性心脏压塞、活动性内出血、心跳减弱减慢低于正常,有骤停趋势时,在征得家属签字同意后,应当机立断,行气管插管全麻,但在扩肺前应快速补充200～300ml胸血,以防回心血量骤减而发生心跳搏停等风险。并立即开胸探查止血或短时间(30min以内)阻断降主动脉或直视下行心脏挤压、复苏。

外伤史和临床症状、体征是诊断穿透伤最重要的根据,急诊手术是抢救心脏压塞和进行性胸内出血最主要的手段。如果一般情况稳定,生命体征尚无明显变化,应争取对伤员做进一步监测和检查。其中包括:①留置导尿管观察每小时尿量,以了解血容量和内脏器官的灌注情况;②留置中心静脉插管(CVP),以便快速扩容和监测中心静脉压,以判断血容量和心脏功能;③拍摄床旁立位后前位全胸片,以了解异物、伤道、胸壁骨折,尤其是心包及胸腔积血、纵隔宽度、肺膨胀、膈肌情况;④心包及胸腔B超,以明确有无积血或上腹部肝、脾破裂的可能性,如可疑有心内结构损伤,最好争取经食管腔内行B超检查,可以提示血流动力学变化;⑤血管造影,能够显示大血管损伤的范围,内膜撕裂、动脉堵塞及假性动脉瘤等,对冠状动脉造影了解有无损伤有重要意义,以便急诊转接,否则易发生心肌梗死,威胁伤员生命,尤其对左右冠状动脉主干及重要分支更加重要,对主动脉穿透伤的检出率也不高,只有在伤情稳定情况下才可以选择性进行;⑥对室间隔损伤早期听诊不易察觉,只有经心导管检查,证实心内分流在分流大于2:1时才考虑手术修补。

在诊断穿透性心脏、大血管伤时,必须明确两个问题:①有无穿透性心脏、大血管伤及损伤程度(定性诊断),以决定能否做进一步检查,还是首先在急诊科或手术室做急诊开胸探查手术;②确定损伤部位(定位诊断),以选择手术切口,分析损伤范围和预后。

手术指征:①胸外伤后心搏骤停;②心脏压塞伴重度休克;③进行性血胸伴难治性休克;④腹腔活动性出血伴难治性休克。

(一)诊断分析与处理要领

根据受伤史和致伤原因分析。凡伤口位于心前区(指前正中线至双侧锁骨中线,上达下颈部,下至剑突下),心后区(指后正中线至双侧肩胛骨内侧缘),无论是盲管伤或贯通伤,都应考虑有心脏、大血管伤的可能性。根据损伤原因和损伤机制,判断伤性轻重。高速枪弹伤多为贯通伤,出口多大于入口,伤道及其周围伤害严重,多因大出血、重度休克难以控制而死于院前,当然也有少部分可送达医院。低速利器伤,根据戳口深浅和大小,异物留置或拔除与否,可刺破胸壁、心包、心肌、心腔及其心内结构而出现不同程度的临床症状和体征,可出现以下三种情况。

1.伤道未进入心腔或大血管内膜

穿透胸壁、心包及心肌或血管外膜和肌层,尚未穿破心脏或血管内膜,利器未被拔除时,引流到心包或胸腔的血液量,可因伤道内异物的挤压、肌肉或血管的收缩,血凝块的形成并不太快,也不太多,有的还可自行停止。

2.伤道深达心包及心腔

心包裂伤较小或血凝块已堵塞心包,特别在异物尚未拔除时,虽可造成较严重的心脏压塞,甚至有50ml即可出现心脏压塞症状,150ml也可导致死亡,但进入心包内的血液,大部分可以向心腔内分流,其预后较好。有学者报告,穿透性心脏伤伴心脏压塞,经及时诊断和手术,存活率可达73%,不伴心脏压塞者仅有11%存活。

3.伤道深达心腔、大血管内膜甚至为贯通伤

由于心脏、大血管不停的舒、缩活动和内压较高,自凝和堵塞的可能性很少,即使破口很小出血量都较大,有效循环血量多在短时间内丢失到纵隔、胸腔或经胸壁、开放性伤口外流,造成进行性胸内大出血和重度休克,如不能立即开胸止血,多在短时间内危及伤员生命。尤其在异物已经拔出后,危险性就更大。

针对以上情况,如果属第3种,应根据受伤史和伤道部位及临床体征,经积极抗休克快速扩容抢救,失血、休克仍不能改善者,检查证实胸腔大量积血或急性心脏压塞,应当机立断,行急诊抢救止血手术;如属1、2种,出血速度不快,出血量不大,休克不严重,伤情尚属稳定,应抓紧时间进行必要的检查。内容包括:①胸部摄片。根据伤情争取摄立位,站立困难时取坐位或健侧卧位、后前位+伤侧侧位全胸片。可以很快明确血胸、气胸、血气胸的有无及量和部位;心包大小;异物有无、异物位置、大小及伤道情况等。对纵隔血肿或心包压塞还可做CT检查诊断更加确切。②胸腔穿刺及胸腔闭式引流。既是诊断又是改善肺及心脏大血管受压症状最简便和最有效的手段。特别通过闭式引流可以准确了解出血量,并且可以在无菌操作下进行胸血自体回收回输,便于输血、补液、抗休克。③B超或超声心动图。优点是无创性检查,甚至可以进行床边检查,不仅可以了解血胸、心脏压塞情况,还可对心内结构和血流动力学进行评估。如将B超探头放入食管腔内,更能准确查出心内各结构的异常。④心包穿刺术对单纯心脏压塞患者具有诊断和减压治疗的双重作用。

(二)定位诊断与手术切口选择

正常心脏,位于胸骨及双侧肋软骨之后,食管、气管之前,两肺之间的前、中纵隔内,心底紧贴膈顶之上偏左位置;出入心脏的大血管,包括升、弓、降、胸主动脉及其属支,上、下腔静脉及构成肺循环的双侧肺动、静脉,多位于前上纵隔或椎体两侧。右心房、右心室紧贴胸骨后及其右缘,左心室位于胸骨中下部并向左缘延伸,下界达左锁骨中线第5肋间。作用于上述心脏、大血管区的直、间接暴力,特别是异物穿透性损伤(包括来自膈下剑突下区及背部脊柱两侧的损伤),都应考虑伤及心脏、大血管的可能性。

Karral R 统计 1802 例心脏贯穿伤的伤员,心脏各部位伤发生的概率如下:右心室有 765 例(占 42.45%),左心室有 594 例(占 32%),右心房有 277 例(占 15.37%),左心房 105 例(占 5.83%),心包内大血管 61 例(占 3.38%),其中同时伤及两个以上心腔者近 1/3,右左心室伤共有 1359 例(占 75.41%)。

定位诊断:穿透性心脏、大血管伤伴难治性休克者,最好的治疗方法是急诊手术探查。定位诊断的目的是选择最佳手术探查切口。选择手术切口的有:①尽量贴近伤口,便于直视下手术操作;②探查发现新的情况便于延长切口;③操作快捷,尽量减少组织损伤。具体手术切口的选择如下。

1.左或右前外伤切口

经第 4 或 5 或 3 肋间进胸。优点:①可以仰卧位,左右或侧肩部垫高 30°,在失血及缺氧的情况下,对肺和心脏的影响较少。②必要时可以横断胸骨向对侧或向后外侧延伸切口,以探查和处理对侧或阻断降主动脉。是处理心搏骤停的开胸复苏,心脏压塞,左、右心室、心房,腔静脉,左、右肺门血管损伤,奇静脉均较方便。

2.胸骨劈开正中切口

可作为心脏、大血管损伤时尚难做左、右明确定位的探查性切口。其优点显露心前区最直接,上可延伸至颈部,向下可延伸达上腹部,探查和处理左右心脏,前上纵隔外主动脉等大血管损伤,必要时需要心脏停跳进行体外循环手术均较方便。缺点是多需胸心外科专业医师并需专科器械才能进行,对心脏后壁的组织和器官显露不便。

3.后外侧切口

对处理和阻断降主动脉、心包内处理肺动静脉血管可作为首选切口。

二、心脏压塞

正常心包膜为一层坚韧的纤维结缔组织和一层浆膜相互愈着而成,浆膜除衬垫心包内壁外还覆盖心脏表面和大血管的起始部,并在心包与心脏之间构成一间称心包腔,其间有少量浆液 20~50ml,起滑润作用,以减少心脏搏动时的摩擦,一旦心包、心脏损伤,心包内出现少量积血而未发生症状者称血心包。当心包积血突然超过 50ml 可出现症状,150ml 以上可危及伤员生命。此称心脏压塞。

急性创伤性心脏压塞的诊断并不困难。可以根据受伤史(包括近期做 CVP 或心导管检查者)和受伤部位,结合明确的典型的临床症状和体征多可确诊。

典型症状和体征是 Beck 三联征:①静脉压高。常见颈静脉怒张,CVP>15cmH$_2$O。②动脉压低、脉压小、出现奇脉(患者在吸气时,脉搏减弱、减慢或短暂消失)。正由于动脉端缺血、缺氧,表现为面色苍白、呼吸困难、躁动不安呈现休克状态;而静脉端(如颈静脉)则充盈、怒张,周围静脉穿刺并不困难。这种奇特的体征在临床上一旦出现,应首先想到心脏压塞的可能。③叩诊心界扩大,听诊心音遥远,主要是心包积血扩大的结果。

临床统计 Beck 三联征,在心脏穿透伤伤员中,仅有 60% 出现,还有 40% 伤员因大量失血只出现低血压、低静脉压和重度低血容量性休克表现,丢失的循环血量可经穿透伤口流至体外或聚积在胸腔、纵隔内,不仅有低血容量休克表现,还有因大量胸腔积血造成心、肺、腔静脉受压、扭曲而迅速加重循环、呼吸功能衰竭,致心搏呼吸骤停。对胸部创伤特别是穿透性心脏、大血管伤引起的心搏骤停,在复苏时,只能在快速扩容同时,做紧急开胸止血和开胸心脏挤压,而闭式胸外挤压是禁忌的,否则生命是不能挽回的。

对于尚难确定心脏压塞的诊断,如伤员条件允许,尚可做进一步检查。包括摄胸部摄立位、后前位全胸片,以了解心包和胸腔、纵隔积血增宽、心脏影扩大,各弓影消失;心包和胸腔B超检查,了解有无积血。必要时可行心包穿刺和胸腔穿刺,既是诊断血胸、心脏压塞的简便方法,又可做急救减压手段,但不能代替开胸探查,止血和预防并发症。因为出血的原因不进行手术探查处理,心包积血不彻底清除,特别有血凝块形成时,不仅易导致穿刺"阴性",占15%～20%,还易误伤心壁血管和因血凝块机化,晚期形成缩窄性心包炎,增加手术难度。有学者统计,穿透伤所致的心脏压塞者约有60%伤员已有血液凝固。

三、钝性(闭合性)心脏、大血管损伤

钝性心脏、大血管损伤,平时多见。多由严重交通事故,高速冲撞、挤压、急速减压、高处坠落、塌方、重力打击、剧烈爆震等直、间接暴力引起,常伴胸骨、肋骨、锁骨挤压骨折,骨折断端刺伤或挤压心包、心肌及心内结构以及进出心脏的各大血管及胸壁血管及胸壁血管损伤。既往认为闭合性心脏损伤并不多见,但近期临床资料表明,在因车祸死亡的尸体解剖病例中,有15%～75%伴有心脏损伤。特别要引起警惕的是:由于严重多发伤和合并伤的掩盖,在死亡前多未能确诊和开胸探查,应引以为戒。以下就心肌挫伤、心脏破裂、胸主动脉损伤以及锁骨下动脉和无名动脉损伤的诊断问题做一介绍。

(一)心肌挫伤

凡钝性暴力造成的心脏损伤,如未发现心脏破裂和心内结构损伤者,统称为心肌挫伤。约占严重胸部钝性伤员的25%,有学者认为临床统计与尸解发现并不一致,其实际发生率后者要高于前者,与仔细认真的临床检查成正比。虽然多数心肌挫伤并非致命,但亦不容忽视。

【病理改变】

心肌挫伤主要病理改变是心肌表面呈灶性或广泛的出血斑灶,轻者水肿、充血肿胀,多可自行吸收,重者出血、挫伤灶、暗红色软化、坏死区,类似心肌梗死的病理改变。可以被肉芽组织充填、机化形成瘢痕,偶可发生坏死区破裂、大出血和严重心律失常而危及生命。如左前降支损伤还可发展成巨大左室室壁瘤。

【临床表现和诊断依据】

轻者可无自觉症状,重者常有心前区类似心绞痛样疼痛不适,但不能被扩血管药所缓解。易发生心律失常,心排血量减少,甚至发生心功能明显下降,类似心源性休克表现。

有明确的胸前挤压的外伤史,局部可见伤痕。自觉有胸骨后疼痛或胸闷、不适。检查有心动过速,低血压,呼吸困难,心律不齐。此外还应做以下检查。

1.心电图监测

轻者早期可以无变化,但12～24h后可有Q波异常,ST段移位,T波低平或倒置,房性或室性早搏,严重者可见心房扑动、心房颤动、频发室性早搏甚至室颤。

2.X线检查

此类伤员常有胸部严重多发伤或合并伤存在,如心包积血、血气胸等应常规做胸部X线

检查。

3.血清酶检查

虽无特异性,但可做重要参考,如乳酸脱氢酶、同工酶、谷草转氨酶等可有显著升高。

4.核素扫描

不仅对定性诊断有重要意义,对诊断心肌挫伤的部位、范围都有作用。常采用核素^{99m}Tc焦磷酸锡扫描,最好在1～3d进行,即使轻微心肌挫伤亦可显示。

【处理】

除非继发心肌破裂、心脏压塞或后期发生缩窄性心包炎外,一般不宜手术,可根据症状和体征对症处理。

（二）心脏破裂

钝性心脏破裂多由于严重交通事故伤急速减压造成,诊断比穿透性心脏伤困难,尤其在合并多发伤时,往往被忽视,多在尸解时才发现。有学者报告,在546例非穿透性心脏伤中有64%为心脏破裂。死亡原因仍是难以控制的大出血和心脏压塞。由于现代院前运送时间的缩短,抢救心脏破裂的机会会增加。相对而言心脏破裂伴心脏压塞特别伴心内分流时抢救成功率增加,如心包同时破裂者因不能阻止活动性出血多死于院前。(1983)Tenzer、(1985)Kumar等报告左房是最容易发生破裂的部位,因为它正对着脊柱,损伤机制是伤员在突然遭受钝性暴力时往往反射性的声门关闭,胸腔内压骤然升高,致前、后的作用力聚集于胸内脏器而发生。

【诊断依据】

诊断原则同穿透性心脏伤,只是因无伤道可循而易被延误。因此,凡胸部严重挤压伤伴胸内进行性出血、休克或发现颈静脉怒张(静脉压高)、心音远、动脉压低的典型Beck三联征时,辅助检查会延误抢救时间,危及伤员生命,只有伤情允许,可疑有心内结构损伤难以定性定位时,可做胸部摄片、B超、心电图或血管造影等进一步检查。

【治疗】

应急诊开胸探查,可选用胸骨正中劈开径路,多数情况下不需体外循环即可修补,心房止血可用无损伤血管钳,但不要全齿夹闭,只需夹到不漏血为度,心室止血可用手指轻压。必要时可以短时间阻断上下腔静脉血流做一期缝合。对心包、胸腔积血应同步进行自体回收回输。只有严重心脏破裂伤,出血难以控制,或预计修补出血时间不能在30min完成时才考虑采用体外循环下进行。

（三）胸主动脉损伤

在诊断胸主动脉损伤时,Kirsch、Mattox等提出:凡因交通事故和高处坠落伤、急速减压运动时都应考虑有主动脉损伤的可能性。大约有50%的主动脉撕裂伤者,体表并无明显损伤,但常合并有肋骨、胸骨、长骨骨折,闭合性颅脑损伤,心肌挫伤和腹腔脏器伤。

有统计表明,能送到医院救治的仅占主动脉损伤伤员的10%～15%,在医院自然病死率还不断增加,其中50%在48h内死亡。尸解表明主动脉损伤部位通常有三处,即升主动脉、主动脉峡部(左锁骨下动脉远侧的动脉韧带处)和降主动脉水平。峡部发生率约占50%,而能送到医院者中有97%为峡部撕裂伤,这是因为周围组织限制了出血速度易形成血凝块或假性动脉瘤,可因主动脉内压力增加而向外膨出扩大,随时都有再破裂大出血的可能。降主动脉和升主动脉,通常都因大出血而死于现场或途中,升主动脉的近心端损伤可因心包返折部分的缓冲而多存活一段时间,但可因急性心脏压塞而致死。鉴于以上延缓出血的机制,对于已确诊主动脉损伤者,应先用降血压和减弱心肌收缩的药物,以减缓出血速度,为根治性手术争取时间。自20世纪50年代起,由于麻醉、体外循环、心胸手术和诊断技术的提高,抢救成功全动脉损伤的概率已大大增加。有的报告成功率高达90%。

【诊断依据】

胸部正侧位平片是诊断胸主动脉损伤的主要依据。出现下列征象都应考虑。上纵隔影增宽,主动脉弓轮廓消失,第1、2肋骨骨折,右肺尖帽形阴影,左侧血胸,气管或食管被推移等。有25%的主动脉损伤早期胸部X线检查并无异常,应于12~24h复查。如果仍不能确诊,可行主动脉造影,胸部CT、MRI等检查,也有学者认为造影亦有阴性,CT、MRI亦不敏感。以下影像学表现可和大血管伤、纵隔血肿相联系:①上纵隔增宽,>8cm;②左主支气管受压,>140mmHg;③主动脉弓消失;④鼻胃管,气管插管右移;⑤左或右胸顶血肿;⑥大量血胸;⑦主动脉钙化分层;⑧主动脉双影;⑨第1、2肋骨骨折;⑩多发肋骨骨折;⑪胸骨、锁骨、肩胛骨骨折;⑫胸椎骨折、脱位;⑬主、肺动脉窗消失(侧位);⑭气管前移(侧位)。

【处理】

创伤性主动脉破裂的处理原则应积极进行手术探查。探查前应进行一些基本预测。

1.切口选择

根据损伤部位、手术风险和术式、短路或转流方式以及可能产生的并发症(如截瘫、肝肾功能损害等),通常多选用胸骨正中劈开切口,如确认为降主动脉水平以下,应采用左后外侧切口。

2.术式选择

(1)如破口较小,出血不多或已自凝,预计可以直接修补或吻接,在麻醉降压后可在破口两端过带或上钳备用,暂不阻断,以无损伤血管钳夹持侧壁破口基底部,以带垫片无创针线直接缝合修补或断端边缘外翻缝接。一旦发生大出血,再收紧备用带或阻断钳,以控制出血,保证缝合,并争取30min内完成手术,并开放阻断血管带、钳。

(2)如预计30min内不能完成血管手术操作,则采用两断端阻断肝素结合的塑料(TDMAC肝素)进行搭桥分流或采用左房阻断血管远端动脉旁路分流。再做断端吻接或破口修补。

(3)如无多发伤口,还可在体外循环下手术。肝素化后易造成多发伤口出血。

(四)锁骨下动脉和无名动脉损伤

锁骨下动脉和无名动脉损伤可出现上肢缺血、脉搏减弱、血管杂音、血管周围血肿、胸膜顶血肿、上纵隔影增宽等症状和体征。血管造影可确诊。锁骨下动脉损伤可取伤侧前外侧第3肋间切口,可先阻断近断端锁骨下动脉,控制出血,必要时切除部分锁骨进行修补、吻接或将远端直接在就近的颈总动脉行端侧吻接。无名动脉损伤宜选择胸骨正中切口,阻断无名动脉近端,控制出血,直接修补或吻接,如显露困难还可切断无名静脉直视下手术。

第六节　食管损伤

食管自下咽至贲门上方,全长成人平均约 25cm,直径约 2cm,分颈段、胸段及腹段,后壁深居锥体前,前壁紧贴气管膜样部及心脏、大血管之后,在颈段两侧为颈血管鞘,胸段两侧为纵隔胸膜和双肺之间。因直、间接暴力损伤食管的概率很少,仅占胸部损伤的 0.6%,占食管损伤的 20%,而内源性食管伤约占 80%。近年来文献报告有增多趋势。由于合并伤多,容易被漏、误诊,延误了宝贵时间,可造成极其严重的后果,特别在食管穿孔、破裂时,由于胸腔负压的抽吸作用,消化液很容易溢漏,导致对纵隔及一侧或双侧胸腔等周围组织的化学性腐蚀,自身消化、感染、大出血,一旦破入胸腔可造成腐败性脓胸、张力性气胸等,救治困难,病死率很高,平均达 34%,如能在 24h 内彻底清创手术引流修补,病死率可降至 5%。因此早期诊断,手术修补,显得尤为重要。对可疑食管伤者口服亚甲蓝,并由纵隔或胸腔内穿刺或闭式引流引出即可确诊,是最快捷、最可靠、最简单、最经济的定性诊断方法。再结合受伤史,做食管镜检查,口服泛影蒲胺摄片见分流征象即可定位诊断和选择手术切口和术式。

一、医源性损伤

文献报告因器械造成也可分内源性和外源性两类。平时以内源性较多,多由于食管内镜检查误伤,例如将食管憩室或隐窝误认为食管腔而穿破,对贲门失弛缓症,食管瘢痕、狭窄,使用不断增大的食管探子扩张时而破裂,食管肿瘤或外伤,在置管和放置记忆合金支架时损伤或将小的损伤下断端推移造成更大破裂者;临床上最多见的是食管癌患者在行食管与胃肠吻合时缝线切割或张力过大或缺血坏死,在食管内压突然升高(例如胸胃在咳嗽时突发破裂者)。

二、食管异物

食管异物是常见的临床急症之一,在误吞或误吸异物中,约 20% 进入呼吸道,约 80% 进入消化道。一般以小儿及老人发病率高,单纯食管异物的诊断和治疗并不困难,主要问题在于异物所致的并发症。若处理不及时、不适当,常可导致死亡。

【病因】

食管异物发生的原因是多方面的,因素相当复杂。食管异物多发于小儿及老人,这是与这两个年龄段的个体因素有关系。小儿臼齿发育不全,咳嗽反射迟钝,喜将物品含于口中或容易将未咀嚼的食物直接吞下;或在口含物品时哭笑、惊骇时,误将物品吞下。而老人牙齿脱落,口腔感觉及反应能力差,配带义齿和牙托,也易将义齿等吞下;其次睡眠、昏迷、醉酒或全身麻醉时容易将口内异物吞下。习惯于"狼吞虎咽"者,喜吃鱼类、家禽者,患食管狭窄及食管运动功能障碍者,精神失常及有自杀企图者均易发生食管异物。此外,光滑圆润的异物外形,也容易坠入食管。

食管异物按其性质区分为四大类:金属性、动物性、植物性和化学性。其中金属性异物最为多见,约占 58.6%。按形状可以分为七类:①长尖形如鱼骨、缝针、枣核等;②扁圆形如硬币、纽扣等;③球形如玩具、石子、花生米等;④圆柱形如笔帽、竹筷等;⑤不规则形如义齿、手表、刀片等;⑥弹性不规则形如安全别针、发夹等;⑦质软体积大者,如肉块、橘瓣。异物可以停留在食管的任何位置,但最易停留在食管的三个生理狭窄处,即环咽肌食管入口处,主动脉弓及左主支气管的食管压迹处,以及膈肌食管裂孔处。其中以食管入口处的发生率最高。

【发病机制】

食管异物的病理改变及临床转归,与异物大小、形态、嵌留时间及食管病变有关。表面光滑的异物,除非体积太大或食管有原发病变,易于下移进入胃肠道。锐性异物,如骨片、金属片、铁钉等,在咽下过程中往往造成食管壁擦伤甚至裂伤。异物若滞留于食管腔内,易造成管腔严重梗阻,食管黏膜不同程度的充血水肿炎症。轻度炎症在去除异物后可自行消退,若异物长时间嵌留,可因炎症及压迫导致食管壁坏死、穿孔。小的食管穿孔可造成局部食管周围炎或局限性食管周围脓肿,经食管穿孔处向腔内引流,病情得以缓解;假如穿孔大或感染严重,将造成颈部或纵隔的严重感染,沿组织间隙扩散、形成脓肿、穿破胸膜,形成脓气胸,表现出呼吸困难及全身中毒感染症状,感染也可侵及邻近器官,形成食管气管瘘、食管支气管瘘、支气管扩张、肺脓肿、食管-大血管瘘等。食管壁的广泛损伤及穿孔,愈合之后可形成瘢痕狭窄及狭窄上端食管扩大。

【临床表现】

1.病史

询问患者吞入异物的病史十分重要,要问清异物的形状、大小、性质,有无疼痛、呕血、发热及胸腔和肺部并发症症状。一般成人和大多数儿童对吞咽异物的病史都比较明确。有些患者,特别是上段食管异物者,开始常有气哽、恶心、呕吐或呛咳,继之出现异物梗阻感;而胸段食管异物,除非发生并发症,一般自觉症状不明显。

2.疼痛

由于异物对食管壁的擦伤和刺伤,常有隐痛或刺痛,疼痛在吞咽时加剧,并可向胸骨上窝、胸骨后或背部放射,颈部活动或体位改变时,疼痛症状加重,一般颈段食管异物疼痛症状明显,并常有颈部压痛,胸段食管异物疼痛较轻。

3.吞咽困难

因异物导致食管腔机械性梗阻及炎症、水肿、食管痉挛,发生吞咽困难,严重者滴水难咽。常伴呕吐,可致脱水、酸中毒。

4.分泌物增多

多见于儿童,疼痛及食管梗阻为唾液腺分泌增多的主要原因,小儿除流涎外,更有哭闹不止,拒绝吃奶。成人检查时见梨状窝大量唾液或脓性分泌物储留。

5.呼吸道症状

食管异物出现呼吸道症状有以下四方面原因:①误吸;②气管受压迫;③炎症反应所致喉头水肿;④食管气管瘘。症状包括咳嗽、气急、发绀、声音嘶哑,多见于异物较大且嵌于环咽肌外,小儿表现尤为明显。

6.呕血

异物造成食管黏膜损伤,出血量一般较小,常处于咽下而不被发现,或仅在呕吐物中带少量血液。

7.长期无症状

约占食管异物的 10%。

8.食管穿孔症状

食管异物可以穿透食管壁,破入纵隔、颈部、胸膜腔、心包腔、大动脉,导致化脓性炎症、脓肿、脓气胸、心脏压塞、大出血等。

【诊断依据】

根据咽下异物病史、临床症状体征,结合 X 线及食管镜检查,诊断多无困难。对小儿、精神失常、企图自杀的患者,以及咽入异物时间太长遗忘病史者,有时诊断有一定困难。

颈段食管异物,患者饮水时,会表现出痛苦的面部表情及下咽费力,头由前下方向后上方移动的特殊表现,颈部局部肿胀、触痛、颈下部出现皮下气肿,往往提示食管穿孔。早期呕少量鲜血,多为食管黏膜的损伤,延期少量呕血,常为食管大动脉瘘大出血的先兆。

颈部及胸部正侧位 X 线检查,可以查明不透 X 线的异物的形状及位置,侧位片对检查种类,肉骨等较小异物更有意义,可以避免遗漏,并可以观察气管与脊柱间的间隙大小,从而提示食管的水肿或周围脓肿。部分可透过 X 线的异物,平片不易显示,可以做食管吞钡造影或棉球浸钡吞服食管造影,有助于非金属异物的定位诊断。怀疑有食管穿孔或出血先兆时,不宜应用钡剂检查,而应改用可以吸收的泛影葡胺造影。食管镜检查作为首选方法,一般用于临床和 X 线检查仍不能肯定诊断的病例。

【治疗】

食管异物治疗方法很多,大体可归纳为药物治疗、内镜下取异物及外科手术治疗三种。应根据异物的性状、嵌留部位、嵌留时间及有无并发症确定。不可盲目探取或刺激催吐。

如误吞异物引起卡喉窒息,首先应施行 Heimlich 手法急救,即用一手握拳另一手加在握拳的手背上冲压剑突下及上腹部,反复冲压直至内容物呕出。小儿只用双手中指和示指冲压上述部位即可。

药物治疗开展较早,主要是应用蛋白溶解剂以软化肉团异物,多采用稀盐酸、胃蛋白酶、胰蛋白酶、木公素等,该疗法有一定的效果,但可能产生食管穿孔等严重并发症,对于病程超过 36h,怀疑食管穿孔,X 线检查肉团中有骨片的患者不宜采用。

经内镜取出异物包括直接喉镜法及食管镜法。直接喉镜法主要用于食管开口上的异物,而多数情况下食管异物均可在食管镜下取出,如果异物巨大并嵌顿很紧,需要外科手术治疗。食管镜检查越早越好,在颈椎疾患、主动脉瘤、严重高血压及心脏病或有先兆性大出血时应慎重考虑。异物外形光滑,体积不大,食管无梗阻时,可以短期观察,部分异物可进入胃内,由肠道排出。

食管异物一般均能在食管镜下安全取出,少数伴有严重纵隔、胸腔并发症或经食管镜取出失败的病例,可考虑外科手术治疗。手术适应证:①异物引起食管穿孔,并发颈部、纵隔、胸膜腔感染和脓肿形成;②异物嵌顿紧密,食管镜取异物失败,临床表现有穿孔可能;③异物巨大,形态为多角、带钩、带硬刺或边缘锐利镜下取出困难。作者曾处理过 1 例 33 岁男性口服刮须刀片自杀患者,刀片嵌顿于主动脉弓的狭窄处,考虑刀片锋利内镜取出风险较大,决定经左前外侧第 3 肋间切口进胸,探查刀片位置后,轻压固定,在其上方纵向切开食管前壁约 0.6cm,以血管钳插入腔内夹持固定刀片,另入一钳将刀片中间折断并将两片被折刀片一起夹持,避开锐刃划破食管壁,小心取出折断的刀片,观察无出血,修补食管切口,1周后痊愈出院。但是以下情况应慎重选择手术:①晚期穿孔感染局限,正在愈合时;②穿孔小,体征不明显;③某些食管腔内引流通畅的颈部食管穿孔。手术途径及方法:应根据食管异物及并发症情况而定。术式有:①颈部食管切开异物取出术;②经胸腔食管切开异物取出术;③胸段食管穿孔修补术;④食管壁内脓肿经食管镜切开内引流术或颈部切开外引流术。

三、食管异物合并胸内大动脉—食管瘘

食管异物刺破食管壁,致消化液外漏、纵隔感染,造成胸主动脉或胸内大动脉食管瘘引起大出血,病死率高达97.2%。本症救治困难,是临床上急待探讨的课题之一。

【发病机制】

1818年,Dubreuil报告本病1例。1980年,Ctercteko等收集文献报告89例,除自己及Yonage各治愈1例外余均死亡。有专家收集国内资料75例,除治愈1例外亦无存活。本病所以救治困难,预后险恶,和以下发病机制有关:①食管损伤、穿孔并刺破血管形成内瘘;②消化液外溢侵蚀及异物存留致食管、纵隔、大血管组织炎症、感染,有的形成脓肿,使病情更趋复杂;③大动脉高压,致反复呕血或形成血栓、血肿、假性动脉瘤,但异物、血栓脱落,血肿、假性动脉瘤破裂,可造成难以控制的大出血,一般多有典型的出血过程,伤后早期多有"信号性出血";继后异物、血栓突然脱落大出血;术中误切包膜大出血及缝合修补后感染再出血,常常是致命的直接原因;④上述的食管损伤、内瘘、异物、感染及大动脉高压出血,可相互影响使病情加重;也可因损伤程度、瘘口部位、大小、就诊早晚而影响本病的转归。

【治疗】

有学者统计,经非手术治疗的14例患者无一例幸存。本组非手术治疗的2例均死于再出血。1980年前,国外已有2例手术成功的报告,1982年以来,国内亦有3例经手术抢救存活的报告,治疗方式上,近些年来不少学者不主张以胸外科急诊手术为主的治疗原则。手术的关键是控制血流及防止消化液外漏,处理好大动脉及食管瘘口,彻底清创,去除异物,控制感染。

1.手术适应证的衡量

在未发生"信号性出血"之前,特别是伤后24h内,感染尚未发生前,是最佳手术时机。3～5d后已经造成感染,首次出现呕血,是危及患者生命的紧急时期,应争取急诊手术。具体手术指征有:①有明确的误吞异物史及临床症状;②出现"信号性出血";③纤维食管镜下见到刺出管外的异物或X线胸片示纵隔阴影增宽或钡餐、碘油造影有分流或挂棉球现象。凡以上3项中具其中2项者,就应当机立断做急诊开胸探查。

2.主动脉瘘口的处理原则

(1)阻断血流:控制出血是探查和处理瘘口的第一步,是避免术中大出血的重要保证。可采用瘘口两端套带法、阻断钳钳夹法、梯形无损伤钳瘘口侧壁钳夹法。如阻断时间过长,宜采用低温、降压、插管架桥,必要时可采用体外循环转流的方法。如未阻断血流就对瘘口探查或修补造成大出血的教训累有报告。本组早期亦有2例术中大出血的教训。

(2)结扎法:建议结扎前应试行阻断血流30～60min,如供血区色泽、温度无明显变化方可实施,如条件允许也可加用自体或人造血管旁路的方法。

（3）修补法：如瘘口小，炎症轻，修补成功是可能的。如瘘口周围炎症明显，应切除至达正常管壁，修补愈合才有可能。

（4）切除、封闭与旁路手术：对瘘口大、炎症重、管壁脆弱、修补困难或有严重狭窄者，可采用炎症大动脉切除至达正常管壁，残端封闭，在远离感染血管壁做自体或人造血管旁路手术。Yonaga 报告，先经右胸做降主动脉旁路手术。再经左胸做降主动脉病变切除，两残端缝闭，覆盖加固获得成功。相关专家提出为保证移植的血管不在感染区内，将移植吻合口缝合在膈下腹主动脉并以大网膜包裹，以避免术后吻合口感染再出血。

3.食管瘘口的处理原则

对瘘口小、炎症轻或分流不明显者，去除异物采用修补及局部组织覆盖缝合而获成功。如瘘口大、炎症重，应果断采用食管切除、改道或外置，争取二期手术，术后应重视抗感染，采取禁食、食管外营养、纵隔及胸腔引流措施。

4.纵隔炎症的处理原则

在有异物残留、组织坏死、感染严重时应彻底清创，反复冲洗、引流；局部及全身大量有效抗生素的应用；带蒂大网膜或肌瓣转移，促进肺膨胀均至关重要。

四、自发性食管破裂

自发性食管破裂是一种比较少见的急性危重病症。它是指非直接外伤、非异物、非食管及邻近器官疾病引起的食管全层破裂，又称 Boerhaave 综合征，也有称呕吐性食管破裂、压力性食管破裂及非损伤性食管破裂等。中年男性在暴饮暴食引起的呕吐后容易发生。

【病因和发病机制】

自发性食管破裂有 90% 以上是由于剧烈呕吐时腹内压突然升高而引起。也发生于腹部用力过度时，如分娩、癫痫抽搐、哮喘，用力大便等使腹内压升高，迫使胃内压突然增高，当胃内充满食物时，患者又主动屏气调节致双肺过度膨胀，胃幽门及食管入口紧闭，胃内压力升高更为明显，胃底无法抵抗升高的压力，致贲门开放，压力突然传导至食管腔内。呕吐时，环咽肌收缩，食管内压力无法缓冲，食管壁压力过大，导致食管壁肌层首先裂开，随后食管黏膜破裂。由于中下段食管肌层以平滑肌为主，肌层薄，缺乏纵行肌的扩张缓冲，又处于负压的胸腔内，周围又缺少包裹组织，因此最容易发生破裂，体外食管腔内加压实验及临床患者的食管破裂几乎都发生在食管下 1/3 段，多见于左侧，呈纵向，长 2~8cm。颈段及腹段食管破裂极为罕见。

自发性食管破裂病理改变的轻重取决于发病时间的长短和外漏胃内容物的多少，发病时间越长，暴饮暴食后，食管及纵隔的化脓性炎症越重。新鲜裂口有时像剪开一样整齐，因漏出胃酸的强烈刺激和消化液自身消化，可立即或短时间内出现下胸、上腹部剧痛，数小时后裂口边缘炎性肿胀、糜烂、坏死，愈合能力下降。破裂至纵隔者，气体、胃液、食物侵蚀纵隔组织引起感染，并出现纵隔气肿，向上发展可出现纵隔皮下气肿，形成液气纵隔。如果破裂一开始即穿破纵隔胸膜，则纵隔炎症不明显，而胸腔因受化学刺激及细菌污染，产生化学性和细菌性胸膜炎，导致严重呼吸、循环功能障碍；并出现中毒感染症状及水电解质失衡，甚至发生休克危及生命。

【临床表现】

1.胸腹剧痛

食管破裂常发生于呕吐之后，尤其是饱餐和酒后，患者突然感到胸部难以忍受的持续性剧痛,有时则表现为上腹痛,疼痛可以向肩部、背部、季肋部放射。疼痛常位于破裂的一侧,用止痛剂难以奏效,患者常呻吟不止,表情痛苦,躁动不安,甚至休克。随着时间延长,疼痛可能部分缓解。

2.呼吸困难

往往与疼痛同时发生,呼吸短促、频率逐渐加快,有时出现发绀。这是由于食管破裂后张力性气胸及大量胸腔积液所致。

3.恶心呕吐

多在食管破裂前发生,食管破裂后多会消失,但部分患者仍有呕吐,或呕少量血性胃内容物,呕大量鲜血者极少见。

4.气胸及胸腔积液

包括明显呼吸困难,患侧胸部呼吸动度及呼吸音明显减弱。气管及纵隔向健侧移位,胸部叩诊上鼓音或下实音,此类症状、体征有时早期并不明显,随着破裂时间延长而明显加重。

5.纵隔及皮下气肿

摄胸片时发现纵隔气肿,颈部及上胸部皮下握雪感。约20%的病例,听诊可闻及类似心包摩擦音的嘎扎音,称为 Hanlmell 征,纵隔积气、心脏搏动挤压产生的声音。

6.急性感染中毒症状

由于急性纵隔炎症及胸膜腔感染,可出现发热、气促、脉快、躁动不安,白细胞计数及分类增高,电解质平衡紊乱等。

【诊断依据】

根据典型病史与体征,例如暴饮暴食,饮酒呕吐后出现剧烈的胸、腹痛与呼吸困难,气胸及皮下气肿,应高度怀疑本病,选择以下检查,尽早明确诊断。

1.X 线检查

如病情允许,应取站立位透视或胸部平片,可以发现纵隔影增宽、纵隔气肿、液气胸、皮下气肿的表现,个别破裂入心包者,尚可发生心包腔积气征。食管造影最好先选用可吸收的碘液,如泛影葡胺,见造影剂外溢入纵隔和(或)胸腔,可以确诊。最好摄斜位片显示清楚。必须注意食管造影检查的阳性率在75%以下,X 线造影阴性时不能排除本病。此外,X 线检查见破裂口的大小,往往与实际情况有较大偏差,这些现象主要是与食管破裂口被食管及凝血块堵塞,以及检查体位、技术有关。

2.胸腔穿刺术

这是一种简单易行的方法,既是诊断方法,也是急救手段,可以缓解张力性气胸症状。抽出的胸液常浑浊或脓性,呈酸性,淀粉酶明显升高,而血清淀粉酶升高不明显。可以与急性胰腺炎鉴别。可在穿刺前 10min 口服美蓝(亚甲蓝)2ml+温开水 20ml。如果在胸液中出现,也可明确诊断。

3.胸腔闭式引流术

如发现引流液中含有食物或口服的亚甲蓝,则可确诊。

4.其他

急性期危重患者,通常不做食管镜检查,只有当对诊断产生怀疑或发病已久,全身情况稳定时方可考虑检查,以确定裂口部位、长度和炎症程度。在临床工作中,本病误诊率很高,主要是对本病的发病机制及病理生理过程认识不足,而未按食管破裂进行检查。本病的临床表现类似某些胸腹部疾病。需要鉴别诊断的疾病有:出现上腹剧痛、腹肌紧张应该鉴别的疾病有消化性溃疡穿孔、急性胰腺炎、肠穿孔等;表现为胸痛、呼吸困难的疾病有自发性气胸、主动脉夹层动脉瘤、急性心肌梗死、食管黏膜撕裂症。特别要警惕把本病误诊急性胃肠道穿孔而错误地行剖腹探查手术。

【治疗】

本病一经确诊应急诊手术治疗,越早越好。非手术治疗难以奏效,且无法控制病情恶化。术前准备包括:应用止痛镇静药物,胸腔闭式引流,禁食及放置胃管行胃肠减压,大剂量抗生素,备血,纠正水电解质失衡等。

发病6～12h的破裂,及时开胸行裂口修补,多可奏效。发病超过24h的裂口,由于局部的严重污染及炎症反应,裂口愈合能力差,如果全身情况可耐受手术,可选用切除下段破裂食管及食管—胃吻合,胸腔闭式引流术。也有发病48h后做破裂口修补,用膈肌瓣、胃底、胸膜、肺、大网膜包埋裂口取得成功的报告。发病时间长,局部炎症重,严重营养不良者,尤其是合并远端狭窄者,可采用T形管置入食管腔内,并从胸壁引流唾液及反流胃液,待窦道形成后再拔除T形管。

对于危重患者,可以采用分期手术。先行颈部食管外置,胸段食管拔脱,关闭贲门,胃造瘘或空肠造瘘维持营养。待情况好转后,再用结肠或经胸骨后隧道重建食管。

五、食管化学烧伤

食管化学烧伤是因为误吞各种化学腐蚀剂所引起的食管意外损伤,伤后如果得不到及时处理,患者常死于早期或晚期并发症,后果严重,处理困难和复杂。

【病因和发病机制】

食管化学烧伤的原因,小儿常为误吞,成人也有寻求自杀而伤害。强酸和强碱溶液是常见的化学腐蚀剂,在我国家用做面食的苛性钠(火碱或烧碱)溶液为最常见的致伤原因。

食管化学烧伤的程度、病理改变和转归,主要决定于腐蚀剂的种类、性质、浓度、剂量及其与组织接触时间。液体腐蚀剂较固体更易引起食管的广泛性烧伤,因固体不易咽下,却易吐出,酸类腐蚀剂对食管损伤较轻,但因为胃液亦为酸性,缺乏中和作用,因此胃损伤较严重,酸类吸收后可引起全身严重酸中毒。强碱腐蚀剂具有强烈的吸水性,使脂肪皂化及蛋白溶解,因而有较强的组织穿透力,使黏膜坏死穿孔。除了强酸强碱外,吞服其他腐蚀剂一般很少引起食管严重的瘢痕狭窄。食管烧伤的程度与食管的生理性狭窄及吞咽生理有关,一般上段较轻,下段最重。

食管烧伤的病理过程与人体其他部位烧伤是相似的,轻度烧伤,病变仅累及黏膜及黏膜下层,愈合后无瘢痕狭窄。中度烧伤深达肌层,可引起轻重不等的瘢痕狭窄,重度者侵及食管全层及邻近组织,引起坏死、穿孔,甚至全胃坏死。依病理变化过程,可以分为三期:①急性坏死期,伤后食管全层炎症水肿,伴感染、出血及黏膜下血栓形成,食管受刺激后痉挛及严重水肿,造成食管梗阻,持续7～10d;②溃疡形成期,由于急性炎症消散,坏死组织脱落可致出血,肉芽生长而瘢痕尚未形成,吞咽困难症状可以部分缓解;③瘢痕狭窄形成期,烧伤3～4周后,食管肉芽组织机化,胶原结缔组织收缩,引起管腔狭窄,并且逐渐加重,导致吞咽困难症状再次加重,持续约半年,有学者认为,此期食管相当脆弱,应用激素及食管扩张时应倍加小心。

【临床表现】

食管化学烧伤后的病理生理改变过程、吞咽困难等症状有一定变化规律。

1.急性期

一般在吞服腐蚀剂后,立即感觉口、唇、舌、咽、喉、颈及胸骨后剧烈疼痛,可放射到上腹部,唾液分泌增多,有时呕吐混有血液的胃内容物。如属轻度烧伤,全身症状不明显,亦无其他不良后果,中度烧伤除持续疼痛外,并逐渐出现感染、肺炎等并发症。吞服强酸者可出现全身性酸中毒及肾脏损害,胃亦明显烧伤,吞服碱液者则局部症状明显,全身中毒症状较轻,症状持续约1周。重度烧伤者,不但食管损害严重,口腔黏膜及咽喉、食管周围组织常严重破坏,伴高热、休克和昏迷等明显全身中毒症状,并可出现纵隔炎、食管穿孔、食管气管瘘、肺脓肿和大出血等严重并发症。

2.隐性期

食管烧伤后1~2周急性炎症逐渐消退,体温平复,吞咽困难缓解,可能恢复正常饮食,故称为无症状期,一般持续3~4周。

3.狭窄期

食管烧伤3~4周后,开始瘢痕性愈合,吞咽困难症状逐渐加重,可发展至汤水难以下咽。食物及唾液贮于狭窄段食管上方,引起食管扩张,或反流入呼吸道导致肺炎,并出现脱水、营养不良、消瘦及恶液质。一般认为食管烧伤后瘢痕形成过程持续约6个月。此后无吞咽困难症状者,狭窄发生率不超过1%。

【诊断依据】

根据吞服腐蚀剂病史。口咽部烧伤及有关症状,诊断一般可以确定,必须进一步检查烧伤范围及程度,以便制订治疗措施。虽然食管化学烧伤时口颊部都有烧伤,但是口颊部烧伤并不完全代表食管有烧伤。

胸部X线检查可以了解有无食管穿孔及肺部并发症。

食管造影检查简便而有价值,急性期检查可显示食管节段性痉挛及黏膜破坏,但是却很难准确地反映病变的程度及范围,有时还可能造成一些假象,一般主张急性期不宜做食管吞钡造影检查,待进入隐性期后则需定期复查,如发现狭窄征象,应早期行扩张治疗。

近年来不少学者主张在烧伤后24~48h进行食管镜检查,以确定烧伤范围。检查发现黏膜正常者,则无需治疗;若发现浅表损伤,则需治疗并做密切随访。早期食管镜检查容易穿孔,危险性较大,因此,检查中如发现食管环形深度烧伤,应立即中止食管镜检查。也有学者认为食管镜检查于烧伤1周后开始施行,一方面可以确定诊断,另一方面可根据情况做扩张治疗。以下情况不宜做食管镜检查:①咽喉部Ⅲ度烧伤;②呼吸困难;③休克;④有食管穿孔的表现。

食管烧伤的并发症分为全身及局部两种。全身并发症包括吞强酸者出现酸中毒、休克、全身重度感染;局部并发症在烧伤早期主要是大出血、胃烧伤、幽门梗阻、食管穿孔、食管气管瘘、喉头水肿、纵隔脓肿、急性精神病、肺炎、肺水肿等,晚期则可发生食管狭窄、支气管扩张、牵引型裂孔疝、食管瘢痕癌变。

【治疗】

1.早期急救及治疗

病情危重时立即进行抗休克治疗,止痛、解痉、镇静、保暖、强心、利尿、禁食、输液,纠正脱水及水电解质平衡紊乱。服用中和剂和黏膜保护剂,对于吞服酸性腐蚀剂者可口服 2% 氢氧化铝或镁乳,对于吞服碱性腐蚀剂者可口服稀醋酸、稀盐酸、醋、橘子水、柠檬汁等,黏膜保护剂包括牛奶、蛋清、橄榄油、思密达粉等。注意吞服酸者忌用苏打水中和,以免产生过多气体,导致食管或胃穿孔;中和剂应早期应用,迟于 2h 才应用几乎无任何治疗效果;一般不用催吐剂,以免腐蚀剂反流加重食管损伤,且呕吐可能诱发穿孔。如果出现喉头水肿、呼吸窘迫,应当行气管切开,小儿尤其应当注意。病情稳定后应留置胃管、鼻饲,以避免食物污染创面,减少创面粘连,为日后食管扩张做准备,该管可保留 3 个月以上。不要即刻行胃造瘘术,重度食管烧伤患者病情稳定后,一般先做空肠造瘘维持营养,以利于二期利用胃重建消化道,如果术中发现胃或食管坏死穿孔,可以做食管胃切除、一期吻合、急性期还应当用大剂量抗生素,以控制感染。

2.预防瘢痕狭窄

皮质激素预防瘢痕狭窄的效果是肯定的,但剂量、应用时间仍无定论,必须早期(48h 内)开始,并与大剂量抗生素并用,开始剂量较大,以后逐渐减量。烧伤早期插入胃管或较粗塑料管,对保持食管管腔通畅有一定作用。急性期可以抽吸胃液,防止胃液反流;溃疡愈合后,又可经胃管饲食维持营养。在烧伤早期,经口吞入一根丝线或尼龙丝,其头端系一个光滑的小纺锤形金属物,以便定位,当施行胃造瘘时,可将此线由腹壁引出,作为食管扩张的引导线,甚为方便。食管扩张术可以在烧伤 2～3 周后开始,在食管镜明视下认清食管腔,可在事先吞下的丝线引导下进行,较为安全。开始每周扩张 1 次,逐渐加大扩张器的号码,延长扩张间隔时间。食管腔内早期置支架管是近年来开展起来的技术,有助于食管腔在开放状态下上皮生长,可以代替部分食管重建术。

3.晚期治疗原则

食管烧伤的晚期治疗主要针对食管瘢痕狭窄,其他还有支气管扩张症牵引型裂孔疝等。对于短而软的食管狭窄,食管扩张仍为首选的治疗方法,可以经食管镜扩张,也可以采用丝线导引法扩张,如果狭窄范围广、程度重,或已经食管扩张无效,宜进行手术治疗。手术时机应选定为食管烧伤至少 6 个月后,否则手术方式选择可能失当,造成再次狭窄。术式选择应根据病变部位、范围、程度而定。少数单一短节段性食管狭窄,可行局部纵切横缝,食管成形手术或局部切除,对端吻合术。对于食管狭窄范围较广者,可以行转流术,食管部分切除食管胃吻合术,结肠或空肠代食管等手术。

第七节　漏斗胸

前胸壁胸骨中下部与其两侧肋软骨异常向后弯曲凹陷呈漏斗样畸形,称为漏斗胸。漏斗胸是胸廓发生变形的一种畸形,脊柱、肋骨、肋软骨及胸骨均有异常。该畸形在出生后 1 年内发现的占 80%。随着年龄的增长,漏斗样畸形日益明显,并影响心肺功能及精神情绪。漏斗胸约占出生婴儿 0.1%,男与女之比为(3~4):1,成人患者较少,不足 5%。有些婴幼儿前胸壁凹陷呈反常呼吸,在 2~3 岁自行消失,被称为假性漏斗胸。故手术治疗不宜在 3 岁以前进行。

【病因】

漏斗胸与家族遗传有关。早在 1594 年,德国 Brauhinus 报告了一名 7 岁男孩患漏斗胸并具家族史之病例。迄今,已发现父子或兄弟姐妹均可发生本病者占 20%~37%。一般认为是下胸部肋软骨及肋骨过度发育,胸骨代偿性向后移位所致;也有学者认为是膈肌的胸骨部分发育过短,胸骨向后移位而形成本病。漏斗胸患者合并其他先天性畸形者占 10%。所有先天性心脏病伴前胸壁畸形者占 0.17%,在胸壁畸形患者中伴先天性心脏病者占 1.5%。

【发病机制】

漏斗胸的胸骨中下部与相邻的肋软骨极度向后下方凹陷,使胸骨与脊椎的间隙大为减少,胸腔与纵隔脏器受到压迫,除外观受到较大影响外,其心肺功能亦可由此发生障碍。患者双侧膈肌明显下降,影响肺内气体交换,为易引起呼吸道感染的原因之一。肺功能检查见肺活量减少,最大通气量下降。肺容积虽无改变,但残气量增加,运动耐量试验亦有所增高。同时导致通气与弥散比例异常。凹陷的胸骨压迫心脏和大血管,临床上可于胸骨左缘闻及 Ⅱ~Ⅳ 级收缩期喷射样杂音。心脏被凹陷胸骨挤压而向左偏,心轴旋转,可出现心律不齐或传导阻滞。右室压力曲线升高,与缩窄性心包炎相似。同时由于心脏前方受到胸骨向脊椎的压迫,引起室腔或二尖瓣环明显畸形,部分患者可出现二尖瓣脱垂。

【临床表现】

漏斗胸较轻者可无明显症状,变形较重者则严重影响外观,压迫心、肺,产生呼吸循环系统症状,并可影响患儿的正常发育。呼吸功能障碍主要表现为肺活量减少,残气量增加,反复出现呼吸道感染症状。由于心脏受压,心排血量减少,患儿可出现活动后心悸、气促,甚至出现心前区疼痛。部分患者可见心律失常,胸骨左缘可闻及收缩期杂音。

漏斗胸的症状多随年龄的增长而逐渐加重。漏斗胸发生在学龄前儿童大多为对称性凹陷,心肺等脏器受压易于耐受,无明显症状,但经常发生上呼吸道感染,反复发生肺炎者达 80%,多见左下叶或右中叶,严重者有咳嗽、短暂性缺氧和反常呼吸,但伴哮喘者少见。12~15 岁患者,因年龄增长使前胸壁凹陷日益明显,多为不对称畸形,右胸凹陷时,胸椎右突和腰椎左突的脊椎侧突占 26% 以上,患者除前胸壁凹陷畸形外还可伴有凸肚、颈肩部前冲、背突体型。部分患者常因胸廓变形产生自卑感,从而导致精神消沉孤僻,个别患者因精神忧郁而最终精神失常。

【诊断依据】

漏斗胸通过观察外观即可确诊。一般均呈典型的胸廓畸形,主要是胸骨、肋软骨及一部分肋骨向脊柱呈漏斗状凹陷,多从第 3 肋软骨开始到第 7 肋软骨向内凹陷变形,在胸骨剑突的上方漏斗凹陷最深,剑突的前端向前方翘起。后胸部多为平背或圆背状,颈肩前倾,年龄稍大者多有脊柱侧弯。胸廓上下径变长,前后径变小,肋弓部向外突出。不对称性漏斗胸女性患者,可能有凹陷侧的乳房发育不良。体检时,应对凹陷的部位、程度、脊柱侧弯情况及精神状态作出全面的评估。

1.漏斗胸凹陷程度评估

(1)盛水量:即以仰卧位注入漏斗部的水量来表示凹陷的程度。用橡皮泥于漏斗部塑形后,放入盛水的量杯中,察看增加的水量数,可较容易地测出凹陷的容积。严重者可容水200ml 以上。

(2)胸脊间距:根据 X 线胸部侧位片测算,胸骨凹陷深处后缘与脊椎前缘间距表示漏斗胸畸形的程度。>7cm 为轻度,5~7cm 为中度,<5cm 为重度。

(3)漏斗胸指数:即根据前胸壁与凹陷畸形大小的比例测定所得的数据。近年来,有学者以漏斗胸指数来表示凹陷的程度,但测量的误差可导致计算所得的指数不够精确。相关医学学者提出的指数为:

$$F_2I = \frac{(a \times b \times c)}{(A \times B \times C)}$$

式中 a 为漏斗胸凹陷部的纵径;b 为漏斗胸凹陷部的横径;c 为漏斗胸凹陷部的深度;A 为胸骨的长度;B 为胸廓的横径;C 为胸骨角至椎体最短距离。

凹陷程度的判断标准为:$F_2I > 0.3$ 为重度;$0.3 > F_2I > 0.2$ 为中度;$F_2I < 0.2$ 为轻度。

此外日本学者等应用体表波纹图形显示漏斗胸的胸壁变异形态。该方法利用光源和格子的投照方法,并应用计算机计算凹陷部的容积。这一方法能够较为准确地评价畸形的程度及手术的效果,但需特殊设备。

2.胸部 X 线摄片及 CT 扫描检查

胸部后前位片示心脏左移与主动脉、肺动脉圆锥一起同脊椎形成狭长三角形。心脏右缘与脊椎相齐,两下肺清晰度增强。侧位片示肋骨呈前下方向倾斜与体轴成锐角,胸骨体凹陷,胸骨后与脊椎前间隙距离明显缩短,严重者几乎相接触。膈肌下降,活动减少,胸廓纵轴增加。

胸部 CT 扫描能够清楚地显示胸壁凹陷程度及心脏移位情况。

3.心电图检查

典型漏斗胸的心电图改变具有一定的特征。由于前胸壁凹陷、心脏左移及右心室受压,心电图可见 V_1 导联的 P 波呈倒置或双向,QRS 波呈 rSR 型,T 波倒置。如治疗及时,心脏复位良好,这些异常改变可能逐渐消失。

4.呼吸功能检查

幼儿进行呼吸功能检查不易作出准确的测定,成年患者的漏斗胸凹陷程度越大,则肺活量减少及残气量增大的情况越严重,主要是限制性呼吸功能障碍。有研究表明,虽然术后患儿的症状明显改善或消失,从肺功能可看出术前的限制性通气障碍已消失,但小气道气流受阻仍然存在。

5.心功能检查

漏斗胸患儿超声心动图检查可见射血分数(EF)及左室短轴缩短率(FS)较正常儿童明显降低,这一状况在 6 岁以上患儿中更加常见。胸壁畸形矫正后,心功能异常可在短时间内得到改善。

6.心导管及心血管造影检查

多数左室舒张末期压力明显上升。左室造影常可见二尖瓣脱垂;主动脉造影见主动脉瓣环扩大;冠状动脉造影见右冠状动脉的走行向后方弯曲。

【治疗】

1.手术适应证

轻度漏斗胸无须处理,中度以上的漏斗胸均应手术治疗。手术的目的不仅为了美容及防止产生心理负担,更主要是防止和纠正心肺功能障碍。漏斗胸胸壁畸形随年龄增长而逐渐加重,年龄较大的患儿常合并有脊柱侧弯,手术效果不佳。同时,有研究证实,部分漏斗胸患儿的小气道可发生不可逆的改变,从而术后肺功能无法得到完全的恢复。因此,此类患儿应尽早实施手术治疗。由于幼儿中存在假性漏斗胸的可能,一般认为手术年龄以 3～10 岁为宜。

2.手术方法的选择

漏斗胸手术方法很多,大致分为胸骨抬举术和胸骨翻转术两大类。胸骨抬举术最初采用胸骨抬高而无支撑架的方法,此方法复发率高,术后易出现反常呼吸及扁平胸等,目前已基本不被采用。改良的胸骨抬举术包括应用金属支架等,治疗效果有所改进。胸骨翻转术是目前应用较为广泛的手术方法,主要包括无蒂胸骨翻转术、带血管蒂胸骨翻转术及带腹直肌蒂胸骨翻转术等。

第八节　胸骨裂

先天性胸骨裂是一种少见的胸壁畸形,其特征是胸骨部分缺损,心前区失去骨屏障保护,仅靠一层皮肤与外界相隔。该病多伴有心脏异位或其他先天性心脏畸形。

【病因】

正常胸骨起源于中胚叶侧板的两侧胸骨索,在第 9～10 周时,两侧胸骨索在中线自上而下相互融合形成整体胸骨。如两侧胸骨索延缓融合或难以相互融合,出生后即成为不同程度胸骨裂。按裂隙的部位与程度,可分为上段胸骨裂、下段胸骨裂和全胸骨裂。

【临床表现和诊断依据】

多数胸骨裂发生在胸骨上部,仅累及胸骨柄,或胸骨柄及胸骨体上部,亦可向下延伸至剑突,缺损呈 V 形或 U 形,宽 2cm 以上,下达第 3～4 前肋间,甚至完全分裂,即在舌骨和耻骨之间没有骨。在胸骨缺损区有皮肤遮盖,皮肤呈红色线条褪色区,恰似新近的外科伤口;皮肤甚薄,几乎类似破裂样透亮,由类似羊膜的白膜组成,是中线融合不全导致。当啼哭或做 Valsava 动作时,缺损部隆起,吸气时有反常活动。在脐部无膨出者亦可看到反常呼吸表现。绝大多数胸骨裂患者心脏位置正常。由于其前方仅有心包和皮肤层覆盖,不论从视觉或触觉角度,其跳动异常突出。全胸骨裂时,心脏从裂隙中突至皮下,易误认为心脏位置异常。下段胸骨裂病例常合并有 Cantrell's 五联症畸形,即胸骨下段裂、上腹脐膨出、新月形的前膈缺损、心包腹膜自由通道及心内畸形。下侧裂合并膈肌缺损时可发生胃肠疝。

该病临床表现典型,出生后根据体格检查即可确诊。胸部 X 线检查及超声心动图、心导管等检查有助于了解是否存在心脏异位及先天性心内畸形。

【治疗】

胸骨裂应及早进行手术治疗。在出生后数周内进行手术矫治效果最好。为婴儿施行手术时,对 U 形缺损之胸骨裂,在其尾端连着的胸骨索与心包之间分离后切断,同时将两侧胸骨索游离,即可将两侧胸骨向正中对合做直接缝合,必要时斜向切断附近的肋软骨以减少张力,将两侧胸骨对拢缝合于中线。即使是全胸骨裂,亦可在连着的胸骨索处做 V 形切断,再将两侧胸骨对拢缝合。术后亦无压迫心脏、复发或延缓愈合等后遗症。如未及早手术,随着患儿发育成长,胸骨裂受两侧肩胛带重量等影响,不但不会自行闭合,反而会更加严重。随着年龄的增长,胸壁的强度和硬度亦逐渐增高,胸骨直接缝合的难度相应增加,术后心肺受压的机会增多。可采用 Sabislen(1958)的手术方法,将多根肋软骨做斜形切断,使两侧胸骨易于在中线部位对拢直接缝合,同时可防止胸廓周径缩小,造成对心脏的压迫。对于年龄较大的小儿或成人,即使采用上述方法,亦难以将两侧胸骨对拢缝合,必须采用胸壁骨性缺损填补的方法,以消除胸骨裂,并保护心脏和大血管免受外力挤压或冲撞等危险。目前多采用 Marlex 网做修补,并用自体劈开肋骨片条做支撑的整形手术,不仅操作简易,而且不致使心脏受压。因心脏异位的整复手术疗效不佳,合并异位心而无血流动力学异常者无须处理。若伴发先天性心脏病,手术一般应分两期进行,首先治疗先天性心脏病,后期修补胸骨裂及腹疝等。

第九节　波伦综合征

波伦(Poland)综合征是一种少见的先天性胸壁畸形,亦称为先天性胸肌缺失综合征。1841 年英国的 Poland 医生报告 1 例左侧胸大肌、胸小肌缺如合并左手除中指外其余各指第 2 指节骨均缺如的病例。1962 年 Clarkson 将此种一侧胸壁和乳房发育不全伴同侧手发育异常的畸形命名为 Poland 综合征。

【病因】

本病为胎儿上肢芽发育异常所致。在胚胎早期 5～7 周,上肢芽分化出锁骨、胸肌、胸骨等,胸肌逐渐向肋骨及胸骨靠近并附着其上。当胸肌芽发育异常,不能与肋骨和胸骨愈合时,则游离的胸肌再吸收而消失。同时,没有胸肌附着的胸骨、肋骨、肋软骨亦发生变性退化,形成胸廓的缺如。

【病理】

本病患者绝大多数为男性,发生于右侧者多见。约 87% 的胸大肌缺如合并并指或短指。此外,亦可伴有手指、肋骨、肋软骨、部分胸骨缺如及腕发育不全等;部分病例合并乳房缺如及漏斗胸、肺疝、脊柱变形等畸形。由于存在胸壁反常呼吸运动,可对心肺功能产生影响。

【诊断依据】

本病于出生后即发觉其一侧上胸壁缺少软组织及胸大肌,患侧较健侧胸壁塌陷,肋间隙明显。若伴发前胸壁肋软骨部分缺损,则出现胸壁软化,可见患儿啼哭或深呼吸时,局部胸壁有反常凹凸现象。基本上均为单侧畸形,但 Garcia 曾于 1989 年报告 1 例双侧畸形病例。伴乳房结构发育不全等畸形占 60%。伴有手或肢体畸形占 25%。于青春期患者均有不同程度心肺功能减退,甚至发生呼吸窘迫现象。但多数患者在临床上仅有明显畸形,患侧上肢功能稍减弱,而心肺功能减退程度并不显著,多数患者能在日常生活中活动自如。根据胸部畸形及合并手畸形的情况,诊断并无困难。胸部 X 线及 CT 检查有助于明确病变程度。

【治疗】

凡局限性胸大肌及胸小肌的胸肋头发育不全或缺如,但功能影响不显著者,无须手术。多数患者因胸壁塌陷而影响美观,并引起反常呼吸而影响心肺功能,均需尽早行矫形手术。合并手畸形者,可与胸壁手术分期进行。女性患者因乳房发育不全或缺失而影响美观者,可进行乳房再造的整形手术。

胸廓骨性缺损可用自体骨或人工材料(如 Maxlex 聚乙烯网)等修补,胸大肌的缺如可不处理,或用带血管、神经蒂的背阔肌瓣移植覆盖,如背阔肌发育不良,可选用腹直肌瓣。成年女性乳房缺如者可用硅胶假体行乳房再造。合并漏斗胸者可行胸骨翻转术。

第十节　鸡　胸

鸡胸为胸骨向前方凸起的一种胸壁畸形,为前胸壁的常见畸形,其发生率仅次于漏斗胸居第 2 位,其发生率为漏斗胸的 $10\%\sim20\%$。鸡胸的发生以男孩多见,部分患者伴有其他胸部畸形。有文献报告,约 26% 的患者有家族史,12% 的患者伴脊柱侧弯,22.3% 伴骨骼肌肉异常。与漏斗胸相比,鸡胸常发现较晚,一半以上的患者在 11 岁以后才发现而就诊。

【病因及发病机制】

鸡胸的病因尚不清楚,一般认为与遗传有关。目前较有代表性的有肋骨过度生长和膈肌附着部发育异常等学说。Lester 认为由于肋骨过度生长导致胸骨前突,而胸骨下部因受到附着在剑突上的膈肌的反向牵引力,使胸骨形成中央部向前突出的弓形,同时肋软骨结合部发生弯曲。Brodkin 和 Chin 等则认为,膈肌的发育异常是鸡胸形成的主要原因。他们认为膈肌前部发育不全,使其不附着于剑突及肋弓,而是附着于腹直肌鞘后部。膈肌的附着点异常使深吸气时胸骨失去膈肌支持而前移,而膈肌外侧部过度生长的肌肉的收缩则使胸骨下部向内凹陷,从而导致胸骨形成向前突起的弓形。鸡胸的生理影响,主要是胸骨前突和脊柱背突,使胸廓前后径增加,肺组织弹性减退,致使呼吸幅度减弱。肋软骨和肋骨向胸腔内塌陷,可使胸腔容积缩小和压迫心脏,影响肺扩张,引起慢性肺部感染。可有双侧支气管扩张,导致肺功能不全,继而致心肺衰竭。

【临床表现和诊断依据】

与漏斗胸相比,鸡胸出现较晚,均在少年和青年时期发现。病情较重者可出现中等程度气促、乏力、胸痛、反复上呼吸道感染及支气管喘息等,但一般无严重心肺功能减退症状。

鸡胸按解剖和不同畸形可分为三种类型。

Ⅰ型(对称性鸡胸)最为常见,约占 90%。胸骨中下部与其两侧肋软骨对称性隆起突出,剑突向后弯入,又称龙骨胸。属下突出型。

Ⅱ型(胸骨柄肋软骨突出型)在胸骨柄与胸骨体交界处,相当于第 2 前肋软骨水平的胸骨向前隆起突出,在胸骨中下方的体部凹陷,剑突向前,从胸骨侧面看来呈弓形,又称凸鸽胸。属上突出型。最近认为该畸形常伴有先天性心脏病或杵状指(趾)及躯体过小等畸形,甚少见。

Ⅲ型(不对称型鸡胸)不常见,约占 10%,单侧肋软骨隆起突出。胸骨在正常位置,但胸骨纵轴向对侧方向扭转,对侧肋软骨正常或凹陷。亦有一至数根肋骨与肋软骨交界处隆起,胸骨正常,称为混合型鸡胸。

鸡胸的诊断主要依靠临床表现和体格检查。胸部 X 线检查有助于鸡胸的诊断,并有利于判断鸡胸的类型及是否有胸壁合并畸形存在。部分病例经超声心动图检查可发现二尖瓣脱垂。

【治疗】

手术矫形是治疗鸡胸的唯一有效方法。因胸壁畸形的存在对外观造成较大的影响,并导致心肺功能的减退,从而致使患者生活质量下降。因而一经确诊应及早进行手术矫治。

鸡胸的治疗分为胸骨翻转术和胸骨沉降法。

胸骨翻转术:鸡胸和漏斗胸一样,可采取胸骨翻转术来矫正。鸡胸的第 3、4 肋骨及肋软骨最长,而第 5 肋较短。在切除过长的肋骨时,应注意这一特点。胸骨翻转后,应根据实际情况,适当修剪,以取得好的矫正效果。

胸骨沉降术:将过长的肋软骨予以切除,使之恢复正常长度,利用左、右肋骨的牵引力,将胸骨沉降到正常位置。应考虑原来向前突起的胸骨,向下沉降后是否会压迫心脏。术前应仔细观察胸部 X 线侧位片及 CT 扫描结果,观察在胸骨、心脏之间是否有肺组织存在。假若没有肺组织,则做此手术有发生胸骨直接压迫心脏的可能,故不宜采用此法。

第十一节　胸廓出口综合征

胸廓出口综合征是指臂丛神经和锁骨下动静脉在胸腔出口处的颈基底部受到压迫,从而引起的患侧上肢麻木、发冷和肌无力等一系列症状。早在 1821 年,Cooper 在文献上描述了本病的症状;1861 年 Coote 成功地切除颈肋骨治疗本症;1956 年 Peet 将其命名为胸廓出口综合征。

【病因】

导致本病的原因首先为先天性因素,其次为后天性因素。先天性因素主要包括第一肋骨畸形或颈肋,前、中斜角肌肥大、腱样化或附着部异常,以及异常的小斜角纤维带的存在等。这些原因使斜角肌的间隙变小,肋锁间隙狭窄而产生血管神经压迫症状。后天性因素主要包括外伤、肱骨头脱位、颈椎骨质增生、颈部淋巴结肿大、肿瘤和血管硬化等。

【发病机制】

本病的临床症状主要是神经血管的压迫引起的,神经血管在胸腔出口至上臂间较易造成压迫的部位有三处。

1.肋骨斜角肌裂孔

在前、中斜角肌间有一裂孔,从中间通过的有臂丛神经和锁骨下动脉。臂丛神经外有一层很薄的肌膜包围,位于中斜角肌的前缘。其上干占住斜角肌间三角裂孔的顶部,中干在锁骨下动脉的上方,下干在动脉的后下方。斜角肌过度肥厚紧张是造成裂孔处受压的主要原因之一。另外,在斜角肌间裂孔的内口有一层坚密的纤维肌膜将动脉包围并完全固定住,在切除斜角肌时需同时切开这层肌膜才能有效解除症状。

2.肋骨锁骨通道

该通道是指在锁骨的内侧面和第一肋骨前中段的上侧面之间的管道,有前口与后口;前口通过锁骨下静脉,后口有神经动脉经过。

3.胸小肌管道

胸小肌管道是指神经血管束从胸小肌接近喙突起止点下通过的管道。一般在极度外展(180°)时会增加张力,此时发生压迫的大都是臂丛神经,很少压迫血管,而且发生于较严重病例。

神经受压迫一般先累及感觉纤维,其次是运动纤维,一旦运动障碍症状出现,而且逐渐加重,那恢复的可能就很小。如果长期神经受压,可因交感神经的作用,引起血管收缩。

锁骨下动脉长期持续受压,血管周围纤维化,动脉外膜增生,中膜水肿和内膜增厚导致动脉管内栓塞。这些小的栓子脱落可阻塞远端手指动脉,造成缺血,出现雷诺症或指端溃疡。锁骨下静脉受到压迫,血流受阻,静脉压增高。后期血管逐渐纤维化导致静脉栓塞或受阻,其相关临床症状的轻重取决于侧支循环是否及时形成。

【临床表现】

因神经血管受压部位及程度的不同而产生的症状各不相同。一般包括局部症状、神经症状和血管症状。

1.局部症状

表现为锁骨上窝压痛,有时可触及锁骨下动脉的狭窄后扩张膨大。

2.神经症状

包括疼痛和麻痹。疼痛多为突然剧烈的痉挛性疼痛;也可只是疼痛部位不明确的微痛。Roos指出疼痛位置可分为二类:上干(C_5、C_6、C_7)受到压迫,疼痛位置为颈部的侧面,累及耳,下颌,面部,颞部和头枕部,似偏头痛。也可累及背部,上胸部和上臂三角肌处;下干(C_7、C_8)受压迫,主要为锁骨下区域疼痛,可影响到背部,肩胛下和上臂的内侧面沿尺神经分布区而下。麻痹多发生在神经分支末端,约34%的麻痹在尺神经分布区,41%分布在所有手指,其中以第4、5指较重,另有15%则以第1~3指为重,这些患者可能有腕部管道症候群。

3.血管症状

根据锁骨下动脉受压的程度而不同,早期可为间歇性痉挛性疼痛,上臂活动时血管受压产生疼痛,活动停止疼痛会慢慢消除。后期若锁骨下动脉栓塞则为持续性疼痛。末梢血管痉挛或栓塞可导致局部末梢缺血,引起雷诺综合征。锁骨下静脉栓塞者常感患侧上臂肿胀,偶尔有同侧前胸壁肿胀感,如侧支循环形成,则水肿可减轻。

【诊断依据】

该病较为少见,临床上容易被误诊为其他疾病。其诊断主要根据病史、体格检查等,其中以病史最为重要。下列各方法有助于诊断。

1.举臂运动试验

上臂平举和外旋,快速做握拳和张开动作,前臂因出现疼痛和麻刺感觉而自动下垂,则为阳性。

2.Adson 试验

患者做深吸气,颈部伸直,头部转向患侧,如果此时桡动脉搏动减弱表示有本症。

3.军事姿势法

把患侧肩部向下,向后拉,如果桡动脉搏动减弱,即表示有本症可能。

4.高度外展检查法

患者手臂举起外展到180°,如果桡动脉搏动减弱,即表示可能有本症。

5.X 线检查

可显示颈肋或第一肋骨的异常、横突过长、骨疣、骨痂、锁骨异常等。

6.动脉造影检查

锁骨下动脉造影,可以显示血管受压的部位和范围,亦可明确有无动脉瘤或血栓形成等。

7.尺神经传导速度

Urschel 利用肌电图测定尺神经传导速度,在胸部出口处,正常是 72m/s。如果臂丛神经受到压迫,传导速度就会减慢。依其压迫程度测得传导速度如下。①微度压迫:66～69m/s;②轻度压迫:60～65m/s;③中度压迫:55～59m/s;④重度压迫:<55m/s。

【治疗】

1.非手术治疗

包括颈部牵引、理疗、星状神经节封闭、消炎镇痛、应用肌肉松弛剂及运动疗法等。这些疗法可使症状得到暂时缓解,对于轻症患者有一定的疗效,但症状较重者疗效不佳,多须手术治疗。

2.手术治疗

常用的手术方法有:①斜角肌切除术;②颈肋骨切除术;③第1肋骨切除术。斜角肌切除术适用于斜角肌异常肥大、挛缩或有其他病损,使前、中斜角肌间隙狭小而压迫臂丛神经和锁骨下动脉者。颈肋切除术适用于经检查证实颈肋存在并且为导致临床症状的主要原因者。第1肋骨切除术是治疗胸腔出口综合征的主要手术方法。一般认为第1肋骨是构成夹压锁骨下动脉和臂丛神经的重要因素,多主张切除第1肋骨以解除压迫。至于何时该行何种手术,主要依病变部位而决定。

第十二节　肋软骨炎

肋软骨炎又称为肋软骨增生症,因 Tietze 于 1921 年首先报告此病,故也称为 Tietze 病。该病在临床上较为常见,好发于青壮年,表现为肋软骨增粗,伴有疼痛。目前对于肋软骨炎的病因和发病机制尚无明确定论,多数人认为与病毒感染有关,也有观点认为肋软骨炎是慢性炎症所致,或与内分泌异常有关。肋软骨炎的组织学检查见肋软骨发育粗大,而组织结构正常。

【临床表现】

肋软骨炎的主要临床表现为肋软骨隆起和疼痛,可发生于单根或多根肋软骨,尤以第 2、3 肋软骨较为多见,常为单侧,也可为双侧。肋软骨炎常无明显诱因突然发病,表现为相应部位局部疼痛及压痛,而皮肤及皮下组织正常,同侧上肢活动、咳嗽或侧身等都能使疼痛加剧,劳累时疼痛可加重,休息时可减轻。患者疼痛症状可反复发作,迁延数月或数年的情况并不少见,多数症状可自行消失。

【诊断依据】

肋软骨炎的诊断主要依靠临床症状和体征。病史为无明显诱因的胸痛,活动或咳嗽时加重,查体见相应部位肋软骨隆起,伴明显压痛,皮肤表面无红肿等异常表现多可诊断成立。如局部生长较快,应与肋软骨肿瘤及胸壁结核等相鉴别。部分患者需与心绞痛相鉴别。辅助检查对肋软骨炎的诊断意义较小,但有利于鉴别诊断。因 X 线下肋软骨不能显影,胸部摄片无异常发现;胸部 CT 对诊断有帮助,但并非必须。

【治疗】

肋软骨炎的病因不明,一般以对症治疗为主。多数症状较轻的患者常可自愈而无需治疗,对于疼痛较重的病例,口服止痛药物、局部封闭等治疗可有效缓解症状,物理治疗也可使疼痛减轻。以"活血化瘀"为原则的中医治疗也有一定的疗效。如不能排除恶变的可能,或疼痛较重迁延不愈且非手术治疗无效者,可手术切除肿大的肋软骨。

第十三节　脓　胸

胸膜腔内脓液积聚即为脓胸。肺部炎性病变如肺炎、肺脓疡、支气管扩张等感染蔓延至胸膜腔;颈后间隙及纵隔感染或纵隔淋巴结炎侵犯胸膜腔;外伤性血胸继发感染、开放性胸外伤及胸内异物;外伤性、自发性或内镜检查导致的食管破裂;胸部手术如肺、食管、纵隔手术;败血症或脓毒血症所致的胸膜化脓性炎症以及膈下脓肿或肝脓疡破溃入胸膜腔等,均可导致脓胸。经典的脓胸概念是胸膜腔内蓄积浓稠的、浑浊而有臭味的液体。由于抗生素的广泛应用,脓胸发生率有所降低且症状可以不典型,脓液可以量少、稀薄且无臭味。早期脓胸与其他原因引起的胸腔积液易于混淆,但胸腔积液生化检查及细菌涂片革兰染色可帮助鉴别。

【解剖生理】

1985 年,Hutter 等报告应用胸腔镜治疗急性脓胸并获得较好疗效。

近 20 年内科治疗脓胸也有进展,应用纤维溶解酶制剂胸腔内灌洗加引流法治疗纤维素化脓期脓胸也获得良好效果。

胸膜表面覆一层间皮细胞,其外观光滑且半透明,由结缔组织、弹力纤维组织、淋巴管及小血管形成网状支撑着间皮层。间皮细胞富含微绒毛,其最主要的功能是分泌富含透明质酸的糖蛋白起润滑作用以减小肺与胸廓之间的摩擦力。胸膜分脏壁层,壁层胸膜覆盖于胸壁、膈、纵隔表面而分别称为胸壁胸膜、膈胸膜及纵隔胸膜,其血供来自体循环,由躯体神经支配;脏层胸膜覆盖于肺表面深达叶间裂并形成肺韧带,其血供来自肺循环,无感觉神经分布;两层胸膜间的潜腔即为胸膜腔,内有 5～10ml 起润滑作用的液体以使肺与胸壁相贴,并利于肺的运动,减小呼吸功。

胸膜腔内的液体蛋白含量低,在 20g/L 以下,pH 值、糖水平与血液相同。正常情况下这些液体由壁层胸膜分泌,在返折处通过血管和淋巴管达成体液交换。壁层胸膜有与体循环相同的静水压(30cmH$_2$O)而脏层胸膜有与肺循环相同的静水压(10cmH$_2$O);脏壁层胸膜的胶体渗透压同为 25cmH$_2$O。胸内压还受重力梯度影响,下纵隔、膈及下胸壁胸膜腔内液体将排向胸膜下淋巴管内,这些淋巴管道成为胸膜腔内液体引流的主要通道。当分泌与重吸收的稳态被打破时即产生胸膜腔内液体积聚。静水压的上升或胶体渗透压的下降形成"漏出液";而当血管通透性改变造成体液、细胞渗出或淋巴重吸收障碍时则形成富含蛋白的"渗出液"。

【分期】

1962 年美国胸科学会根据脓胸的自然病程将其分为三期,即渗出期、纤维素化脓期和机化期。

1.渗出期(或称急性期)

此期特点是胸膜炎症,反应性大量渗出,胸腔积液稀薄,外观与漏出液无异,其白细胞计数、乳酸脱氢酶、糖水平及 pH 值正常,肺活动度基本正常。

2.纤维素化脓期(或称过渡期)

此期由于纤维素及白细胞的大量增多,胸腔积液逐渐变得浑浊粘稠,胸膜表面附着含大量白细胞的纤维素(脓苔),使脓胸有局限的趋势,肺活动度下降,胸腔积液内白细胞计数大为增高,而乳酸脱氢酶及葡萄糖水平下降,白细胞的趋化及细菌的代谢致使脓液酸度提高。

3.机化期(或称慢性期)

此期脓液少而稠厚,胸膜腔内毛细血管及成纤维细胞增生,致使脏壁层胸膜粘连增厚,限制肺的活动并使其逐渐丧失功能,随着病情进展出现患侧肋间隙变窄,胸廓塌陷变形,脊柱侧弯。此期脓液的乳酸脱氢酶可超过 1000U/L,葡萄糖水平低于2.2mmol/L,而 pH 值则可降至 7 以下。

在中国通常把渗出期及纤维素化脓期称为急性脓胸,而机化期则称慢性脓胸,两者之间在临床上无明确的时间界限。

根据病原不同,脓胸可分为化脓性、结核性及其他特殊病原所致的脓胸。

按胸膜受累的范围,可分为全脓胸和包裹性(或称局限性)脓胸,后者又分为叶间脓胸、膈上脓胸、纵隔脓胸及肺与胸壁间脓胸。

一、急性脓胸

渗出期及纤维素化脓期脓胸为急性脓胸。由于病因及治疗方法不同,其与慢性脓胸间的时间界限不清,一般在脓胸发生 6 周～3 个月内均属急性脓胸。

【病因】

引起脓胸最常见的三大原因是继发于肺内感染、胸部手术后并发症和胸部外伤。

1.继发于肺内感染

约占脓胸发生的 60%。感染进入胸腔的途径尚不完全清楚,以直接蔓延如肺脓疡破溃入胸腔最为常见;而淋巴道或血行播散至胸膜或胸膜腔也为可能途径。常见的致病菌有肺炎双球菌、链球菌、金黄色葡萄球菌及厌氧菌等,也可以混合感染。

2.胸腔手术后并发症

约占脓胸发生的20%。食管手术后的吻合口瘘、肺切除后的支气管胸膜瘘几乎都继发脓胸，而脓胸也可增加吻合口瘘或支气管胸膜瘘的发生率。肺叶切除术后脓胸发生率在1%～5%，而全肺切除术后脓胸发生率可达2%～12%。除了支气管胸膜瘘外，术前放疗、炎症状态下的肺切除术、残腔的存在、长时间的肺漏气、支气管残端过长或缺血、胸膜腔较严重的污染等均为其发生的诱因。而全身状态如营养不良、药物滥用及应用皮质激素也可能与脓胸的发生有关。此类脓胸常见致病菌为金黄色葡萄球菌和铜绿假单胞菌，也可为含有厌氧菌在内的混合感染。

3.外伤后脓胸

约占脓胸发生的10%。发生创伤性血胸时，由于血液是极好的细菌培养基，胸腔穿刺或引流的污染、继发性的肺部感染，伴发的气胸等均可引发血胸感染造成脓胸。有证据表明，血气胸伴发脓胸的概率是单纯血胸或气胸的2倍。胸膜腔穿刺抽出的血液涂片检查如红细胞与白细胞比例为100∶1时表明已发生脓胸（正常比例为500∶1）。发生凝固性血胸时由于积血难以彻底引流则更易发生感染，从而继发脓胸。开放性胸外伤发展为脓胸则多与胸腔内异物或受伤时大量细菌污染胸膜腔有关，有梭状芽胞菌属的破伤风杆菌引起脓胸的病例报告。

较为少见的脓胸原因尚有：败血症或脓毒败血症时细菌经血行达胸膜引发脓胸，多为全身感染的一部分，可发生于糖尿病、放化疗或应用免疫抑制剂的患者、糖尿病患者以及婴幼儿或体弱者；肝硬化腹水者有0.4%患者发生原发性脓胸；肝脓肿、膈下脓肿等可直接侵蚀、穿透膈肌，或经淋巴管引流进入胸腔形成脓胸，而在穿刺或引流肝脓肿或膈下脓肿时如针道或引流路径穿过膈肋窦时则更易并发脓胸；此外，自发性食管破裂、支气管内异物存留、食管镜误伤食管、胸腔穿刺或胸腔引流等，均可引起脓胸。

在抗生素问世以前，由脓胸的脓液中分离出的最常见的致病菌是肺炎双球菌和链球菌。自从20世纪50年代抗生素被广泛应用于临床后，耐药性金黄色葡萄球菌成为脓液中分离出的最常见致病菌。随着细菌培养技术的进步，越来越多的厌氧菌被分离出来。最为常见的厌氧菌是类杆菌属。而最多见的需氧菌为金黄色葡萄球菌、肺炎双球菌、肠球菌和假单胞菌属。近年来，应用免疫抑制剂或免疫缺陷患者条件致病菌导致脓胸的概率也在上升。细菌培养技术的提高还显示脓胸患者多为混合感染。对83例脓胸患者脓种细菌液培养分析显示，72%致病菌超过一种，平均3.2种/患者。41%为需氧菌和厌氧菌混合感染，35%为单纯厌氧菌感染，而24%为单纯需氧菌感染。

【临床表现】

急性脓胸的临床症状常难以与原发疾病的表现截然区分开来。

1.全身中毒表现

急性脓胸患者除婴幼儿、老年人、全身情况极差、免疫缺陷、应用激素或免疫抑制剂者外，多有发热（表现为弛张热，应用抗生素者热型可不典型），精神萎靡、纳呆及心悸等。

2.胸部表现

根据胸腔积液量的多少，患者可有不同程度的咳嗽、胸痛、胸闷及呼吸困难。这些症状往往缺乏敏感性及特异性，在大量胸腔积液或病情危重的患者甚至可以无上述症状。胸痛往往在少量积液时出现，多为单侧，锐性疼痛且在吸气或咳嗽时加剧；疼痛也可向肩部、颈部或腹部放射。呼吸困难则多因肺组织压缩或因机械因素造成呼吸肌群的长度—张力关系改变所致；呼吸困难程度多与胸腔积液量及胸膜腔内压及其对气体交换造成的影响情况有关。对于肺部无病变或病变轻微者,其对积液量的耐受性良好,而同样的积液量对于肺部原有严重病变者则可能导致呼吸衰竭。体检显示患侧呼吸幅度减小、语颤减弱,叩诊为相应部位浊音或实音。大量全脓胸时可有气管及纵隔移位,患侧呼吸音减低。

【诊断依据】

根据病史,症状和体征,可做出急性脓胸的初步诊断。通过下述检查可进一步鉴别或明确诊断。

1.化验检查

急性脓胸患者血常规表现为不同程度贫血与原发病不能解释的白细胞计数增高伴核左移,并可有中毒颗粒。血生化尚可了解有无糖尿病等伴发疾病。糖尿病患者可有血糖增高、尿糖阳性等。

2.影像学检查

(1)胸部 X 线摄片:根据胸腔积液量的多少及胸膜受累范围不同,胸片可表现为患侧肋膈角变钝或消失;膈上脓胸时患侧膈面抬高或胃泡与左下肺间阴影增宽;叶间积脓时肺组织内梭状阴影或肺内肿块影;大量脓胸时患侧肺野密度增高,立位摄片弧形阴影,伴气胸时气液平面。

(2)胸部 CT:胸部 CT 可以准确显示胸腔积液及被积液所包围的肺内病变,如肺炎、肺脓疡、结核空洞及肺内肿块合并脓胸;对于包裹性脓胸,CT 更具优越性,既可以准确定位,又可根据胸膜增厚情况、积液黏稠度等粗略估计脓胸的病变分期;结合临床表现,胸部 CT 尚可鉴别弥漫性胸膜间皮瘤及其他转移癌引起的恶性胸腔积液;胸部 CT 还可为包裹性脓胸做穿刺定位。

(3)经胸壁 B 超:全脓胸或近胸壁、右膈上的包裹性脓胸,经胸壁 B 超可清晰显示积液有无分隔,根据液性暗区深度可估计积液量;某些位置的包裹性脓胸可通过 B 超定位及 B 超引导下胸腔穿刺进行诊断及治疗。

3.诊断性胸腔穿刺及胸腔积液化验

根据胸部体征、X 线摄片、CT 或 B 超定位可进行诊断性胸腔穿刺:根据积液部位采取适当体位,用合适口径及长度的穿刺针严格无菌操作,局麻下进行穿刺。对抽得的液体进行肉眼观察、生化检查、涂片染色及细菌培养,多可获得确诊。尽管漏出液与渗出液的区分不是绝对的,但二者的区别可指导临床医师做出可能的诊断。鉴别漏出液和渗出液需测定胸腔积液的蛋白含量、乳酸脱氢酶(LDH)活性、白细胞计数及分类、葡萄糖定量和 pH。漏出液多因胸膜静水压与胶体渗透压的失衡如充血性心力衰竭或低蛋白血症、或因大量腹水漏入胸膜腔而引起;渗出液至少应满足下述标准之一:①胸液/血清蛋白比大于 0.5;②胸液/血清乳酸脱氢酶比小于 0.6;③胸液乳酸脱氢酶超过血清的 2/3。 由于产生漏出液的疾病多种多样,如恶性胸腔积液(血性,涂片找到肿瘤细胞)、脓胸(脓性,涂片见大量脓球及细菌)、结核(涂片见嗜酸杆菌)、真菌感染(KOH 阳性)、狼疮性胸腔积液(找到狼疮细胞)、乳糜胸(乳白色,高甘油三酯,涂片见到乳糜颗粒)、尿毒症胸腔积液(胸液/血清肌酐比大于 1)、食管破裂(胸液淀粉酶增高,pH 达 0.6 左右)等,因此在诊断不明时,对胸腔积液进行嗜酸及革兰染色、需氧厌氧培养、白细胞计数分类及细胞学检查均属必要。明显的多形核白细胞多提示脓胸;大量淋巴细胞则为结核、淋巴瘤或白血病;血性胸腔积液除创伤外多为恶性肿瘤或肺栓塞;白色胸腔积液提示乳糜胸、胆固醇脓胸或淋巴瘤;而黑色胸腔积液为曲菌感染;黄绿色胸腔积液见于类风湿。脓液有恶臭味时常为厌氧菌感染而胸腔积液有氨味时提示尿毒症。

4.纤维支气管镜检查

支气管肿瘤、支气管扩张、吸入性支气管异物等可导致脓胸,当脓胸病因不明或怀疑气管疾病时宜行纤维支气管镜检查。

5.经皮穿刺胸膜活检

当上述检查仍不能明确诊断时,可在局麻下采用多点穿刺钩取胸膜组织行病理检查以帮助诊断。

6.胸膜腔探查

胸腔镜或胸部小切口探查既可对难以用其他方法获取确诊的胸腔积液进行明确诊断,又可对脓液稠厚或胸膜纤维素附着较明显的脓胸患者采用冲洗及纤维剥脱法进行治疗。

【治疗】

控制感染、治疗原发病、清除脓液、消灭死腔、使肺复张、最大限度保护肺功能。

1.全身支持治疗

包括对症治疗、加强营养等。

2.抗生素

抽取脓液行细菌培养和药敏试验,根据药敏选用抗生素,此前则选用高效广谱抗生素治疗。

3.脓腔引流

一旦脓胸诊断确立,即应首先行胸腔闭式引流。对于渗出期全脓胸,选用大口径引流管行胸腔闭式引流,如为包裹性脓胸,则可在 CT 或 B 超引导下穿刺抽吸;纤维素化脓期脓胸可用大口径引流管行经肋间或切除一小段肋骨经肋床引流,包裹性脓胸则在脓腔最低位置管引流;急性脓胸行胸腔闭式引流 10～14d 以后,脏壁层胸膜发生粘连,此时闭式引流可以改为开放引流。

4.脓腔灌洗

应用链激酶或尿激酶稀释液注入胸腔,使纤维素溶解后由胸管引流出,可减少胸膜增厚的发生。

5.手术治疗

胸腔镜下或开胸行脓腔分隔去除、纤维素剥脱、冲洗等处理,同时可以对原发病进行处理,然后行胸腔闭式引流。

手术时机的掌握十分重要。多灶性包裹性脓胸、肺脓疡合并脓胸等,由于手术非治疗难以获得满意效果,宜尽早手术以减轻消耗,减少肺功能损害。

切口感染是脓胸手术后较常见的并发症,可导致手术失败、慢性窦道形成及切口不愈合等,处理较棘手,应预防为主,可选用胸腔镜手术,或在缝合切口前彻底冲洗、细致止血,术后及时发现切口感染及时处理以免切口全部裂开。

二、慢性脓胸

急性脓胸病程超过 3 个月，胸膜炎症发生机化，脓腔壁硬结，脓腔容量固定，称为慢性脓胸。

【病因】

急性脓胸治疗不及时或处理不当，病程迁延，经久不愈，形成慢性脓胸；某些特殊感染如结核性脓胸、阿米巴性脓胸等易形成慢性脓胸；胆固醇脓胸也多表现为慢性脓胸。常见的原因如下。

1.急性脓胸未能及时诊治

随着机体抵抗力与炎症的抗争消长，逐渐演化至机化期，或急性脓胸早期处理不当，如穿刺抽吸不彻底、引流管位置不佳造成引流不畅，脓液潴留，形成慢性脓胸。

2.胸腔毗邻部位慢性感染病灶

如肋骨骨髓炎、膈下脓肿等感染源，形成慢性脓胸。

3.外伤后胸腔内异物存留

如弹片、衣服碎屑等存留在胸腔内且未及时清除，继发感染化脓，形成慢性脓胸。

4.手术并发症

术后胸腔感染、食管吻合口瘘、支气管胸膜瘘、胸内残腔、胸腔积液等，均可形成慢性脓胸。

5.特异性感染

结核性脓胸、阿米巴性脓胸、真菌性脓胸等由于急性期症状不典型，不易获得及时诊治，可形成慢性脓胸。

其他尚有肿瘤、凝固性血胸并发感染形成慢性脓胸。

【病理】

胸膜腔长时间积脓，大量纤维素沉积在胸膜表面，并逐渐机化，使脏壁层胸膜增厚，形成 0.3～1.5cm 的纤维层，而且脏壁层胸膜不规则粘连，形成多个脓腔，内有脓液、坏死组织及新生的肉芽组织。结核性脓胸可有干酪样物质及钙化灶。

随着病程的迁延，胸膜纤维板瘢痕化收缩，导致胸壁内陷、肋骨聚拢、肋间隙变窄、脊柱侧弯，膈肌也因增厚的纤维板而固定，纵隔受瘢痕收缩牵引移向患侧，肺被机化的纤维瘢痕包裹限制，影响肺的呼吸运动。因长期慢性缺氧，可有杵状指(趾)。

慢性脓胸患者长期感染中毒，肝、肾、脾等脏器可发生淀粉样变；有些慢性脓胸，直接穿破胸膜经肋间隙穿出，形成哑铃状脓肿称为外穿性脓胸。

【临床表现】

慢性全身中毒症状如低热、乏力、食欲不振、营养不良、低蛋白血症、消瘦以至恶液质、贫血等。查体可见胸廓塌陷，肋间隙变窄，呼吸运动减弱或消失，纵隔向患侧移位，脊柱侧弯，杵状指(趾)，叩诊实音，听诊呼吸音减低或消失。

【辅助检查】

1.实验室检查

血化验可有白细胞增多或减少，血红蛋白水平降低，肝功能异常，血清白蛋白水平降低，A/G 比例倒置，水电解质紊乱及酸碱失衡等。

2.影像学检查

慢性全脓胸胸部 X 线摄片可见胸膜增厚,肋间隙变窄,呈密度增高的毛玻璃状模糊影,患侧膈肌抬高,纵隔向患侧移位。若有气液平面存在,说明有支气管胸膜瘘可能。慢性包裹性脓胸则表现为相应部位肿块阴影,如位于叶间则可表现为梭形阴影。胸部 CT 或磁共振检查可以显示增厚的胸膜、脓腔和肺部情况。有瘘管者可注入碘油或 12.5% 碘化钠造影,X 线透视或摄片以了解脓腔部位、大小以及有无支气管胸膜瘘。

3.胸腔穿刺

胸腔穿刺针穿过脓腔壁时,多感组织致密;脓液稠厚,其内 LDH 含量高。脓液性状与致病菌菌种有关。

【诊断依据】

根据病史、症状、体征、影像学、胸腔穿刺及化验,慢性脓胸的诊断并不困难,关键在于寻找形成慢性脓胸的病因,明确其病理性质。慢性化脓性脓胸多有急性脓胸、胸外伤或手术史;结核性脓胸多有肺结核或结核性胸膜炎等病史,脓液中常有干酪样物质;阿米巴性脓胸时,常有阿米巴痢疾或肝脓肿病史,脓液呈咖啡色,可找到阿米巴滋养体。

【治疗】

慢性脓胸需手术治疗。其治疗原则是:改善患者一般状况,提高抗病能力,排除造成慢性脓胸的因素,消灭脓腔,争取保存和恢复肺功能。

1.全身治疗

加强营养,纠正低蛋白血症和贫血,治疗伴发病如糖尿病以及病因治疗。

2.改进脓腔引流

引流管过细或位置不合适,脓液潴留时,应重新改进引流。脓液多时可接水封瓶引流,当脓液少于 50ml/d 时可改为开放引流。

3.胸膜纤维板剥脱术

适用于肺内病变不严重者,是治疗慢性脓胸较理想的手术方法,剥除增厚的胸膜纤维板使肺复张,消灭脓腔,改善呼吸运动,不仅能使肺功能得到最大恢复,而且保持了胸廓的正常形态。

4.其他

胸廓成形术或胸膜肺切除术。

三、结核性脓胸

胸膜腔因结核杆菌感染而积脓,称为结核性脓胸。其发病机制、病理表现、临床经过和预后均与结核性胸膜炎截然不同。

【病因】

结核性脓胸的多数为接近胸膜的干酪灶或空洞向胸膜腔破溃或形成支气管胸膜瘘,使带有大量结核杆菌的干酪样物质进入胸膜腔所致;少数是胸膜上结核病灶迅速干酪坏死或结核性胸膜炎久治不愈继发感染而形成;极少数患者是由于肺结核手术污染胸腔、纵隔干酪淋巴结破溃、脊柱结核寒性脓疡破入胸腔、肋骨及胸骨结核延及胸腔等引起。

【病理】

结核性脓胸初期,胸腔积液为浆液性,随着病程迁延,逐渐变为脓性;肺部病灶破裂,或穿刺时有其他细菌污染,则形成混合性脓胸。结核性脓胸病程长,形成的纤维板厚而坚实,并常有钙化。脓胸可为局限性,也可为全脓胸。纤维瘢痕收缩,使胸廓塌陷,肋间隙变窄,肋骨呈三角形,肋间肌也发生萎缩纤维化,脊柱发生侧弯。患侧肺功能严重减退甚至完全毁损。有的脓胸向肋间溃出形成慢性窦道可长期流脓不愈。

【临床表现】

结核性脓胸起病缓慢,可有低热、盗汗、乏力、消瘦等结核性中毒症状及轻微胸痛、胸闷、干咳等表现。如胸腔积脓较多可出现气急;若伴支气管胸膜瘘,可有刺激性咳嗽,咳出与胸腔积液相同的痰,且咳嗽与体位有关,健侧卧位时咳嗽频繁,呼吸困难。混合性脓胸时症状如急性脓胸。纤维板形成后患者有明显活动性呼吸困难、慢性发绀、杵状指(趾)、患侧胸廓塌陷、脊柱侧弯、心肺功能障碍及肝肾淀粉样变性和功能改变。

【诊断依据】

结核性脓胸起病缓慢,患者有结核中毒症状,多有肺部结核病灶结核菌素试验呈阳性或强阳性反应,胸腔穿刺抽出稀薄脓液,或脓液内含有干酪样物质。脓液中查找结核杆菌虽为确诊结核性脓胸的依据但大多不易查找到。凡胸液中淋巴细胞较多,普通化脓菌培养阴性时应考虑本病,脓腔壁病理学检查可根据结核结节及郎格汉斯细胞等结核性特征性改变以确定诊断。

X线检查可以了解脓腔以及同侧和对侧肺部情况支气管胸腔瘘时可见液气平面。胸部CT检查除可了解积液量、胸膜增厚情况外,尚可对肺内病灶及其功能进行评估。

【治疗】

对肺结核早期正规抗结核治疗可以预防结核性脓胸发生。诊断结核性脓胸后应积极应用抗结核药物,其他治疗方法基本与慢性脓胸治疗原则相同。

第十四节　支气管扩张症

支气管扩张症是常见的慢性支气管化脓性疾病。由于支气管及其周围肺组织的持续性炎症,致支气管壁破坏,支气管扩张变形,造成不可逆转的病理损害。多见于儿童和青年。患者常有慢性咳嗽,咳大量脓性或黏液脓性痰,反复发作局限性或弥漫性的支气管肺感染,鼻窦炎或中耳炎。支气管长期反复感染及咯血,可引起全身消耗,病情进一步发展,可导致肺动脉高压,促成肺心病。

【病因】

1.先天性因素

少见,发育不良可导致先天性囊性支气管扩张。纤毛细胞发育不全,使纤毛杆与各对纤丝之间只有致密基质,而幅状物与纤丝间的联系和(或)动力蛋白侧臂有所缺失,这将引起纤毛固定,故易伴发支气管扩张、鼻窦炎、中耳炎、支气管炎、肺炎。卡塔格内综合征为支气管扩张合并心脏异位和胰腺囊性纤维化病变。支气管软骨发育不全亦可发生有家族倾向的弥漫性支气管扩张,称为 Willams-Campbell 综合征。

先天性免疫缺陷引起的 IgA 缺乏,原发性低或缺乏 γ-球蛋白血症和 α-抗胰蛋白酶缺乏等,易感染支气管炎症,导致支气管扩张。

2.继发性因素

(1)支气管肺感染：儿童的百日咳、麻疹、流行性感冒、腺病毒呼吸道感染，是引起支气管扩张的重要原因。长期病变的支气管内有炎性物质聚集，释放大量蛋白水解酶、毒性氧自由基，可使支气管平滑肌和弹力纤维损害，管壁完整性破坏。大量分泌物长期存积支气管腔内，使支气管壁的炎症和破坏逐步加重，发展为支气管扩张。肺炎、慢性支气管炎和支气管哮喘，反复并发感染，也可引起继发性支气管扩张。此外，肺结核、肺脓肿、机化性肺炎、胸膜纤维化等因素也是支气管扩张的重要原因。

(2)支气管阻塞：内源性有支气管结核的肉芽增生和瘢痕组织性狭窄支气管内异物、支气管腺瘤及其他肿瘤引起腔内机械性梗阻。外源性有肿物或肺门炎症、结核引起的肿大淋巴结，形成支气管管腔外压迫、阻塞，导致远端支气管及肺的感染，也可引起肺不张。因胸腔内有负压，对病肺的牵引，助长支气管扩张的形成。儿童支气管腔较成人细，呼吸道感染频繁，发生支气管扩张的机会就可增多。右肺中叶支气管细长，周围又有多个淋巴结，常因炎症因素淋巴结肿大的压迫，引起肺不张，并发支气管扩张，称为中叶综合征。

(3)化学因素：吸入腐蚀性化学物质，如碳氢化合物、造成支气管损伤，由于昏迷、吞咽神经肌肉的损伤、胃食管括约肌功能不全，可使胃液反流吸入支气管内，致使支气管壁溃疡，伴发感染，甚至引起支气管炎，也可造成支气管扩张。

【发病机制】

支气管扩张多在儿童期起病，主要由于儿童支气管管腔小，易于阻塞；儿童支气管壁发育尚未完全，管壁较软，易受损害；儿童肺泡间孔形成不全，侧支通气较困难，易发生肺不张。

支气管扩张常见于下叶基底段、中叶及舌叶。左下叶支气管细长，与气管形成的角度较大，且受心脏、血管压迫，引流不畅，故左下叶支气管扩张更多见。左舌叶支气管开口接近下叶背段支气管，易受下叶感染影响，故左下叶与舌叶支气管常同时发生扩张。右中叶支气管细长，其内外前有三组淋巴结分布，淋巴结易受感染肿大，中叶支气管受压，发生肺不张，导致支气管扩张。上叶支气管扩张以后叶常见，多数为结核性。

【病理】

支气管扩张可分为囊状、柱状及混合状。

支气管扩张是不可逆的病理改变。病变部位肺表面正常，炭末附着较少，可呈部分肺膨胀不全。手扪诊感到支气管结构增厚或有囊状感觉。早期支气管壁和肺泡之间聚集大量淋巴细胞，形成淋巴滤泡向管腔内突出，引起支气管阻塞和感染。支气管黏膜充血、水肿、溃疡形成，假复层纤毛柱状上皮逐渐化生为鳞状上皮，从而丧失纤毛运动和清除功能。支气管壁平滑肌、弹力纤维和软骨遭到破坏，使其成为扩大而没有弹性的纤维管。细支气管因炎症瘢痕而闭塞，呈肺不张，部分闭塞（活瓣作用）时其周围组织呈肺气肿。由于反复感染，扩张的血管破裂，发生咯血。病变过程中，支气管动脉与肺动脉末梢广泛沟通，形成体肺循环交通，引起左向右分流，时间越长，出现肺动脉高压和肺心病可能性越大。因扩张的支气管壁较薄弱，使咳嗽时引起支气管陷闭或阻塞，分泌物不易排出，炎症可进一步加重，影响通气与气体交换功能，产生不同程度缺氧。支气管病变广泛者，可并发阻塞性肺气肿，通气功能减退，吸入气体分布不均匀，时间肺活量和最大通气量减低，呼吸生理死腔增加，气体交换异常。严重者有残气量增多，通气与血流比例失调和弥散功能障碍,氧的吸收减低,动脉血氧饱和度下降,造成患者低氧血症。

【临床表现】

症状与体征和肺部感染程度密切相关。

1.慢性咳嗽咳痰

长期反复发作,多见于秋冬之交,严重感染者咳大量脓性、恶臭痰。痰液呈黄绿色脓样,若有厌氧菌感染,则有臭味。痰液静置后可分三层,上层为唾液泡沫,中层为浑浊黏液,下层为脓性物及坏死组织。

2.发热

若有反复感染,可引起全身毒性症状,如发热、盗汗、食欲减退、消瘦、贫血等,有时尚有胸痛。多数患者虽有症状,但食欲和体重接近正常。

3.咯血

儿童少见。约有半数成人患者有咯血,多数为反复少量咯血,也有少数患者在临床上无明显症状而大量咯血者,称为"干性支气管扩张",其原因为支气管感染反复发作,引起病段的支气管动脉与肺循环之间吻合支破裂所致,咯血量不定,大量咯血可发生窒息死亡。

早期支气管扩张可无异常体征。病情加重时可在肺下部听到湿啰音。慢性化脓性支气管扩张患者呼出气息发臭,且有杵状指、关节肿胀等,全身营养状况差。如并发支气管肺炎、肺纤维化、胸膜增厚与肺气肿可有相应的体征。

【辅助检查】

1.实验室检查

白细胞计数增高,中性粒细胞核左移;动脉血气分析可见低氧血症、呼吸性碱中毒。痰液检查可见三层。镜检可见弹力纤维、脓细胞和大量红细胞碎片。痰细菌培养对临床用药有指导意义。在严重病例的后期常有铜绿假单胞菌感染。若有变态反应性气管肺真菌病,痰可呈胶冻样的黏液栓,镜下可见真菌菌丝及多量嗜酸性粒细胞。疑为结核性支气管扩张时,应注意做痰结核菌检查。

2.肺功能测定

支气管扩张症表现为阻塞性通气功能障碍或限制性通气功能障碍,通气/血流比例失调,低氧血症。

3.胸部X线检查

常显示一侧或双侧肺纹理粗乱增多,边缘模糊,在肺纹理中可见管状透亮区,为管壁增厚的支气管影,称为"轨道征"。严重病例肺纹理可呈网状,期间有透亮区,似蜂窝状,提示为纤维组织包围的肺气肿病变。囊性支气管扩张时,见有卷发样阴影,表现为多个圆形的薄壁透亮区,有时囊底有液平面。如有肺实质炎症,可见小片或斑点状阴影,或呈大片非均匀性密度增高影,一般局限于扩张部位。有时X线检查亦可显示肺不张征象。X线检查改变是非特异性的,但仍不可忽视,因它可排除与支气管扩张相类似的其他肺部疾患。对疑有支气管扩张症患者也应做鼻窦的X线检查。

4.胸部CT检查

有相当的特异性,特别是目前采用1.5mm薄层切面,更提高了CT对支气管扩张诊断阳性率。常显示肺失去正常血管分布。因支气管扩张是支气管壁弹力组织和肌肉组织破坏后引起的异常扩张,CT表现为:如柱状扩张管壁增厚,并延伸至肺的周围;混合型有念珠菌状外形;囊状扩张成串或成簇囊状,囊腔内可有液体。这是一种无创伤性检查方法,对诊断有一定帮助。但要手术的患者,仍应尽量做支气管碘油造影。

5.支气管碘油造影

这是一种确定病变范围的重要方法,可提供确定手术范围的依据。严重感染者因痰液阻塞支气管,造影剂不能充盈,应控制感染后方可进行。大咯血者必须在停止咯血2～4周后造影,以防诱发大咯血。造影时,麻醉必须稳妥,造影剂顺利注入支气管内,调整体位,拍摄胸部正侧位及左右斜位。若患者呼吸功能较好,应先检查患侧,若呼吸功能有明显损害,只能检查一侧,以后视情况再检查另一侧。支气管造影可见支气管呈柱状扩张,或囊性扩张以及混合型扩张。

6.纤维支气管镜检查

此检查有助于支气管扩张的诊断及治疗,可发现支气管肿瘤、支气管内异物。可吸除痰液减轻阻塞,并可取痰标本做细菌培养及药物敏感试验。经支气管镜也可注入造影剂行局部选择性造影。

7.食管镜检查

对下叶支气管扩张伴有呛咳症状者,注意有食管、支气管瘘的可能,应行食管镜检查。

【诊断和鉴别诊断】

支气管扩张的诊断要依靠病史及临床表现。胸部X线检查及CT扫描对诊断有帮助,支气管造影可以明确病变类型及范围、性质,对外科治疗可提供重要资料。

支气管扩张应与下列疾病相鉴别。

(1)肺炎与肺不张后,支气管有可逆性扩张,经过治疗可以恢复正常,若在病后6～8周内做支气管造影术,可能会使部分可逆病变误认为支气管扩张,应注意与本病相区别。

(2)复发性流行性感冒及反复发作的非典型性肺炎。

(3)支气管内膜结核与肺不张引起的支气管改变。

(4)肺曲真菌病,往往继发于支气管扩张之后,注意痰的检查可见微小的棕色孢子及真菌菌丝。血清沉淀试验及曲霉菌抗原皮肤试验,可资鉴别。

(5)先天性肺囊肿病者继发感染时易与混淆,但前者无远端肺组织发育不全。

【治疗】

原则是去除原发病灶,控制感染,有效排痰,必要时手术治疗。

1.内科治疗

(1)去除原发病灶:根治龋齿、慢性鼻窦炎及中耳炎等。

(2)有效排痰,加强支气管引流:按不同部位采用不同的体位,原则上应使患肺位置抬高,引流支气管口应朝下,使痰液引流到主支气管,以利排出。必要时引流前可先行雾化吸入,辅以拍背,进行深呼吸、咳嗽、咳痰,以提高引流效果。病变在下叶时,患者俯卧,头向下,垫高床脚,效果更好,如无效,可采用支气管镜吸痰。

(3)控制感染:按痰细菌培养及药物敏感试验结果应用有效抗生素。急性感染发作期,抗生素治疗时间需 1～3 周,才能达到理想的效果。

(4)支持疗法:加强营养,给高蛋白饮食,纠正脱水和贫血,严重贫血者予以输血,加强患者抵抗力。劝告患者戒烟。缺氧者应行吸氧治疗。每年行流感疫苗注射也是必要的。合理的中西医结合的支持治疗,可起到稳定病情、改善症状的作用。

2.外科手术治疗

应从病变的性质和范围,结合患者一般状况来考虑。手术切除病肺,是根据感染病灶、控制出血最有效方法。手术适应证如下。

(1)支气管扩张的症状明显,病变集中于一叶或两叶或一侧肺,全身情况良好,无手术禁忌证。

(2)反复咯血诊断明确者,可于咯血间歇期争取外科治疗。大咯血进行非手术治疗而危及生命者可做紧急手术治疗,以挽救生命,但事先必须定位准确。

(3)双侧病变,但主要病变集中于一叶,心肺功能良好,全身情况佳良,可分期切除病肺。

(4)经内科正规治疗,症状仍无减轻,病肺位置明确者,应择期手术治疗。

患者经充分的术前检查准备后,可择期在支气管插管、静脉复合麻醉下施行手术,宜使用双腔插管,以便术中给氧及吸痰,防止脓痰污染引起窒息,减少术后并发症的发生。根据术前的定位,可拟定手术方式及肺切除的范围。双侧病变可分期进行手术,一般先切除病变较重的一侧,以后根据患者功能恢复的情况而定。双侧病变的患者,双侧同时手术对患者的创伤甚大,危险增加,拟分期手术更好,以策安全。总的说来,支气管扩张的手术治疗,效果较好,近期疗效(5 年以内)在 90% 以上。近年来,由于麻醉方法及手术技术的不断改进与提高,支气管扩张的外科治疗的手术死亡率已甚低,手术并发症亦少。

【预防】

继发性支气管扩张是可以预防的,不断地注意增强机体的抗病能力,积极治疗婴幼儿的呼吸道感染和肺不张,早日去除支气管异物或腺瘤,合理治疗支气管结核和淋巴结结核,切除支气管的瘢痕狭窄,治疗慢性鼻窦炎及扁桃体炎。一般来说只要支气管各层未受到严重破坏,扩张的支气管有可能恢复正常。随着抗生素问世及广泛应用,支气管扩张症的发生率大为减少,病死率明显降低。

第三章　胃肠疾病

第一节　贲门失弛缓症

贲门失弛缓症又称贲门痉挛，是以食管下括约肌（LES）张力增高，食管体部正常蠕动消失及食管下括约肌在吞咽时松弛障碍为特征的食管运动功能障碍性疾病。它的主要表现为贲门非器质性的阻塞，同时有近段食管的扩张现象。

贲门失弛缓症是一种少见病，在我国缺乏该病的流行病学资料，在欧美国家，该病的发病率为 5/10 万，发病存在地域差异，但无种族和性别差异，任何年龄均可罹患，但以 30～50 岁最多见。约占食管疾病的 5％，是仅次于食管癌的需要外科治疗的食管疾病。

【病因和发病机制】

本病的病因迄今尚无定论，临床上发现本病多继发于感染、严重的情绪紧张、机体严重创伤以及过度肥胖节食引起的体重剧减等。近年的研究提示基因遗传、病毒感染及自身免疫可能与发病有关。

贲门失弛缓症的发病机制有先天性、肌源性和神经源性三种学说。目前被广泛接受的是神经源性学说，该学说认为贲门失弛缓症不是食管下括约肌本身的病变，而是支配食管下括约肌的肌间神经丛中松弛食管下括约肌的抑制性神经减少或缺乏引起。该抑制性神经元为非肾上腺能非胆碱能神经元，主要由氮能和肽能神经元构成，氮能神经释放的一氧化氮和肽能神经释放的血管活性肠肽等共同调节食管下括约肌的松弛。上述神经元或神经纤维的缺失是贲门失弛缓症最重要的病理基础。另外，贲门失弛缓症在食管下括约肌、食管体、迷走神经以及吞咽中枢均可出现神经病理改变。

【病理】

由于食管下端不能做共济性的弛缓，故食物不能顺利通过贲门进入胃内，但贲门并无痉挛性的收缩现象。起初上段食管将增加收缩力，以致逐渐形成食管的肥厚。当病症逐渐进展、食管逐渐丧失其张力时，由于食物及分泌液的积滞，上段食管将逐渐扩张，并同时增长。食管壁的肌肉逐渐萎缩，弹性纤维也逐渐退化，整个食管的肌层被纤维组织所代替。随着病程的进展，扩张的食管可以有不同的形态：初时呈梭形，以后呈瓶状，最后可成 S 状。扩张的部位最显著的是在下端，但慢性病例其扩张变化可高达颈部。由于食物淤积，慢性刺激食管黏膜，引起黏膜充血、糜烂、溃疡、瘢痕形成、上皮增生，可在少数患者诱发癌变。

【临床表现】

患者早期的症状大都不显著，多属间歇性的，故很少就医。随着病程的进展，症状逐渐变得显著，且呈持续性。主要临床表现有下列几点。

1.吞咽困难

几乎是经常的现象。吃固体食物时常感胸部有哽噎的感觉,而且在平卧时几乎不能咽下任何食物。

2.胸骨后疼痛

疼痛的部位常在胸骨后近下端处。初期的疼痛比较剧烈,是因食管肌肉非共济性地收缩之故。后期的疼痛比较缓和,是由于食管的扩张所致。早期的疼痛多发生在吞咽的时候,而晚期的疼痛以在食管被充盈时为甚。

3.食物反胃

病的早期往往在食后不久就反胃,但量不多;至后期则往往在食后要隔相当时间才有反胃现象,呕出的量甚大,且可看到两三天前所吃的食物,有时甚至在空腹时也能有多量的唾液反出。这种反胃一般不伴有恶心及嗳气,向前弯腰或躺下时更易发生,而口臭则是经常的现象。

4.患者经常体重减轻

贲门失弛缓症可以发生下列并发症。

(1)食管黏膜发生溃疡而出血、急性穿孔、憩室形成。

(2)发生吸入性肺炎、肺不张、肺脓肿、支气管扩张、胸膜积液等;有时并可引起心脏及大血管的压迫症状。

(3)营养障碍,特别是 B 族维生素、维生素 C 缺乏。

(4)中毒性或风湿性关节炎。

(5)偶然可以引起食管下端或胃底癌。

【诊断依据】

除上述的典型症状外,诊断的最后依据是靠 X 线吞钡检查、食管测压和食管镜的检查。

1.X 线检查

检查前应将食管灌洗抽吸干净,然后吞入钡剂进行 X 线检查。可以看到食管有显著扩张,但在横膈部分胃食管交界处则逐渐变得细小,像一个鸟嘴状,其黏膜光滑整齐。在透视时可以看到钡剂至贲门部有突然停滞的现象,以后虽然有少量钡剂可以进入胃内,但钡剂常在食管中滞留至数小时。有贲门失弛缓症典型症状的患者,其正位胸片上纵隔内双重条影和侧位片上后纵隔气液平面,对诊断有重要价值。

2.食管测压检查

贲门失弛缓症食管测压检查的主要表现有:①体部中下段缺乏推动性蠕动波;②食管下括约肌松弛率明显降低;③食管下括约肌静息压明显升高;④出现低幅同步收缩波。

3.食管镜或胃镜检查

可以进一步除外食管的器质性病变及并发症如癌变、溃疡或食管炎等。

【治疗】

迄今尚无任何治疗手段能够恢复受损食管的平滑肌动力,故贲门失弛缓症的治疗着重于松弛,从而缓解临床症状。可以有下列 4 种不同的疗法。

1.药物治疗

药物治疗包括:①柔软无渣滓而多营养的食物,特别需富含维生素的食物;②精神神经的治疗；③各种解痉挛药物的应用，如亚硝酸戊酯或阿托品等。这些疗法在早期可能暂时有效，但对慢性病例则多无效。

2.肉毒毒素注射治疗

肉毒毒素是肉毒梭状杆菌产生的外毒素，是一种神经肌肉胆碱能阻断剂。它能与神经肌肉接头处突触前胆碱能神经末梢快速而强烈的结合，从而抑制平滑肌收缩起到治疗作用。可在内镜或超声内镜下分4点注射到食管下括约肌区域。治疗后6个月内症状缓解率可达65%，几乎没有任何并发症，比较适用于高龄、高危或拒绝扩张和手术治疗的患者。但远期疗效明显差于扩张治疗。

3.扩张治疗

扩张治疗是治疗贲门失弛缓症首选的非手术治疗方法，可采用水、气或水银扩张器，目前大多采用气囊扩张。通过扩张，食管下括约肌发生部分撕裂，食管远端梗阻解除，患者症状缓解，一般应扩张到3.5~4.5cm，多数学者主张一次扩张，也有学者主张逐渐加压，多次扩张。目前倾向于采用逐步增加气囊直径的方法。在进行扩张以前必须经过X线及食管镜的检查，食管下端有溃疡者即不能应用扩张疗法。扩张治疗的有效率为65%~80%，低于手术治疗，其远期疗效也不如手术治疗。扩张治疗后的并发症发生率较低，约6%，主要并发症有食管穿孔、出血及吸入性肺炎等。其中穿孔最为严重，发生率为1%~5%，发生穿孔后一般需手术修补，偶尔可采用保守治疗。下列情况通常是扩张疗法的禁忌证：①贲门失弛缓伴有巨大膨出性食管憩室或食管裂孔疝者，扩张疗法易引起穿孔、出血等并发症；②贲门部有溃疡或瘢痕形成者；③不能排除恶性肿瘤可能者；④病员以疼痛为主要症状者。

4.手术治疗

约30%的病例需用手术治疗。有下列情况者为手术适应证：①晚期病例食管已有严重的扩大，甚至已呈瓶状或S状者，用扩张治疗有损伤或者穿破的危险；②婴儿或孩童不适用扩张，或者扩张有危险者；③不能除外有癌变的可能者；④采用扩张治疗失败——气囊不能通过贲门进入胃内，或者扩张效果不显著者。

（1）改良Heller手术。贲门失弛缓症的基本术式为食管贲门肌层切开术（Heller手术），手术方法是同时行前部和后部括约肌切开，现已改良为仅行前部括约肌切开术，即改良Heller手术。该手术可通过经腹或经胸途径完成，并使85%~90%的患者症状得到长期缓解。其主要并发症为胃食管反流性疾病。大多数学者认为经腹行改良Heller手术需加做抗反流手术（Dor或Belsey式胃底部分折叠术），因为经腹手术破坏了膈食管韧带，使得食管抗胃反流的屏障受损，导致术后食管反流性疾病的出现，而经胸手术无需行抗反流手术。

食管贲门肌层切开术（改良Heller手术）：本法最为简单安全。手术的原理与先天性幽门狭窄的Ramstedt手术相似，均为一种黏膜外的肌肉层单纯切开术。手术方法包括：①患者取平卧位，做上腹部左侧旁正中切口。②用盐水纱布将大肠和小肠隔开。将胃向下拉，同时将肝左叶的冠状韧带切断，即可将肝左叶向右侧牵开，以暴露食管的腹腔段及胃贲门。③将食管上的腹膜沿折向横膈的地方横行切开约5cm，然后交互使用钝性或锐性的分离法将食管四周都游离出，并用一根带子围绕食管，做向下的牵引。注意保存迷走神经的完整性，左（前）迷走神经可以在分离后把它向右侧牵开，免使受伤。④将食管向下牵引，在食管的前壁和贲门的狭窄处做纵形切口,长7~8cm。切开时必须十分小心地单切开肌层而勿伤及黏膜,然后将肌层小心拨开,使下面的黏膜逐渐从肌层的切口中突出。食管的肌层已经切开、黏膜已经突出后,切口就可以向下延长到胃壁上,同样将肌层切开,并使胃黏膜突出。这样整个切口长10~12cm,约8cm是在食管上,约4cm是在贲门和胃壁上。必要时可以先在胃的前壁切开一个小口,并伸一个手指通过贲门到食管中,然后在这个手指的衬垫下切开食管和胃的肌层,可避免伤及黏膜。在肌层切开后,常可在黏膜上见到有细小的血管。这些小血管必须予以结扎切断,然后方能使黏膜很好地突出。万一有黏膜的破伤,可以用细丝线将伤洞缝合,一般不发生意外。⑤手术完毕后最好将胃稍加拧挤,使胃内的空气和胃液挤向食管,以确证黏膜无破损,否则即应小心予以缝合修补。⑥最后缝合腹壁各层。腹腔毋须引流。

本手术也可以通过一个经胸的切口进行,但经腹的切口暴露也很满意,故经胸切开似非必要。手术的疗效一般良好,但X线的检查结果不如临床症状改善显著,食管往往仍有扩大现象。

近年来腔镜技术的迅速发展使贲门失弛缓症的治疗发生了巨大变化,目前经腹腔镜或胸腔镜行改良Heller手术的技术已日趋成熟。这种微创性手术的疗效与开放性手术相似,且创伤小,缩短了手术和住院时间,减少了手术并发症。与传统手术相似,一般认为经腹腔镜手术需加做抗反流手术,其疗效略优于经胸腔镜手术。有报告经腹腔镜行改良Heller术加Dor胃底折叠术治疗142例贲门失弛缓症的5年缓解率达90%。

(2)食管胃底吻合术(Heyrovski手术):对手术后因括约肌切开不彻底而复发,或食管术后食管仍难排空者,可考虑行食管胃吻合术(Heyrovski或Grondahl手术)。手术方法包括:①~②与改良Heller手术相同。③将食管下端充分游离后,可以将它拉入腹腔达8~10cm。用丝线将它缝固在横膈腹膜上以防止其缩回胸腔。将胃底的内侧壁和食管下端做一排间断的丝线缝合,为双层缝合的后层。这层缝线应该缝住肌层,但不应该穿入胃腔内。④在上述缝线的两旁各做切口长约6cm。将食管和胃壁的全层用0号丝线做连续的锁线缝合,至前壁用Connell缝合法将前壁做内翻缝合。最后,前壁应再缝一道丝线的间断缝合予以加固,同样的只缝肌层而不缝住黏膜。上、下两个转角的地方,可以再用二针内翻的褥式缝合予以加强。食管胃吻合术(Grondahl手术):为Heyrovski手术的一种变式。其唯一的不同是在于食管上的切口经过贲门后再弯向胃底部,整个切口呈U形,其他的操作步骤与Heyrovski手术完全相同。Heyrovski或Grondahl食管胃吻合术一般也能获得满意的结果。但据文献报告有较多发生并发症的可能,如反胃、食管炎、食管下端溃疡、吻合边缘溃疡,以及因此而引起的吻合口狭窄等。相比之下,改良Heller手术既简单又更有效,故后者现已成为贲门失弛缓症的典型术式。

第二节　先天性幽门狭窄

先天性幽门狭窄是因幽门括约肌的肥厚及痉挛,致食物不能通过幽门而产生的一系列临床症状的疾病。在婴儿出生后的最初几周内发生持续性的呕吐、顽固性的便秘;同时并可看到胃的蠕动波和摸到幽门的硬块。若没有及时诊断和正确治疗,病儿将发生严重的营养障碍而迅速衰竭死亡。除了胃与十二指肠溃疡和胃癌以外,本病是胃的病变中较常见的一种。在婴儿出生以后的最初几周,这是需要外科治疗的最常见的病变。

本病的发病率各医院的报告不一,难于肯定,大概在0.5%。患此病者以男婴为多,男女之比例为(4~6):1,而且往往家庭中的第一个男孩更易罹患此病。不少外科专家曾经报告同一个家庭中先后有几个婴儿曾患此症。

【病因】

先天性幽门狭窄的基本病因至今尚无定论。目前有三种学说。

1.遗传因素

有家族发病倾向。单卵双胎多于双卵双胎。目前认为是一种多基因性遗传,临床上表现为幽门的环状肌有先天性肥大,致幽门的内腔变得狭窄。

2.胃肠道激素紊乱

免疫组化研究提示在幽门环肌层中脑啡呔、P物质及血管活性肠肽等肽能神经纤维明显减少或缺如,同时患者血清胃泌素水平明显增高。胃肠道激素紊乱可能造成幽门括约肌松弛障碍,括约肌痉挛。

3.幽门肌间神经丛发育异常

因括约肌的神经肌肉丛发育不全,致括约肌不能弛缓,而引起幽门肌肉的代偿性肥大。

括约肌的先天性肥大和继发性的痉挛现象都是存在的,因为有时婴儿出生时即能摸得肥大的幽门肿块,甚至早产儿也幽门肥大;而括约肌痉挛的现象也是客观存在的,例如不少患儿应用阿托品后有效,同一个患儿在不同时期的梗阻程度有差异,手术时患儿在麻醉后往往肿块会消失,均说明括约肌除了真正的肥厚以外还有痉挛现象存在。但在不同的个体中,肥厚与痉挛所占的成分则可能有所不同。至于括约肌肥厚与痉挛的原因,迄今尚未能作出满意的解释。

【病理】

最突出的现象是幽门括约肌、特别是它的环状肌的肥厚增生,较正常的括约肌厚2~4倍以上,使整个括约肌硬得像一块软骨,形如橄榄。整个括约肌的肿块常突出到十二指肠腔中,如像子宫颈突出到阴道中的样子。病变初期括约肌多呈粉红色,后期多呈白色,在病理上并无炎症的现象,但有时可以有不同程度的水肿。胃则常有扩大现象,且常有一定程度的胃炎存在。

幽门部的黏膜,常因外层括约肌的收缩而形成纵行的折皱,致使内腔极度狭窄,有时仅能勉强通过一个探针。但当外层的环形肌切断时,其黏膜常能张大突出至切断的肌层以外。最后的愈合是靠浆膜和黏膜下层的纤维组织的逐渐收缩,3个月以后胃和幽门即能恢复正常。但如先天性幽门狭窄患者采用胃空肠吻合术来治疗,有学者曾发现此肿大的幽门括约肌可持续至成人以后;也曾有报告在胃空肠吻合后,随访37年发现幽门括约肌肿大的情况仍然存在。

【临床表现】

患此病的婴儿,多数在出生时是属正常。症状的出现多数是在出生后的第二周或第三周,甚至可迟至第十周或更久。偶尔也有在出生后几小时或2d内即发病者。所有症状都是因幽门发生阻塞后产生的,包括下列各项。

1.反胃和呕吐

通常是本病的第一个也是最重要的症状。开始时一般仅是一种轻度反胃,多半发生在喂乳以后,因此很容易被认为是喂乳过多之故。但以后呕吐得越来越明显,从经常的少量呕吐发展到历时较久的大量呕吐,而且呕吐的性质也逐渐从单纯的反胃发展到喷射性的呕吐;直至病的末期,胃运动功能极度减退时,呕吐又从喷射性再度变为无力的反流。这种呕吐一般不像肠梗阻那样伴有疼痛,患儿也没有啼哭和屈腿的现象。患儿的胃口一般很好,特别是在刚呕吐以后往往更加拼命吸乳,只有在将要呕吐以前,患儿的食欲始有所减退。喷射性的呕吐是本病最常见的症状,90%～96%的患者有此现象。呕吐物中不含胆汁,可与十二指肠的先天性闭塞相鉴别。

2.便秘或腹泻

约90%的患儿有明显便秘,约10%的大便可以正常。但有时可以有腹泻,表示患儿的肠道有感染存在。大便量少而呈绿色,且多黏液。

3.脱水和消瘦

因患儿反复呕吐,体重迅速减轻。脱水现象也很严重,如皮肤干燥、弹性消失、面容灰暗、额上发皱、鼻尖削而颧骨高,嘴角瘪而眼眶陷。体重减轻愈多则情况愈加严重。患儿一般没有酸中毒而反出现显著的碱中毒现象,有时甚至会出现搐搦症。

4.腹部膨隆

在体检时常可见上腹部有明显的膨隆,而下腹部则多平坦柔软。

5.胃蠕动出现

典型的胃蠕动波可见其自左侧肋缘部开始,横过上腹正中而消失在右腹直肌的外缘部。蠕动波发生的部位表示胃的位置,而其消失的部位就是幽门的所在。75%～85%的患儿可以看到有胃的蠕动波;在喂乳以后或者轻轻叩击左腹直肌时,蠕动波更加显著。

6.幽门肿块

肿大的幽门括约肌一般是可以摸到的。据统计95%～100%的病例可以摸到幽门,但这并不是说肿块是经常可以摸到或者很容易摸得的。胃胀满时肿块可能摸不到,触诊时如手法不当或者不细致耐心也很难摸到。婴儿刚吐过以后,或者在胃蠕动波最明显时,肿块一般能摸得最清楚。如症状疑是先天性幽门狭窄,经反复检查均不能摸到肿块,应在患儿被麻醉后再做最后的检查。

【X线检查】

如能摸到肿大的幽门,X线检查非属必需。但如临床诊断不能肯定,则X线检查有时能提供有价值的诊断依据。通常平片的价值不大,如遇疑难的病例需要钡餐,但需注意避免发生吸入。在幽门梗阻时,X线吞钡检查主要有下列表现:①胃的扩张;②间歇性的蠕动亢进;③幽门管异常增长,正常的幽门仅长2～3mm,在有幽门括约肌肥大时幽门管可长达6～7mm;④胃的排空时间迟缓,如在钡餐后3h仍有75%的钡剂滞留胃内者有梗阻现象,如在6h后仍有大部分滞留,应即插入胃管将钡剂抽出,以免呕吐有被吸入肺的危险。

【诊断和鉴别诊断】

先天性幽门狭窄的诊断,首先依靠能摸得肿块,因为这是婴儿的其他疾患所没有的特征。

如有呕吐、便秘和胃蠕动波的出现,再加摸到肿块时,诊断应该更加肯定。有时需要与下列情况鉴别。

1.幽门痉挛

呕吐呈间歇性,时发时愈;且症状能因内科解痉疗法而迅速缓解,也不会摸到肿大的幽门环。

2.十二指肠闭锁

症状在出生后立即发生,在开始哺乳时即有呕吐现象;因闭锁部位大都是在十二指肠降部,呕吐为非喷射性,且呕吐物中常混有胆汁。腹部不能摸得肿块。X线检查,不但胃有扩大,而且十二指肠的上段也有扩大。

3.食管闭锁

在每次哺乳后立刻有呕吐,呕吐非为喷射状而为反胃样。X线检查能决定诊断。

4.胃炎或哺乳不佳,内疝或小肠扭转等

有时可能引起诊断困难。

【治疗】

总的说来,先天性幽门狭窄的诊断一经确定,手术治疗是唯一有效的疗法。但有时也可以进行内科的保守疗法。

1.保守疗法

如诊断可疑,不能摸得橄榄样的肿块,梗阻有可能是由于单纯的幽门痉挛时;或者症状比较轻微,不但症状发生得较晚,在出生后第10~12周后始发生呕吐现象,而且梗阻是不完全性的,患婴的体重可以维持甚至稍有增加者,可以进行保守疗法。

保守疗法包括饮食的调节,适当的洗胃,注射生理盐水,以及足量的解痉药物等。不少文献曾报告应用阿托品,特别是用硝酸甲基阿托品后有良好的效果。

2.手术疗法

凡幽门梗阻的症状较为显著而保守疗法无效者,或者腹内能摸得肿块者,应即进行手术治疗。由于术前准备的日趋完善,操作技术的日益提高,目前手术的死亡率已不超过 2%。术后的疗效也极为显著,病儿能很快地正常进食,因而能迅速地恢复体力和增加体重。因此手术疗法应该是先天性幽门狭窄的根本疗法。

(1)手术死亡率所以能迅速下降,大概是由于下列原因。①手术的早期进行:病症拖延得越久、体重减轻得越多,则手术的死亡率越大。故早期诊断和早期手术是必要的。②充分的术前准备:先天性幽门狭窄的患儿虽然需要早期手术治疗,但决不应该进行紧急的手术治疗,更不应该进行无准备的手术治疗。只有在患儿已有了充分的术前准备以后(通常需 3~4d),包括水分的补充、适当的输血、胃的减压和适当的保暖等,才能安全地进行手术。③常规地施行Fredet 和 Ramstedt 的幽门环状肌切断术。按在手术疗法以前患儿大多应用内科疗法时,死亡率约为 80%。既往在施行其他的手术疗法时,幽门切除术的死亡率为 100%,幽门成形术的死亡率为 80%,胃空肠吻合术的死亡率为 50%~60%,只有 Fredet 和 Ramstedt 的手术最为简单而安全可靠,其死亡率早年约为 10%,现在为 1%~2%,是目前最为理想的手术方法。腹腔镜下施行幽门环状肌切断术可达到传统手术同样的疗效,且手术创伤小,术后恢复快。但对手术操作技巧的要求较高。④术后的妥善护理,对患儿的康复也有重大的意义。应在小儿内科医师和护理人员的密切配合下,进行保暖、饮食、维持生理平衡、防止各种并发症等各项护理工作。

(2)幽门环状肌切断术(Fredet 和 Ramstedt 法):手术目的是在于纵行切开幽门的环状肌而不切伤黏膜,然后分开切断的肌肉环使黏膜从创缘中突出,从而使幽门的内管以扩大而梗阻获得解除。其手术指征为先天性幽门狭窄患者,有梗阻的现象并有肿块可摸得者,均为手术适应证。手术方法包括:①平卧,肢体用布裹住,仅露出腹部手术野。作上腹部的右旁正中或经腹直肌切口,长约 6cm。②进入腹腔以后,应注意防止小肠的脱出,以免增加手术的麻烦。将肝脏向上牵开,找到胃以后就可沿着胃壁追踪到幽门,于是可用左手的拇指和示指夹住幽门将它提出创口以外。③用尖头刀将浆膜和肥大的括约肌小心层层切开,直至黏膜自肌层的切口中突出为止;同时用一个小的蚊式钳将切开的肌层轻轻分开,更可以使黏膜向外突出。整个切口长 1.5～2.5cm,近端始自幽门静脉,远端略弯向下,而分开后的宽度应至少有 1.3cm,方能使幽门部的黏膜充分突出。应该注意把所有的肌纤维完全切断,否则梗阻将不能解除;同时又应小心不要切破黏膜,特别是在幽门肿块和十二指肠相交接的部位,十二指肠壁很像一个穹隆,最容易被切破。④在肌肉环已被适当地切断分开后,为了要证实幽门是否已经通畅,可以把留置在胃内的胃管隔着胃壁慢慢把它推进十二指肠腔中,如此即可证明幽门已经通畅。⑤十二指肠的黏膜是否有破伤也应十分注意。通常如黏膜有切破,会立即看到有血性液体溢出;但最好把胃壁挤压一下,如有黏膜破伤,会有气体溢出的嘶声。此时应该立即用细丝线将它缝合,这样就不会引起任何不良的影响,否则会发生腹膜炎。⑥切开的创缘用热盐水纱布卷压一下就可止血。若已经肯定幽门是通畅的,创缘并无流血,十二指肠黏膜也无穿破,即可将幽门放回腹腔。腹壁用丝线分层缝合。

第三节　急性胃扩张

急性胃扩张是一种胃的急性极度膨胀现象,胃内有大量的积气和积液,并伴有溢出性呕吐,进行性的脱水和少尿或无尿及电解质紊乱,偶尔可有搐搦,最后可因衰竭而死亡。早年文献报告手术后急性胃扩张的死亡率高达 75%,近年来由于对急性胃扩张的病理生理有了进一步的了解,早期诊断后及时适当的治疗可使死亡率接近为零。但暴饮暴食所引起的急性胃扩张死亡率仍可达 20% 左右。

【病因】

急性胃扩张可以在多种情况下发生。约 70% 的病例是继发于腹腔手术后,也可发生于其他部位手术的患者,如头面部、肢体及泌尿系的手术等。在吸入麻醉后固然常见,但即使是在局麻后也可发生。其他非手术的疾病如急性传染病(肺炎、伤寒、败血症等)或慢性消耗病(如结核、糖尿病、慢性肾盂炎等)也可发生此种现象。甚至在正常分娩或暴饮暴食后,也偶可见到有这种病况。

由此可见,急性胃扩张的病因是多方面的。它可能是由于下列任何一种或几种原因所引起的。

（1）无论是对躯体神经或内脏神经的强烈刺激，均能引起胃壁的反射性抑制，造成胃壁的弛缓，并进而形成扩张。

（2）腹部手术或任何其他手术，甚至分娩，可以引起胃的迷走神经的过度抑制和交感神经的刺激，造成胃扩张。

（3）某些疾病所产生的毒素以及低血钾等，也能造成上述结果。

（4）麻醉过程中面罩加压给氧或吸入大量空气。

（5）胃的扩张有时也可以伴有十二指肠近端部分的扩张。在这种情况下，十二指肠第三部分的被压迫可能是一个重要原因。

总之，在胃有急性扩张时，不论其诱因如何，自主神经的不平衡现象是肯定存在的。由于胃原发性的麻痹和胀满，可将横结肠和小肠挤向下方，致小肠系膜紧张而肠系膜上动脉将对十二指肠的水平部发生持续性的压迫，或者胀满的胃直接压迫在十二指肠横部通过脊柱的部分，结果均可同时造成胃和十二指肠降部的急性扩张现象。

【病理】

胃有极度扩张时，几乎可以占据整个腹腔，胃壁则变得极薄且十分脆弱，其黏膜也变得很平，完全丧失了它的皱折，黏膜上并有无数细小的出血点或溃疡。胃内则有大量的积气和棕黑色的液体。到后期可因胃壁缺血而导致坏死和穿孔。

少数病例的扩张是至幽门为止。但在多数的病例，则可见扩张直到十二指肠的横部，该处即是肠系膜上动脉横过的部位。有时也可看到空肠的上段同有扩张的情况，对这样病例，肠系膜上动脉的压迫不再是发病的原因。

胃内的大量积液被认为是由于某种毒素的催分泌作用所引起，但显然胃肠的吸收功能也已发生障碍；此种吸收障碍究竟是因神经血管功能的紊乱所造成，还是因十二指肠被肠系膜血管急性压迫之故，未有定论。

【临床表现】

大都发生在术后的第2天或第3天，但也可能在手术的时候或紧接着手术以后发生，或者迟至手术后2周或3周以后发生。最显著的临床表现有腹胀、呕吐、脱水及电解质紊乱等。

1.腹胀

可以不自觉地逐渐发生，也可以突然发生。开始时先有上腹部膨胀及恶心，然后可波及整个腹部。因为这种胃胀是麻痹性的，所以不伴有蠕动和肠鸣，也无显著的腹痛。如胃中仅有胀气，则腹部和左下胸均可呈鼓音，而心脏会被推向上且有受压迫现象。如胃中胀满的是液体，则上腹部或者整个腹部的叩诊将呈实音，振水音阳性。

2.呕吐

为一种频繁的、不自主的、无力的呕吐；一般不伴有腹痛，也不呈喷射状。所呕出者主要是大量的液体，但同时也会暧出大量的气体。呕出物最初是无色的，以后多混有胆汁，最后则常为黑褐色或咖啡色，但不会是粪液样的。口角嘴唇则常被呕出物浸渍得有异样的酸臭感觉。

3.脱水和电解质紊乱

若患者未获及时诊治，病情继续发展将出现脱水、中毒症状等。患者面容苍白、眼眶凹陷、皮肤厥冷、虚汗淋漓。体温低降不升、脉搏快速微弱，呼吸则浅速而呈胸式。由于出汗及呕吐频繁而有多量体液丧失,故小便量少而浓,且感口渴难禁。此时血液检查常可发现有严重的碱中毒现象,血氯则降低。

【诊断和鉴别诊断】

若手术后早期发生上腹部的膨胀,无力地呕出大量棕黄色或咖啡样的液体,腹部振水音阳性,但没有肌紧张和蠕动波,胃肠减压时胃内可抽出大量的液体和气体,患者迅速发生脱水和中毒的现象,腹部 X 线平片上可见左膈下有明显扩张的胃泡和液平,或侧位片上有充气扩大十二指肠,以及腹部 B 超示胃腔大量积液时,则应该考虑急性胃扩张的诊断。但需与下列疾病进行鉴别。

1.肠梗阻

除了有腹胀以外,肠绞痛和肠蠕动的亢进是一种显著的症状。其呕吐常呈喷射状,且呕吐物常带粪臭。在术后肠梗阻患者,腹胀最明显的部位是在腹中部,而急性胃扩张的腹胀主要是在上腹部。

2.急性腹膜炎

有时急性腹膜炎本身可以引起急性胃扩张,急性胃扩张伴胃壁坏死穿孔也可导致腹膜炎。但如急性腹膜炎患者不伴有急性胃扩张,则二者的鉴别应无多大困难。急性腹膜炎患者的呕吐不如急性胃扩张患者那样剧烈,呕吐物也不多,而发热和白细胞增多则属常见,并有明显的腹部压痛、腹肌紧张和反跳痛等腹膜刺激征。

3.肠麻痹

鉴别比较困难,然而肠麻痹主要是累及小肠下端,故腹胀是以腹中部最为明显。在肠麻痹患者,胃内不会有大量的积气和积液,抽空胃内容物后患者也不会有多大的好转,而这些正是急性胃扩张的特点。

【预防和治疗】

急性胃扩张一旦发生,自行痊愈的机会极少,如不及时治疗,患者几乎都将死亡,治疗不当的病例死亡率也很高。然而,目前由于处理恰当,以及术前准备及术后护理措施的改进,手术操作方法的进步,特别是术前常规插胃管进行减压,急性胃扩张的发病率也已大为减少,疗效也明显改观。

既往单纯的药物治疗者死亡率高达 93%,用各种手术治疗者(如胃造瘘、胃肠吻合术等),其死亡率约为 72%,用洗胃的方法治疗者死亡率为 50%,平均死亡率在 65% 以上。而目前的死亡率则几乎是零,主要是因为采用下列综合疗法。

1.抽吸和冲洗

将胃内的液体和气体完全抽空,以后再每隔半小时用温盐水予以冲洗,直至 24～48h 后胃的情况恢复正常为止;并予持续胃肠减压。情况好转时可以看到抽出的液体逐渐减少,颜色逐渐变淡,臭味也逐渐减轻,至完全恢复正常。

2.纠正脱水、电解质及酸碱失衡

由于呕吐和出汗而引起的严重脱水现象,应以静脉注射生理盐水的方式补充,同时并应输入 5%～10% 的葡萄糖注射液维持水分的平衡,必要时输入适量的胶体溶液或血浆等,以保持正常的尿量。定期监测血电解质和血气分析,及时纠正电解质紊乱和酸碱失衡。

3.位置疗法

单纯的抽吸和冲洗无效者,应即辅以位置疗法。患者取俯卧位,并将身体下部抬高,可以减轻小肠系膜的紧张并防止十二指肠的压迫。这个体位有其一定的价值,但患者在腹部手术后往往不耐俯卧,头低脚高的位置且会使呼吸循环受到进一步影响;故除非十二指肠横部有显著的受压现象,否则并不必需。

4.胃切开术

暴饮暴食后胃内有大量食物积滞而又不能自胃管抽出时,或已发生胃壁坏死穿孔者,须考虑及时手术治疗,行胃切开术。术后继续胃肠减压或予胃造瘘术。

第四节　胃扭转

胃扭转偶见于 X 线钡餐报告,多数不需要手术处理,临床上应对此有所认识。

【病因和病理】

胃扭转按发病的急缓分为急性和慢性两类。

急性胃扭转与固定胃的解剖结构异常有关,如较大的食管裂孔疝、膈疝、膈膨出、内脏下垂、胃大小弯的韧带过长、十二指肠外侧腹膜过松等。而剧烈呕吐、急性胃扩张、胃巨大肿块、胸腔负压的急剧改变等则是急性胃扭转的诱因。

慢性胃扭转多继发于膈、胃本身及上腹邻近器官病变,如穿透性溃疡、肝脓肿、膈创伤等造成的粘连可将部分胃壁固定于异常位置而形成扭转的形态。

按扭转方向的不同,胃扭转可分为系膜轴及器官轴两型。系膜轴型较常见,胃以从小弯中点至大弯的连线为轴心(横轴)发生扭转,造成胃前后壁对折,使胃形成两个小腔。器官轴型则胃以从贲门至幽门的连线为轴心(纵轴)扭转。两种类型的扭转程度一般在 180°以下。

【诊断依据】

1.临床表现

胃扭转的症状和体征决定于发作为急性还是慢性,扭转程度为完全性还是部分性。急性胃扭转三联征(Borcherol 三联征)为上腹局限膨胀性疼痛、重复性干呕和不能将胃管插入胃内。腹部体征包括上腹可见胀大的胃型,压痛明显,可引出振水音。病情进展急剧,脉搏快速,呼吸急促,可很快陷入休克甚至死亡(有文献报告急性胃扭转的死亡率可高达 30%)。慢性胃扭转则可无任何症状,或有类似于胃十二指肠溃疡或慢性胆囊炎的症状,往往有多次反复的急性发作史。

2.X 线检查

急性胃扭转时的 X 检查常可见宽大气液平面的胃泡阴影,有时可见左膈升高(膈膨出、膈疝等),吞钡检查见钡剂停留于食管下段而不能通过贲门。慢性胃扭转可在钡餐检查时偶然发现。系膜扭转型的 X 线特征是两个有液平面的胃腔以及幽门和贲门在相近平面。器官轴扭转型则见胃大小弯倒置,胃底液平面不与胃体相连,胃体变形,幽门向下。有时尚可发现与扭转有关的相应病变。

【治疗】

偶然发现的无症状或症状很轻的慢性胃扭转一般不需手术治疗。

急性胃扭转或慢性胃扭转急性发作时应先试行放置胃管。若能置入胃内,则将胃内大量的气、液体吸出,急性症状缓解后再进一步检查确定治疗方案。若不能插入胃内,则应及早手术。

手术方式:若能肯定引发胃扭转的病因,则针对病因处理。如胃病变的胃部分切除术、粘连索带的松解分离术、膈疝的修补术等。胃固定术适用于非此类病变所致者,视术中情况将胃分别固定于前腹壁、肝圆韧带或横结肠系膜等处。最简单的前腹壁固定法为胃前壁置管造口术。

第五节　胃下垂

由于胃支持韧带的松弛,或者是因胃壁的弛缓,致在直立时胃的下端(大弯)位于髂嵴间线下方5cm或更下的位置,同时伴有排空缓慢的情况者,称为胃下垂。

【病因】

胃下垂有先天性或后天性的。先天性的胃下垂大都是内脏全部下垂的一种表现,主要是由于腹内脏器支持韧带的松弛所致。后天性的胃下垂可能是因严重消瘦或腹肌张力消失后继发的,其结果是胃不能固定在原有位置上,以致直立时有下垂现象。

胃壁本身的弛缓也是一个重要因素。因为在胃壁的运动功能方面,它具有张力及蠕动两种性能,均受自主神经系统的调节。若胃壁的张力减低,则整个胃将呈鱼钩形,胃的低位部分将因纵行肌及环形肌的弛张而显得异常扩大,其下缘常坠入盆腔中。

【病理】

下垂的胃其排空常较缓慢,有时甚至会出现明显潴留。由于食物潴留的结果,常会发生食物发酵和继发性的胃炎变化。

【临床表现和诊断依据】

胃下垂可能不出现任何症状,而仅在检查患者时偶然发现。另一些病例则会发生若干综合病症,与胃溃疡颇为相似。患者常感心窝部沉重、食后饱胀、嗳气或呕吐;呕吐物的量很大,常含陈旧的食物残渣,并时带发酵的酸气。振水音有时也很明显。便秘、消瘦也常是患者的主要症状。

确定诊断有赖于 X 线检查。在进钡餐后可见胃呈鱼钩形,其上端细长,两壁较靠拢,而下端则显著膨大,下缘常在髂间线以下数厘米处。胃内常有较多量的残余液体,而排空时间则有显著的迟缓。

【治疗】

绝大多数的患者宜用内科疗法。加强营养和一般的强身疗法,如打太极拳,大多可以收到良好疗效。同时进行肾囊封闭或针灸治疗,也可以加强胃的张力;必要时还可以应用腹带或胃托。

上述的保守疗法不能收到预期疗效时,极个别的也可考虑行外科治疗——胃固定术。但应该强调指出：这种手术基本上是非生理的，也很少能获得良好的效果，只有在保守治疗完全无效而症状又极度严重时方可试行。

胃固定术在过去曾经有多种方式。Beyea 法是用间断的丝线将胃的小网膜折叠缝起，使它缩短，因而将胃吊起使之不下垂。Perthes 法是利用肝圆韧带在胃的肌层中穿过，然后缝固在前腹壁上将胃吊起。

胃下垂并有慢性胃炎或胃与十二指肠溃疡者，也可以考虑胃部分切除术。

第六节　十二指肠憩室

十二指肠憩室的发生率并不低，尸检统计可高达 22％。由于它很少引起症状，因此，在临床上绝大多数的十二指肠憩室仅是在做 X 线钡餐检查时偶然发现的。

【病理】

十二指肠憩室是部分肠壁向外扩张所形成的袋状突起，多为单发，绝大多数的憩室位于十二指肠降部的内侧，特别好发于十二指肠乳头的附近；有的深入于胰腺组织中，在手术时也难以寻找。少数发生在十二指肠横部或升部。

憩室好发于肠壁局限性软弱处，壁由黏膜、黏膜下肌层和浆膜层组成，没有或几乎没有肌层。

上述原发性憩室不同于由于十二指肠溃疡瘢痕收缩或慢性胆囊炎粘连牵拉所致的继发性憩室。后者属于十二指肠溃疡或胆囊炎的并发症，多见于球部，它的壁是含有肌层的。

十二指肠憩室可大可小。如与肠腔连接的入口部（憩室颈）较狭窄，则食物进入后不易排出，可导致潴留，引发炎症、溃疡、出血、穿孔等并发症。

【诊断和鉴别诊断】

1.临床表现

绝大多数十二指肠憩室没有任何症状，憩室本身也没有特殊体征。十二指肠憩室引起症状者不超过 5％，症状都继发于有并发症时。如因憩室内食物潴留引起炎症、溃疡，出现上腹不适、脐周隐痛、进食后饱胀，并可发生恶心、呕吐、嗳气等症状，此时憩室相应部位可有明显压痛；当憩室压迫胆总管和胰管时，可以出现黄疸、胆道感染和胰腺炎症状；憩室合并的出血可以是慢性小量出血导致贫血，也可以是急性大出血引起呕血及便血；十二指肠降段憩室的穿孔常波及腹膜后引发严重的腹膜后感染。

2.X 线钡餐检查

十二指肠憩室的诊断依赖 X 线钡餐检查，小的十二指肠憩室甚至在 X 线钡餐检查时也常难发现。憩室的 X 线表现为与十二指肠腔相连的圆形或分叶状充钡阴影，轮廓整齐，外形可随时改变，阴影内可有气液平面。肠道钡剂排空后憩室内常仍有钡剂残留。

3.鉴别诊断

鉴别诊断的难点在于认定患者的症状是否为憩室所致，这关系到手术治疗的指征。"上腹症状"是常见的，十二指肠憩室在常规 X 线钡餐检查中也是常见的，而有症状的十二指肠憩室却是十分少见的,单纯潴留也很少引起症状。鉴于这"二常二少",不应把"上腹症状"轻率地认为是十二指肠憩室。只有在经过详细深入的检查后,的确没有发现其他上腹器官疾病,而憩室甚大,外观不整齐,钡剂潴留 6h 以上不能排出,压痛明显者,始可下"有症状的十二指肠憩室"的诊断。

【治疗】

无症状的十二指肠憩室不需治疗。

非手术治疗:包括调节饮食,给予抗酸、解痉、抗炎药物,体位引流等,若症状可得以减轻或缓解则不需手术治疗。

手术指征:①症状确因憩室所致,且内科治疗无效;②十二指肠乳头旁憩室与胆道、胰腺疾病同时存在者;③憩室发生出血、穿孔、十二指肠梗阻等并发症。

手术方式如下。

(1)憩室内翻缝合术:适用于十二指肠降部外侧和横部、升部的小的单纯憩室。憩室经肠腔翻入后,于颈部结扎或缝合。

(2)憩室切除术:较大的憩室以及有炎症、溃疡、结石的憩室以切除为宜。

(3)憩室旷置术:对显露困难或切除危险性过大的憩室,可考虑胃部分切除胃空肠吻合术,以转流食物。空肠输入、输出袢间应加侧侧吻合甚或采用胃空肠 Y 式吻合以保证转流完全。

手术中困难的是寻找憩室。手术前服少量钡剂,手术中注射空气入十二指肠肠腔,可能有助于定位。

手术并发症主要为十二指肠瘘和胰腺炎。手术时要避免损伤胆总管和胰管,术后十二指肠的引流减压要确切有效。

第七节　胃十二指肠溃疡

胃十二指肠溃疡是极为常见的疾病,因其发病机制中与胃酸及胃蛋白酶的消化作用有关,故又称本病为消化性溃疡。临床也常简称为溃疡病。

顾名思义,胃十二指肠溃疡发生于胃和十二指肠,前者为胃溃疡,后者为十二指肠溃疡。然而,临床上观察到此类溃疡可发生于任何与酸性胃液接触的部位,包括食管下段,胃空肠吻合口及其附近空肠袢,以及含有异位胃黏膜的 Meckel 憩室中。

一、概述

胃十二指肠溃疡患率为 2%～5%。综合五大城市(北京、上海、重庆、武汉、广州)16 万余例胃镜检查资料,胃十二指肠溃疡的检出率为 16%～32%。欧美资料显示,20 世纪 70 年代以来,溃疡病发病率出现下降趋势,并特别以十二指肠溃疡为明显。但我国部分地区的资料并不与此相同。

胃十二指肠溃疡中以十二指肠溃疡为多见,一般报告的比例为(4～5):1。

胃十二指肠溃疡多发于男性,多数报告的男女性别发病的比例为 4:1。

胃十二指肠溃疡可发生于任何年龄。十二指肠溃疡发病年龄多在 30 岁左右,而胃溃疡发病年龄略偏大,在 40～50 岁。

胃十二指肠溃疡的病因与发病机制尚未确定,但总的来说,溃疡病的发生可视为胃十二指肠黏膜自身保护机制与损害因素之间的平衡被破坏的结果。

胃十二指肠黏膜自身保护机制主要为:①黏膜屏障;②黏液—碳酸氢盐屏障;③黏膜上皮细胞的快速更新;④前列腺素;⑤表皮生长因子。

可能的发病因素包括:①胃酸。"没有胃酸就没有溃疡"。胃液酸度过高,激活胃蛋白酶,致胃十二指肠黏膜"自家消化"可能是溃疡发生的重要原因。②胃黏膜屏障受损。药物(阿司匹林、皮质类固醇等)、缺血、反流的胆汁等可损伤胃黏膜的解剖屏障及黏液屏障。③神经精神因素、内分泌腺肿瘤等。④幽门螺杆菌(Hp)。Hp 在溃疡病患者的胃液中的检出率达 80%,不少实验及临床研究也证明 Hp 与溃疡病的发病特别是复发有关。

胃十二指肠溃疡的局部病理表现是胃十二指肠壁的局限性圆形或椭圆形缺损。以十二指肠球部、胃窦及胃小弯为好发部位。

胃十二指肠溃疡临床表现以节律性上腹疼痛为特征,除上腹深压痛外常无其他阳性体征。十二指肠溃疡的疼痛特点是节律性较明显,与饮食关系密切,表现为餐后延迟痛(餐后3～4h 发作)、饥饿痛和夜间痛,疼痛多为烧灼痛、钝痛、锐痛,也可为剧痛。胃溃疡的疼痛则多无明显节律性,多在餐后 1～2h 发作,疼痛性质多为胀痛。十二指肠溃疡的疼痛还具有周期性发作特点,一般秋至早春为好发季节,疼痛持续数周后好转,间歇 1～2 个月再发。

胃镜检查可确认溃疡病变。除罕见的胃底大弯侧溃疡及球后溃疡外,大多数的溃疡均在现代纤维胃镜的良好视角范围内。窥视下溃疡呈圆形或椭圆形;周边规则光整;基底平坦,覆盖白色或灰黄色苔膜;周围黏膜有不同程度的水肿、充血;可见黏膜皱襞向溃疡的纠集。为避免漏诊胃癌,应常规活检。

上消化道 X 线钡餐诊断溃疡的直接征象包括龛影、残存钡点、球部变形,间接征象为球部激惹征。精细的气钡双重对比造影可发现小而浅表的溃疡。

胃十二指肠溃疡病应注意与胆石症、慢性胰腺炎等上腹其他脏器的慢性疾病鉴别。

胃十二指肠溃疡病的现代治疗以内科治疗为主,外科治疗集中于处理溃疡病并发症。

一般内科治疗包括:调整生活规律,饮食宜易消化,避免过甜、过酸及辛辣食物,忌烟酒,避免应用易诱发溃疡的药物等。

药物治疗主要着手于抑酸、保护胃十二指肠黏膜、清除幽门螺杆菌(Hp)和调整胃排空功能等。

1.抑酸治疗

①制酸药:即碱性药物,如胃舒平、胃得乐和乐得胃等,每日 3～4 次口服。②组胺 H_2 受体阻断剂:可选用下列一种药物如泰胃美 800mg、雷尼替丁 300mg、法莫替丁 400mg,上述药物剂量分 2 次服用或夜间 1 次服下。③质子泵抑制剂:奥美拉唑 20～40mg,兰索拉唑 30mg,每晚睡前服。一般胃溃疡需治疗 6～8 周,十二指肠溃疡治疗 4～6 周,吸烟及老年患者可延长至 8～12 周;疗程结束后,维持治疗可防止溃疡复发,维持量可取上述治疗量的半量。也可采

用间歇全程治疗,即出现症状时再用4～6周全程治疗。

2.黏膜保护剂

硫糖铝每日4g,分4次服;铋剂(迪乐,得乐,果胶铋等),每日3～4次,每次120mg。

3.清除幽门螺杆菌

①阿莫西林0.5～1.0g,每日3～4次;②甲硝唑0.2～0.4g,每日3～4次;③呋喃唑酮0.1g,每日3～4次;④克拉霉素0.25g,每日2次。所有Hp阳性的胃和十二指肠溃疡均应进行Hp根除疗法,根除Hp的方案很多,一般在用质子泵抑制剂或铋剂基础上酌情选用二联、三联或四联疗法,疗程一般为7～14d。

4.调整胃排空功能或对症药

如多潘立酮(吗丁啉)10mg,每日3次;或西沙比利5～10mg,每日3次。

外科治疗及处理:①溃疡急性穿孔;②溃疡急性大出血;③瘢痕性幽门梗阻;④胃溃疡恶变等并发症外,对内科治疗无效的顽固性溃疡仍还有一定的手术率。一般将下列情况列为适应证:①有多年溃疡病史,发作频繁,病情渐加重,影响生活及全身营养状况者;②至少经一次严格的内科治疗,未能控制发作或短期内又复发者;③过去有过穿孔和多次大出血的病史,而溃疡仍为活动性者;④钡餐或胃镜检查发现溃疡很大、很深,或有穿透征象者;⑤复合性溃疡、球后溃疡、胼胝性溃疡。另外,胃溃疡的手术适应证可适当放宽。在确定手术指征时尚应考虑社会因素,如患者的工作性质、生活环境、经济状况、就医条件等。

手术方式选择目前仍以胃大部切除术为常规手术。传统的胃大部切除术的切除范围包括胃体的大部分、整个胃窦部、幽门及十二指肠球部。由于降酸效果确切,复发率低(5年内复发率1%～3%)。该术式一直稳居胃十二指肠溃疡手术之首位。

胃迷走神经切断术治疗溃疡病的机制在于:①切断了迷走神经,消除了神经性胃酸分泌;②消除了由迷走神经引起的胃泌素分泌。胃迷走神经切断术几经进展,现多采用高选择性迷走神经切断术(又称壁细胞迷走神经切断术)。该术式仅切断胃近端支配胃体、胃底部壁细胞的迷走神经,而保留胃窦部的迷走神经,从而在消除神经性胃酸分泌的同时,不会引起胃潴留,不需附加引流性手术。但不论迷走神经切断如何彻底,其再生或早或晚势必发生,因而临床溃疡复发率高(5年内复发率可达10%)。在我国大多数医院,目前胃迷走神经切断术一般仅试用于无并发症的十二指肠溃疡。

二、胃十二指肠溃疡的并发症

(一)胃十二指肠溃疡急性穿孔

胃十二指肠溃疡急性穿孔多发生在慢性溃疡的活动期,但急性溃疡穿孔也可占20%以上。穿孔多位于幽门附近的胃十二指肠前壁,尤以十二指肠球部前壁偏小弯侧为最多见。绝大多数为单个穿孔。

恶变的胃溃疡及胃癌发生急性游离穿孔的比率占穿孔病例的1%～5%。

溃疡穿孔后,立即表现为急性弥漫性腹膜炎,初期为化学性的,数小时后发展为化脓性的。临床症状及体征的严重程度与外漏入腹腔的胃肠内容量有关。

【临床表现】

①80％～90％的患者有溃疡病史,近期有溃疡病症状加重史;②突发上腹剧烈疼痛,很快扩散到全腹,常伴有恶心、呕吐;③常有面色苍白、出冷汗、肢端发冷等休克症状;④全腹压痛及反跳痛,以上腹最为明显,腹肌强直(板状腹);⑤腹式呼吸消失,肝浊音界缩小或消失,肠鸣音减弱或消失,渗液达500ml以上时可有移动性浊音。

【辅助检查】

①白细胞计数总数增多,中性粒细胞比例升高,血淀粉酶可轻度升高;②站立位腹部透视或平片约80％患者可见单侧或双侧膈下线状、新月状游离气体影;③腹部B超可发现腹腔积液;④腹腔穿刺可获胆汁着色液或脓性液体。

【鉴别诊断】

溃疡病急性穿孔应注意与急性胰腺炎、急性阑尾炎等鉴别。

【治疗】

溃疡急性穿孔的处理原则如下。

1.非手术治疗

(1)适应证:①症状较轻,一般情况较好的单纯性空腹小穿孔;②穿孔已超过48h,症状较轻,腹膜炎较局限,估计穿孔已自行粘堵者。

(2)治疗措施:①禁食、胃肠减压;②输液及抗生素;③可配合以针刺等中医药疗法;④密切观察,若治疗6～8h后,症状体征不见好转反而加重者,应立即改用手术治疗。

2.手术治疗

(1)单纯穿孔缝合术:适用于穿孔时间较长,腹腔污染重,继发感染重及一般情况差不能耐受复杂手术者。

(2)胃大部切除术:适用于穿孔时间在12h内,腹腔内炎症及胃十二指肠壁水肿较轻,一般情况较好,且溃疡本身有较强的根除指征者(如幽门梗阻、出血、恶变可能、胼胝性溃疡、顽固性溃疡等)。

(3)迷走神经切断加胃窦切除、穿孔缝合加高选择性迷走神经切断术等术式:可视术者经验选用。

术中将腹腔积液尽量清除干净,并用生理盐水进行腹腔冲洗(积液较局限时可不冲洗)。一般不需放置引流,但腹腔感染严重或穿孔修补不满意时应放置引流。术后应视腹腔感染程度适当延长禁食及胃肠减压时间。

(二)瘢痕性幽门梗阻

十二指肠球部溃疡和胃幽门管溃疡的反复发作及修复所形成的瘢痕的收缩可致胃出口梗阻。本症为胃十二指肠手术治疗的绝对适应证,约占溃疡病手术的10％。

【病理机制】

梗阻的发生包括3种病理机制。①幽门痉挛:溃疡活动期幽门括约肌的反射性痉挛;②幽门水肿:溃疡活动期溃疡周围炎性充血水肿;③瘢痕收缩:溃疡修复过程中瘢痕的形成及其收缩。梗阻也可因前2种因素的同时存在而加重。因十二指肠溃疡所致的瘢痕性幽门梗阻远较胃溃疡为多见。瘢痕性幽门梗阻的病理结果为胃壁的代偿性肥厚及胃腔的扩大,主要的病理生理后果为低氯低钾性碱中毒。

【临床表现】

①突出的症状为呕吐,呕吐的特点为朝食暮吐、呕吐宿食。呕吐量大时,1次可达1～2L;呕吐物有酸臭味;吐后自觉舒适,常有患者自行诱吐以缓解上腹胀满之苦。②体征:胃潴留的体征为上腹膨隆,可见胃型及胃蠕动波,可引出胃振水音。长期梗阻者可有消瘦、乏力,皮肤干燥、弹性消失,便秘、尿少等营养不良及失水体征。③合并碱中毒、低钙时,耳前叩指试验(Chvostek征)和上臂压迫试验(Trousseau 征)可为阳性。

【辅助检查】

①胃镜检查,胃腔空腹潴留液增多,甚至可见残存宿食;幽门变形及变狭,镜管不能通过;②X线钡餐检查,胃高度扩大,胃张力减低,钡剂入胃后即下沉。若数小时后胃内仍有25%以上的残留钡剂,诊断即可成立。

【鉴别诊断】

①胃癌所致胃出口梗阻,病程较短,胃扩张程度较轻,胃型、胃蠕动波少见;多可触及肿块;胃镜及钡餐检查可资鉴别。②十二指肠球部以下梗阻性病变,十二指肠肿瘤、十二指肠淤滞症等所致的十二指肠梗阻,呕吐物中多含有胆汁。X线钡餐可确立梗阻部位。③胃黏膜脱垂症、胃石症等均应在鉴别诊断时考虑。

【治疗】

溃疡病并幽门梗阻的处理原则如下。

1.非手术疗法

适应于因活动性溃疡并发幽门水肿及痉挛所致的幽门梗阻或为手术治疗做准备:①禁食,胃肠减压,必要时温生理盐水洗胃3～7d;②抗酸、解痉及胃动力药物;③纠正水、电解质失衡;④全肠外营养支持及适量输血。

2.手术疗法

(1)胃大部切除术:适应于胃酸高、溃疡疼痛症状较重的年轻患者。

(2)胃窦切除加迷走神经切断术及幽门成形加迷走神经切断术:可按术者经验选用。

(3)胃空肠吻合术:适用于年老体弱、全身情况差者。

(三)胃十二指肠溃疡大出血

胃十二指肠溃疡大出血为上消化道大出血最常见的原因,5%～10%的胃十二指肠溃疡大出血需要手术干预。

发生大出血的溃疡多位于胃小弯或十二指肠后壁,并以十二指肠后壁溃疡为多见。出血是因溃疡的侵蚀导致基底部血管破裂,大多数为中等动脉出血。胃小弯溃疡出血常来自胃右、左动脉的分支,而十二指肠后壁溃疡的出血,则多来自胰十二指肠上动脉或胃十二指肠动脉及其分支。血管的侧壁破裂较之断端出血不易自止。有时由于大出血后血容量减少,血压降低,血管破裂处凝血块形成,出血能自行停止,但约有30%病例可出现第二次大出血。

【临床表现】

①急性大呕血和(或)柏油样便是胃十二指肠溃疡大出血的主要症状,多数患者可仅有柏油便;大量迅猛的十二指肠溃疡出血,黑便的色泽可较鲜红。可伴有乏力、心悸,甚至晕厥等失

血症状。②休克：当失血量超过 800ml 时，可出现明显休克现象，如出冷汗、脉搏细速、呼吸浅促、血压降低等。腹部常无明显体征，可能有轻度腹胀，上腹部相当于溃疡所在部位有轻度压痛，肠鸣音增多。

【实验室检查】

持续检测血红蛋白、红细胞计数和血细胞比容均呈进行性的下降趋势。

【鉴别诊断】

无典型溃疡病史者，应与食管曲张静脉破裂所致的大出血、胃癌出血、应激性溃疡出血及急性胆道出血等鉴别。鉴别有困难时应尽力争取做急诊胃镜检查。

【治疗】

溃疡病大出血的处理原则如下。

1.非手术治疗

（1）保证胃管引流的通畅，以便于准确估测出血量及向胃腔内给药。为此，有必要用多达 1000ml 的 10℃ 的生理盐水反复冲洗胃腔，直至抽出的液体不含凝血块为止，并将胃管调节至最佳引流位置。

（2）可供胃腔内局部给予的止血药物的单一剂量为去甲肾上腺素 8～10mg、凝血酶 2000～5000U、云南白药 3g。视情况可在 3～4h 后重复给予。

（3）全身性用药除常规性止血药外，还可选用立止血、弥凝。

（4）常规给予 H_2 受体阻断药，必要时可应用善得定以减少内脏血流量及胃腺的分泌。

（5）有条件及患者情况允许时，可考虑急诊胃镜止血。

2.手术治疗

（1）手术指征：①出血甚剧，短期内即出现休克。②经短期（6～8h）输血（600～900ml）后，血压、脉搏及一般情况未好转；或虽一度好转，但停止输血或输血速度减慢后，症状又迅速恶化；或在 24h 内需要输血量超过 1000ml 才能维持血压和血细胞比容者，均说明出血仍在继续，应迅速手术。③不久以前，曾发生过类似的大出血。④正在进行胃十二指肠溃疡药物治疗的患者，发生了大出血。⑤患者年龄在 60 岁以上或伴有动脉硬化症的胃十二指肠溃疡的大出血。⑥同时存在瘢痕性幽门梗阻或并发急性穿孔。

（2）手术方式：尽量采用包括溃疡在内的胃大部切除术。不能切除的出血性溃疡需做腔内旷置式手术时，对出血灶本身是否应做确切的止血处理尚有不同意见。一般而言，对溃疡底部明显喷射性出血必须处理；而对出血已停止者并不一定非要做操作困难、有损伤可能且又并非真正确切的缝扎处理。

所谓确切的止血措施，是指对溃疡基底部进行缝扎。一般选用中圆针和 1 号丝线，在显露良好条件下，自溃疡灶的周边对称性地进行交叉"8"字形缝合。若溃疡过大，则在溃疡底部围绕出血血管缝扎。

迷走神经切断加引流术（幽门成形或胃空肠吻合术）或迷走神经切断加胃窦切除术可按术者的经验选用，同样应注意对出血灶的贯穿缝扎。

三、胃大部切除术及其近期并发症

胃大部切除术是指切除远侧胃的体积在 1/2 以上的胃部分切除术。其治疗溃疡病的机制在于：①切除了胃窦黏膜，消除了由胃泌素所引起的胃酸分泌；②切除了大部分胃体，使神经性胃酸分泌也有所减少；③切除了溃疡的好发部位；④切除了溃疡本身。

【适应证】

胃大部切除术用于治疗胃十二指肠溃疡病及其他需切除部分远侧胃的疾病。

【手术类型】

按胃远侧大部分切除后胃肠道再建的方式，分为 Billroth Ⅰ式（残胃与十二指肠吻合）和 Billroth Ⅱ式（残胃与空肠吻合）两大类，Billroth Ⅱ式则包括有 8 种不同的重建方式：结肠前—顺蠕动—半口吻合；结肠前—顺蠕动—全口吻合（Monihan 法）；结肠前—逆蠕动—半口吻合（Eiseberg 法）；结肠前—逆蠕动—全口吻合；结肠后—顺蠕动—半口吻合；结肠后—顺蠕动—伞口吻合；结肠后—逆蠕动—半口吻合（Hoffmeister 法）；结肠后—逆蠕动—全口吻合（Polya 法）。

其中，顺蠕动为空肠输入袢近端对胃残端大弯侧，即近大远小；逆蠕动为空肠输入袢近端对胃残端小弯侧，即近小远大。全口系指整个胃残端与空肠吻合；半口则为残胃大弯侧部分残端与空肠吻合。

胃大部切除术的消化道再建，应以胃十二指肠吻合（Billroth Ⅰ式）为首选，若受限于局部解剖条件必须做 Billroth Ⅱ式胃空肠吻合时，应尽量选用结肠后—逆蠕动—半口吻合（Hoffmeister 法）。输入袢的长度在无张力的条件下应尽量短些。结肠后吻合一般距 Treitz 韧带 6～8cm。

【操作要点】

1.远侧胃的游离

胃结肠韧带的切断有在胃网膜右动脉弓内或弓外进行 2 种方法，可视术者经验及胃结肠韧带脂肪沉积程度选择。胃结肠韧带脂肪沉积过多者宜在弓外切断。靠近幽门时应注意胃十二指肠与横结肠系膜和胰腺之间的粘连，以免误伤结肠中动脉。十二指肠后壁与胰腺之间应细心轻巧地分离胰十二指肠上前动脉的细小分支。胃右血管宜紧贴十二指肠壁于幽门下 1cm 处离断。分离胃网膜左动脉及胃短动脉时应注意腹壁牵开器的正确使用，避免造成脾下极的撕裂。胃左动脉的分离多在十二指肠切断之后进行。尽量不做胃小弯组织的大块结扎，宜将胃左动脉前、后支分别切断结扎。此处应裸露出胃壁 2cm，以便吻合或缝闭。

2.胃切除量的界定

为治疗胃十二指肠溃疡所做的胃大部切除术的胃切除量视溃疡部位及患者年龄、胃酸的高低等因素而有所不同。对年龄较大的（45 岁以上）胃溃疡患者可能半胃切除就已足够，而对年龄较轻的十二指肠溃疡病例则最少应切除胃的 2/3。胃切除量的估算：①半胃切除，自胃小弯中点（角切迹之上 2～3cm 处）向大弯胃网膜右、左动脉分界处（所谓无血管区）；②2/3～3/4 胃切除，胃小弯切至胃左动脉食管升支发出之处，大弯切至第 2～3 支胃短动脉处；③4/5 胃切除（次全胃切除）：小弯高切至贲门下，大弯侧的胃脾韧带最少应分离至脾下极以上。精确的切除量的计算是以大小弯长度的测量为佳。正常胃的小弯长度为 15cm，大弯为 40cm。大小弯各相应比例点连接则为各种不同切除量的切除线。

3.十二指肠残端处理方法

①完全切除溃疡组织后残端尚有 1cm 游离缘者，分层连续缝合黏膜、浆肌层，再做浆肌层

间断缝合。这样就能做到第二层浆肌层的对合严密,基本上无黏膜组织夹杂其中,有利于残端的愈合。②残端残留部分溃疡组织时,宜采用间断全层缝合法关闭残端,再加浆肌层间断缝合。全层缝合务求针距及做结恰到好处,既保证组织的严密对合,又不过密和过紧。必要时还可用大网膜组织片覆盖残端。③溃疡瘢痕组织多,周围炎症水肿重而不能切除时,做溃疡旷置式(Bancroft)胃大部切除术。④十二指肠已切断,残端因瘢痕组织或严重的炎症水肿关闭困难时,不要勉强缝闭,应做十二指肠置管造瘘术。

4.Bancroft 溃疡旷置法

分离胃窦部时注意保留幽门部的血供。距幽门环 3cm 处切开胃浆肌层,在黏膜下层剥离直至幽门。环形缝扎黏膜后切除胃窦黏膜。浆肌层组织瓣做 1～2 排肌层内对应缝合,注意缝线不要穿透浆膜。最后浆肌层瓣边缘连续缝合。

5.胃十二指肠吻合

胃溃疡应首选此重建方式,十二指肠溃疡在保证足够的胃切除量及吻合能在无明显张力的条件下进行,也可选用。

幽门再造式胃大部切除术:①相当于正常幽门口径的小吻合口;②胃黏膜瓣;③胃十二指肠—层套入式吻口;④用取自胃窦体交界部的胃浆肌瓣包绕吻合口全周。该方法能较满意地替代幽门功能的解剖学基础是带蒂胃浆肌瓣包绕吻合口所形成的胃十二指肠间狭紧段。这一狭紧段能有效地延缓残胃的食物重力性排空及防止十二指肠逆蠕动的通过。此外,浆肌瓣对吻合口有良好的保护作用。浆肌瓣一方面可承受较大的张力,另一方面它尚有较强的抗消化液腐蚀的能力。约80%的十二指肠溃疡能完成幽门再造式的胃十二指肠吻合。

6.胃空肠吻合

胃良性疾病的胃大部切除术的胃空肠吻合,应常规采用 Hoffmeister 法,即结肠后半口逆蠕动吻合,吻合口宽约 5cm,输入襻长约 5cm。具体操作步骤为:①横结肠系膜戳孔,并将其后唇缝固于残胃后壁,缝合线距吻合口 2cm 左右。②做空肠与残胃后壁的浆肌层间断结节缝合,吻合口两端各留一针缝线不剪去用作标示。③距前缝合线 0.8cm 切开胃后壁浆肌层,做黏膜下血管缝扎,接着切开空肠及胃腔。④用细肠线自大弯侧开始做吻合口后壁全层的连续(一般不需做缝线扣锁)缝合,直至小弯侧标示线处做一缝线扣锁,并从此处开始做残胃小弯侧前后壁黏膜的连续缝合直至小弯;再转做胃浆肌层连续缝合,至前述小弯侧标示线处则又改做吻合口前壁的胃空肠黏膜连续缝合直至大弯。再由此做胃空肠浆肌层连续缝合至吻合口的小弯标示线处结束做结。⑤在前壁浆肌层连续缝线外再加一排细丝线的浆肌层缝合,特别注意吻合口小弯侧的"危险三角"的掩埋。⑥将吻合口拉至横结肠系膜戳孔下,缝闭该戳孔与残胃间的空隙。

【术后处理】

禁食、胃肠减压至肠道恢复功能为止;输液及营养支持;抗生素的应用视病情而定。

【术后近期并发症】

1.上消化道出血

胃大部切除术后上消化道出血的 80% 来自吻合口部,其他较少见的原因包括术中胃黏膜的忽略性损伤、缝线结的继发性脱落、遗漏性病灶以及术后应激性急性胃黏膜病变等。出血量的估计不能只看胃管引流量,因大部分的失血可能下泄至肠道。还应注意有的病例胃腔内全被凝血块充满,而胃管几乎引流不出血液。

胃大部切除术后的上消化道出血多数均可以经保守治疗而自行停止。保守疗法最重要的是保证胃管引流的通畅,以便于准确估测出血量及向胃腔内给药。为此,有必要用多达1000ml 的 10℃的生理盐水反复冲洗胃腔,直至抽出的液体不含凝血块为止,并将胃管调节至最佳引流位置。可供胃腔内局部给予的止血药物的单一剂量为去甲肾上腺素 8～10mg、凝血酶 2000～5000U、云南白药 3g,全身性用药除常规性止血药外,还可选用立止血、弥凝。H_2 受体阻断药应常规给予,必要时可应用善得定(0.1mg,皮下注射,每 8h 1 次)以减少内脏血流量及胃腺的分泌。对于凶猛的大出血以及常规输血速度不能控制血压、脉搏稳定者,可考虑再次手术止血。急诊胃镜检查常因血凝块的堆积或活跃的出血而不能达到查明出血部位及原因的目的。同样的理由,欲经内窥镜做激光或电灼止血亦多不易成功。

2.吻合口漏及十二指肠残端漏

多见于术后 4～5d。缓慢发生的渗漏多以局部感染状为主,如发热、局部压痛、引流液增多等。突然发生的急性破裂则以弥漫性腹膜炎为主要表现。术后恢复不顺利,体温上升,肠麻痹,腹胀,腹部压痛,引流液性状及引流量的改变等均可能是吻合口漏的征象,应注意排除。必要时可经胃管注入或口服美蓝液,观察能否自引流管流出或经腹腔穿刺发现美蓝着色液体。

吻合口漏的处理原则视临床表现的不同而有所不同。已局限或有局限趋势的应保守治疗:①禁食;②胃肠减压;③肠外营养治疗,其作用除补充热量和氨基酸外,尚可抑制消化液的分泌,有条件时可配合应用施他林、善得定等生长抑素制剂;④保持引流通畅,最好先用持续负压吸引 5～7d,一经窦道形成即改为重力引流;⑤维持水、电解质、酸碱平衡;⑥加强护理,保护好瘘口周围皮肤,密切观察病情变化。

对术后短期内发生的急性破裂并严重的弥漫性腹膜炎及腹腔积液多者,应予再次剖腹。手术原则在于清除腹腔积液,建立确切有效的引流、营养性胃或空肠造口。不要在炎性水肿严重的胃肠组织上做修补或吻合性缝合,否则瘘口或许越补越大。术后所有保守治疗的措施均应注重,特别是引流管的管理尤要加强。

3.梗阻性并发症

(1)吻合口梗阻:吻合口梗阻在术后并发症中所占的比例较大,胃—肠吻合口梗阻较为多见,但除 Billroth Ⅰ 式再建后发生者有小部分可能有器质性狭窄外,Billroth Ⅱ 式再建后的吻合口排空障碍多是吻合口炎症、水肿、血肿等因素所致的功能性梗阻。

吻合口梗阻应针对病因处理,病因的鉴别过程也是保守治疗的过程。保守疗法主要是调整饮食的恢复程序,再次按禁食—流质—半流质饮食的进程边治疗边观察,并对食物的质与量及更改的速度加以控制,适当使用胃动力药。对症状持续 3 周以上,经钡餐或内窥镜检查确认为器质性狭窄者须做侵入性治疗。采用 Bollon 导管或自制的橡皮气(水)囊进行扩张是简便有效而又损伤最小的方法。经内窥镜做吻合口狭窄段切开适用于狭窄段较短的胃肠吻合口梗阻,但对切开深度的控制技术上较难掌握,切开太浅无效,太深则有出血、穿通等并发症的可能。剖腹做吻合口成形或吻合口部切除再次重建仅在其他治疗无效或无条件时考虑。

(2)输入袢梗阻:为 Billroth Ⅱ 式再建的多见并发症之一。原因包括输入袢过长或过短、内疝、粘连、吻合部成角、输入袢扭转,以及结肠前吻合时的横结肠压迫,结肠后吻合时的横结肠系膜孔压迫等。本症在临床上有急性及慢性两种类型。急性输入袢梗阻多系内疝所致,临床上少见。慢性输入袢梗阻又称输入袢综合征,症状多在术后1周饮食量近乎正常时开始出现,以间歇性呕吐大量含胆汁的液体为临床特征,吐出物基本不含食物。钡餐示钡剂不能或很少进输入袢。若症状持续3～4周仍不能消失或渐减轻,应再次手术纠正发病原因。若有足够长的输入袢可供利用,以输入袢与输出袢间的侧侧吻合(Brown吻合)最为简便有效。

(3)输出袢梗阻:输出袢梗阻发生的原因大致与输入袢梗阻发生的原因类似。其中最应注意避免的是因输出入袢位置的错误(不管是顺蠕动还是逆蠕动吻合,输出袢均应置于输入袢之前)而致的内疝。输出袢的内疝多见于术后2～3周,多呈急性发作,表现为高位空肠梗阻,且为闭袢型肠梗阻,腹痛为剧烈的绞痛伴阵发性加剧,呕吐频繁,吐出物多为胆汁性液体,吐后症状并不缓解,需与急性胰腺炎、腹膜炎、肠梗阻鉴别。短暂观察基本明确诊断后应立即剖腹探查,针对发病因素进行处理。发作较缓、症状较轻的不全性输出袢梗阻多因粘连等原因牵拉、压迫所致,反复呕吐含有食物及胆汁的胃内容为其临床特征。保守治疗症状不能逐渐减轻者应手术治疗。

(4)残胃无张力症:症状多在术后5～8d出现,多与饮食的突然变换有关。表现为上腹部饱胀,恶心呕吐,吐出物主要为食物,含有胆汁,并多有酸腐气味。吐后即觉舒适。口服稀钡造影见残胃的蠕动近乎消失。本症与机械性梗阻所致的胃排空障碍鉴别的一个重要症状是基本无疼痛发作。另外,呕吐也不甚频繁,放置胃管减压的引流量也不足证明有完全性的胃出口梗阻。残胃无张力症的保守观察是需要有耐心的,往往需反复进行禁食、流质、半流饮食的饮食调整。有的病例可持续5～6周。胃张力一旦恢复,症状立即消失。保守治疗期间,肠外营养、胃动力药及精神安慰治疗均应注重。

四、迷走神经切断术

该术式的适应证为:①无并发症的十二指肠溃疡;②十二指肠溃疡有穿孔、出血、梗阻等并发症,但可用较简单的方法(如穿孔修补、出血灶缝扎、幽门成形等)处理时,也可慎重考虑;③胃溃疡多不倾向选此术式。

(一)迷走神经干切断术

本术式为在食管裂孔水平将迷走神经前、后干切断。

胸段迷走神经食管丛向下汇集成左、右两主干穿过膈肌。迷走神经前干有较大的比例分为2支或更多,而迷走神经后干则常为单支。解剖迷走神经的手法为将胃贲门部向下牵拉,绷紧食管下段,以示指沿食管周围边做钝性分离边识别性状有如琴弦样强硬而有弹性的条索状迷走神经分支。注意其前干多紧贴于食管前壁肌层之上,而后干多靠右外侧并略远离食管1～2cm。将游离出的迷走神经一一切断,主要干支应切除一小段(可送病理检查证实)。特别要注意各细小分支的切断。

本术式多需辅以胃窦切除或半胃切除以加强降酸效果。否则应附加胃十二指肠吻合、胃空肠吻合、幽门成形等引流性手术。

(二)选择性胃迷走神经切断术

将迷走神经前干在分出肝支后、迷走神经后干在分出腹腔支后予以切断。本术式保留了肝胆、胰、小肠等脏器的迷走神经支配,但胃的运动功能仍受损,需附加引流性手术。

(三)高选择性胃迷走神经切断术

保留支配胃窦部的迷走神经分支(即"鸦爪"支),仅切断支配近端胃体、胃底部的迷走神经,从而保留了胃窦及幽门的正常生理功能,不需附加引流性手术。

自贲门部开始,向下——切断 Latarjet 前神经向胃小弯的分支,直至鸦爪支为止。此点距幽门(幽门 Mayo 静脉)一般定为 7cm。再于前迷走神经切断平面,向后进入小网膜囊。将胃小弯的小网膜组织——分离切断,注意勿损伤胃壁。食管下段应"骨骼化",即食管下段 6～8cm 范围内的所有神经纤维应仔细——加以离断,并应延及食管胃连接部的左侧,否则易致切断不完全。

五、几种特殊类型的胃十二指肠溃疡

(一)应激性溃疡(急性胃黏膜病变)

应激性溃疡指位于胃十二指肠的急性表浅性黏膜糜烂和溃疡。其定义一直存在着争议,故有多种不同的名称,如应激性溃疡综合征、急性消化性溃疡、糜烂性胃炎、出血性胃炎、Curling 溃疡(继发于烧伤)、Cushing 溃疡(继发于脑外伤)等。纤维胃镜广泛应用以来,发现急性胃黏膜病变并不少见,可占上消化道出血临床病例的 20%～25%。由于该症病理上包含了从胃黏膜的充血水肿、糜烂、出血、溃疡等一系列病变,多数学者认为以急性胃黏膜病变命名为宜。

【病因和病理】

急性胃黏膜病变好发于严重创伤、大面积烧伤、全身性化脓性感染、持续性低血压、休克、慢性肺功能衰竭、多器官功能衰竭等危重病症,也常见于服用非甾体抗炎药如阿司匹林、消炎痛,以及酒精或大量、长期应用肾上腺皮质激素的患者。

急性胃黏膜病变的典型病理改变包括两类:病变未侵及黏膜肌层的黏膜缺损(糜烂)和病变深度超过黏膜肌层的急性溃疡。

继发于严重外伤、有并发症的大手术后、慢性严重疾病者,多发生在胃体和胃底部,呈多数黏膜糜烂或表浅溃疡;继发于脑外伤者,好发部位可从食管、胃到十二指肠;大面积烧伤者则多出现单个或多个的胃十二指肠急性溃疡;在服用非甾体抗炎药如阿司匹林、消炎痛等之后的病变多位于胃小弯。溃疡一般较小,多在 1.0cm 以下。

发病机制与胃黏膜缺血、胃酸分泌过多、胆汁反流、药物等因素所致的胃黏膜屏障损害有关,多种神经、体液因素参与发病,不同诱因所致的发病及病变也不尽一致。

【诊断依据】

突出的临床表现为在严重外伤、烧伤、大手术或严重疾病过程中,突然发生上消化道大出血或出现急性腹痛和腹膜炎症状。大出血较穿孔远为多见,此类出血常不伴有腹痛,且多呈间歇性。

由于溃疡表浅,胃十二指肠钡餐检查阳性率仅为 5%～10%。纤维胃镜可明确病变性质及范围,并可确定出血的部位。在纤维胃镜不能确诊情况下,可考虑做选择性胃左动脉造影。

【治疗】

1.非手术治疗

(1)积极治疗原发疾病,预防急性胃黏膜病变的发生:纠正缺水,纠正凝血机制紊乱,输新鲜血,常规应用 H_2 受体阻断剂,抽空胃液和反流的胆汁,必要时应用抗酸药物以中和胃酸,慎用可以诱发急性胃黏膜病变的药物如阿司匹林、肾上腺皮质激素等,以及应用大量的维生素 A、生长抑素和全肠外营养治疗等。

(2)已经发生胃肠道出血时的治疗措施:①输血;②持续胃肠吸引;③给抗酸药物、H_2 受体阻断剂;④止血药;⑤用冰盐水洗胃有较好的止血作用;⑥有条件时,可采用选择性动脉插管(胃左动脉、肠系膜上动脉)行垂体后叶加压素灌注疗法。

2.手术治疗

如经过积极非手术治疗出血仍不能止住和(或)并有消化道穿孔,应迅速采用手术疗法。如溃疡位于胃近侧或十二指肠,可选用缝合止血后做迷走神经切断加胃空肠吻合术;如溃疡位于胃远侧,可选用迷走神经切断加胃窦切除术,也可做胃大部切除术。全胃切除术仅限于大片黏膜的广泛出血,而第一次手术又未能止血者。穿孔可采用单纯缝合手术。

(二)球后溃疡

球后溃疡包含十二指肠球部后壁的溃疡和十二指肠球部以下(后)即降段后壁的溃疡。但在临床上,这两种溃疡并不易于区分。因为球部后壁溃疡因炎症及瘢痕增生而多与其后的胰腺被膜黏着,且因瘢痕的挛缩,球部与降段之间也不能以正常的解剖长度或位置来区分。因此凡十二指肠后壁 Vater 壶腹(十二指肠乳头)以上的溃疡均可视之为球后溃疡。球后溃疡占十二指肠溃疡的 5%～19%,因此类患者大多球部正常,故内镜检查时应通过球部仔细窥视,不然常易漏诊。患者夜间痛及背部疼痛较十二指肠球部溃疡更为明显而持久,也较易发生出血和梗阻,少数患者可因瘢痕围绕总胆管而致阻塞性黄疸。

十二指肠的血液供应极为丰富。胰十二指肠前、后血管吻合弓分别在胰头、十二指肠的前面及后面向十二指肠发出许多分支,而这两个血管弓又是胃十二指肠动脉和肠系膜上动脉之间重要的侧副循环通路。

上消化道急性大出血的一半以上为胃十二指肠溃疡所并发的出血,而胃十二指肠溃疡的出血中的 80% 为十二指肠溃疡出血。因解剖结构及血液供给的原因,十二指肠溃疡出血的大多数来自球后溃疡。不仅如此,在溃疡旷置式胃大部切除术(Bancroft 术式)后的上消化道出血中,旷置的球后溃疡出血亦占相当的比例。因此,球后溃疡出血是溃疡病外科治疗中的一个难点问题。

球后溃疡的术中处理难点集中在两个方面,一是溃疡能否安全切除,二是不能切除的出血性溃疡应如何处理。

溃疡能否安全切除出于两方面考虑:局部解剖条件是否允许将溃疡在不损伤邻近脏器的前提下切除;溃疡切除后,十二指肠残端能否妥善缝闭。

球后溃疡易于发生向胰腺的穿透,位置稍低者即易与胆总管胰腺段粘连甚至黏着在一起。据经验,溃疡面超过 0.8cm 的球后溃疡往往即有切除上的困难。

能否切除的决断应基于仔细的探查,然而,手术经验的因素又是不可否认的。探查的重点在于溃疡与胰腺之间有否进行分离的间隙,溃疡瘢痕是否已波及胆总管。有必要时,应经胃窦前壁切开,对溃疡进行直视观察。对溃疡部位低、瘢痕组织多、周围炎症水肿重者,应注意切勿勉强分离切除溃疡,以免致成骑虎之势,甚至导致不应有的损伤。建议选择溃疡旷置式(Bancroft)胃大部切除术。

十二指肠残端漏是 B-Ⅱ式胃大部切除术后最严重的并发症,也是术后死亡的主要原因之一。根据溃疡的病理特点及周边组织情况选择既有效又安全的十二指肠残端处理方法是胃大部切除术的关键步骤之一。①对于溃疡能完全切除者,传统的方法是全层缝合后再行浆肌层间断缝合包埋。建议采用连续分层缝合黏膜、浆肌层,再做浆肌层间断缝合,这样就能做到第二层浆肌层的对合非常严密,基本上无黏膜组织夹杂其中,有利于残端的愈合。②对残端残留有部分溃疡组织者,可间断全层缝合关闭残端,再加浆肌层间断缝合.并覆盖大网膜片而完成残端的处理。此种情况下,不过分强调黏膜、浆肌层组织的分层对合,可直接做残端组织的全层间断缝合。全层缝合务求针距及做结恰到好处,既保证组织的严密对合,又不过密和过紧。另外,注意将胃管深深置入输入袢甚至引入十二指肠以充分引流减压,有助于减少残端并发症的发生。③对周围瘢痕组织多,炎症水肿严重,又已失去旷置溃疡机会者,只能切除大部分溃疡组织,做十二指肠置管造瘘术。

无法切除的溃疡的旷置手术有两种方法,即腔外旷置法与腔内旷置法。

腔内旷置法的经典方法为 Bancroft 法,即在距幽门约 5cm 处切开胃浆肌层,将胃窦黏膜一直剥离到幽门环后予以缝扎切断,再将浆肌层组织对缝 2~3 排掩盖黏膜断端。手术的原理在于胃内容物改道下行后,旷置于十二指肠腔中的溃疡因不再受到酸性食糜的侵蚀而可渐趋愈合。

腔外旷置法实际上是一种十二指肠残端的处理方法。对后壁无足够的组织供十二指肠内翻缝合,而前壁无瘢痕组织者,可采用 Graham 法或 Nissen 法处理,且以 Nissen 法更为安全适用。操作方法为:离断十二指肠时多保留一些十二指肠前壁的组织,后壁则沿溃疡近侧边缘切断;溃疡面的黏膜组织予以刮除;然后用 3 排缝线闭合十二指肠残端。

不能切除的球后出血性溃疡的术中处理必须注意三个方面的问题。

1.确认出血来自该溃疡

对急性上消化道出血做剖腹探查,不论术前是否已明确出血原因,均应对胃和十二指肠进行全面探查。切勿满足于发现一处可能的出血性病灶即轻易认定为此次急性出血的原因。就球后溃疡而言,经胃窦前壁切开,直视探查十二指肠球部及降段是十分必要的。对术中仍在继续活动性出血,或出血虽已停止,但溃疡面有新鲜血痂覆盖者,不存在确认的困难。然而有部分病例,术时既无活动性出血,溃疡又无血痂,甚至因出血已停止较长时间,胃及十二指肠腔中已无血凝块及血液存留。对这类病例也不应轻易将偶然或意外发现的球后小而浅表的溃疡归咎于出血原因。

2.术中对溃疡出血的确切措施

不能切除的出血性的球后溃疡需做腔内旷置式手术时,对出血灶本身是否应做确切的止血处理尚有不同意见。一般而言,对溃疡底部明显喷射性出血必须处理;而对出血已停止者并不一定非要做操作困难、有副损伤可能且又并非真正确切的缝扎处理。

所谓确切的止血措施,是指对溃疡基底部进行缝扎。一般选用中圆针和 1 号丝线,在显露良好条件下,自溃疡灶的周边对称性地做交叉“8”字形缝合。若溃疡过大,则在溃疡底部围绕出血血管缝扎。缝合要有一定的深度,缝针穿过组织时要有相当的韧实感,否则做结时易于撕裂。缝扎应力求一次成功,反复缝扎不但副损伤机会增多,且止血的牢靠性也大为降低。缝扎溃疡灶之最可能及最严重的副损伤是伤及胆总管,故而术中应仔细探清溃疡与胆总管的关系,手术操作切忌过深过宽的大块缝扎。有撕裂胆总管(有胆汁外渗)或完全阻断胆总管(有的可在术毕探查胆总管时发现其较前明显充盈且有张力感)的怀疑时,应经肝十二指肠韧带段胆总管切开探查并做相应处理。

另一止血措施是阻断溃疡出血血管的血供。如前所述,十二指肠的血液供应是极为丰富的。完全的阻断意味着胃十二指肠动脉和肠系膜上动脉向胰十二指肠分支的完全阻断。对后者而言是无临床实施可能的。胃十二指肠动脉的阻断可用两种方法,一是将其分离后结扎,二是在其横跨胰腺处予以缝扎。因球后溃疡周围的瘢痕组织及炎症水肿,这二者均不易完全保证成功。有学者试图缝扎十二指肠一、二段周边的血管以止血,其临床效果很难估测。

3.术后再出血的处理

出血性溃疡十二指肠腔内旷置法术后有一定的再出血率。Sillen甚至认为:任何炎症区域的动脉性出血,采用缝扎止血的效果并不可靠;十二指肠球部溃疡出血即使做了缝扎止血,但因其继续浸泡于碱性肠液中,炎症不能消退,再出血危险仍然存在。

术后即期的再次大出血,若术中未对溃疡做确切性止血处理,则可能需要再次手术干预,否则应以非手术止血疗法为主。其中以超选择性动脉造影并灌注或栓塞止血最为理想。再出血的间期越长,非手术疗法越易成功。

(三)胃高位溃疡

关于胃高位溃疡的具体界定,尚无一致的确定定义。有的学者将它限定为位于贲门附近(距贲门2cm以内)的良性溃疡;但就其临床意义来说,超越远侧60%胃大部切除的断胃线(即胃小弯下2/3,胃大弯下3/5)之上的胃溃疡都应视为高位胃溃疡。

【临床特点】

(1)胃高位溃疡临床较为少见,一般认为不超过胃溃疡总数的5%。随年龄的增长,胃高位溃疡的发病增多。

(2)胃高位溃疡大多数位于胃小弯侧,其次为胃底、体部后壁,胃底、体部前壁,极少发生于胃大弯侧。溃疡形状多为圆形或椭圆形,大而不规则形溃疡多见。但有少数可为裂隙状,隐藏于胃黏膜皱襞纵沟内而难于被胃镜及X线检查所发现。

(3)由于胃底、体部黏膜及肌层均较薄,故胃高位溃疡较易发生穿透及出血等并发症。胃高位溃疡的急诊手术率大大高于其他部位溃疡。

(4)胃高位溃疡多不与高胃酸相伴,加之溃疡并不处于胃蠕动磨擦较频繁的部位,所以其疼痛程度较轻,节律性也不明显。因此临床表现多隐匿,不少病例以上消化道出血为首发表现。溃疡位于贲门附近者,可有吞咽不适甚至吞咽困难。

(5)由于胃高位溃疡无典型的溃疡病症状,亦无特征性体征及实验室检查结果,故其诊断依赖于胃镜或X线钡餐检查。但另一方面,尽管当今胃镜检查已普及,医患双方对胃疾病的警觉性也已大提高,仍有不少胃高位溃疡为手术中的意外或偶然发现。

(6)胃溃疡的良恶性鉴别历来是一临床难题,近侧胃的溃疡性病变则更是难于排除恶性的可能。虽胃镜所见及X线征均有鉴别诊断上的描述,诸如溃疡的大小、形态、溃疡边缘特征、有否黏膜纠集现象、腔内或腔外龛影、胃壁蠕动及僵硬现象等。但最终的确诊还是要靠胃黏膜活检的结果。然而,尽管有的病例重复数次胃镜取材送检,仍还有一定的假阴性率。

【手术方式】

鉴于胃高位溃疡以上临床特殊情况,又由于胃良恶性溃疡的手术治疗原则是有区别的,因此有必要在决定具体手术方案前,尽可能认定病变的性质。若术前未能明确诊断,或术前虽诊断为良性溃疡,但术中探查所见与之有出入,则应在术中再次对溃疡进行病理组织学检查。小溃疡可以楔形切除做冰冻切片检查,大的溃疡可在切开胃后从溃疡四周多处取材送检。最后若仍不能排除恶性可能,则以恶性病变处理为妥,保证足够的胃壁切除范围。

用于处理胃高位良性溃疡的手术方式有以下数种。

(1)幽门成形术:因有的高位胃溃疡的发病与慢性不全性幽门梗阻有关,因此有学者以幽门成形术来进行病因治疗,也收到了一定的临床效果。具体地说,幽门成形术适用于年高体弱、有多年十二指肠球部或幽门管溃疡病史、临床或多或少有幽门不全梗阻的表现的病例。幽门成形应足够大以防止胃窦部滞留,因此以选 Finney 法为佳,即在幽门处沿胃大弯到十二指肠做一例"U"形切开后行胃十二指肠吻合。虽然有些临床经验说明单纯幽门成形术后,高位胃溃疡也可以愈合,但对伴有陈旧性十二指肠溃疡者,应加做迷走神经切断术,以降低溃疡复发率。

(2)高位溃疡旷置、远侧半胃切除术(Kelling-Madlener 手术):溃疡远侧胃部分切除,切除范围约 50%,胃十二指肠吻合。胃远侧部分切除后,溃疡可以自行愈合。若溃疡小,切除及胃壁修复均比较容易,也可以予以切除。

(3)胃小弯高位溃疡切除并远侧胃大部切除术:适用于胃小弯的高位溃疡。胃小弯可高位切除至贲门下,采用边切边缝方法重建小弯,致使保留的残胃形如"香蕉"。另一类似术式为Pauchet 术(大弯侧中等量胃切除,小弯侧舌形切除溃疡)。采用此类手术方式时应特别注意贲门狭窄或小弯缝合处愈合不良的并发症。

(4)远侧胃次全切除术:即做包括溃疡在内的胃广泛切除,对高位胃溃疡的胃广泛切除术需要切除胃的 80% 以上。术后有可能发生残留胃的血液供应不足、胃壁坏死穿孔并发症。这种并发症多发生在胃左动脉根部结扎和脾同时切除的情况下,因为此时残留胃的血液供应仅来自膈左动脉的回反支和食管下端小动脉。在有动脉解剖异常(膈左动脉起源于胃左动脉)或有动脉硬化时,残留胃的血液供应就会发生障碍。所以,在高位胃溃疡的胃广泛切除时,应保留胃左动脉的上行支,并尽可能保留一部分胃短动脉。另外,极量的胃切除亦易发生胃容量不足——小胃综合征的远期并发症。对此,术中可采用适当的代胃性重建方式予以预防。

(5)近端胃大部切除术:对胃底大弯侧或紧靠贲门的高位溃疡,特别是不能确切排除恶性溃疡者,应积极考虑本术式。外科治疗技术水平的提高,特别是营养治疗和新型机械吻合器的进展,使得近端胃大部切除术在技术难度、手术时间、术后并发症及术后营养状况等方面与远侧胃大部切除相差不远。据经验,本术式并不需要附加幽门成形术。

(6)全胃切除术:对溃疡巨大,按一定的安全边缘切除后近端及远端均无法保留足以完成胃肠再建的胃壁量者,可考虑全胃切除。对高度怀疑溃疡为恶性,且有幽门上、下淋巴结和贲门左、右淋巴结肿大者,应积极考虑根治性全胃切除术。

六、胃十二指肠溃疡术后远期并发症

胃十二指肠溃疡术后并发症有多种类型,每一种都有各自独立的发病机制,亦各有其特征性的症候群。通常一个患者以一种综合征为主,但一个患者表现几种胃术后综合征者亦不罕见。充分认识这些并发症的适时而合理的再次手术矫治有着重要的临床意义。

（一）倾倒综合征

倾倒综合征是胃大部切除术和迷走神经切断术附加引流性手术后常见的并发症。由于判断倾倒综合征的标准的不一,因而各家所报告的发生率也相差较大,5％～75％不等。

【发病机制】

倾倒综合征的发病机制至今尚未能完全阐明,比较一致的看法是多种因素的综合作用。其中幽门功能的却失是发病的根本原因,至于有哪些物理化学因素（如血容量、渗透压、酸碱度、肠管膨胀等）和胃肠道激素及生理活性物质（如 5—羟色胺、激肽、血管活性肠肽、胰岛素、肠高血糖素、神经降压素、抑胃肽、胃动素、P 物质等）参与了发病则众说纷纭。血容量减少和高渗食物倾入空肠是被广泛接受的两大因素。但也有学者观察到:虽然血糖和血容量下降很显著,但其症状可以很轻,甚至完全无症状;并非高渗的食物（如牛奶）也可诱发倾倒综合征;在给患者进食高渗食物的同时静脉输液（包括胶体液）以维持其血容量正常并不能防止倾倒综合征全身症状的发生。

值得注意的是,近年关于幽门结构和功能的认识已有所更新。幽门不再被认为是一消化系括约肌,而主要是作为胃十二指肠之间的一个狭紧段。胃窦十二指肠通道即幽门前胃窦、幽门和十二指肠球部,被认为是一个统一的功能单位。幽门的宽窄改变亦即舒缩活动是这三者相互协调的结果。胃排空的调节是相当复杂的。食物的稀稠、粗细、成分（含糖、蛋白质、脂肪的比例）,胃内容物的体积、渗透压、酸碱度及成分比例等均是影响胃排空速度的因素。食物在胃内消化时所引起的胃运动是产生胃内压亦即胃排空原动力的根本因素,而十二指肠接受排出的食糜后所引起的对胃运动的抑制是实现胃排空调节的主要方面,它具有自动控制（包括神经及体液两条途径的反馈调节）的性质。

丧失幽门功能之后,几乎所有的患者都或多或少、或早或晚出现过倾倒的症状。但仅 5％需就医,而就医者中亦仅有 1/5 的病例需要治疗。即便是症状较重者,亦会在一般的对症处理下逐渐缓解。因此,倾倒综合征可以认为是机体在丧失幽门功能后,生理上适应新的胃肠通道的过程中所出现的反映在神经系统和消化系统上的一组症候群。这种适应反应发生的强度和适应过程的快慢的个体差异是相当大的,这两者之间的不同组合即构成临床倾倒综合征症状或轻或重、病程或长或短等各种不同的多变的病象。因之是否也可以推断,倾倒综合征的防治根本在于尽量保留或恢复幽门的功能。至于发病机制中涉及的物理化学因素和胃肠道激素及生理活性物质可能远不止目前所揭示的那些,就现今的资料而言,还无法对这类因素进行有效的调控。

【诊断依据】

根据餐后出现典型的倾倒症状多可明确诊断。症状可分为消化道症状和全身症状两大类,前者有腹部不适、恶心、呕吐、腹胀、腹痛、腹泻等,后者如乏力、头晕、头痛、心悸、虚汗、气短,甚至虚脱等。对症状不典型者是否有必要做倾倒综合征激惹试验加以证实,意见并不一致。空腹口服 50％葡萄糖液 200ml,是一种非生理性的强刺激,其所诱发的较强反应并不能反映患者的一般发病情况。

【治疗】

1.非手术治疗

(1)一般治疗。

①体位:餐后适当平卧休息,减少活动,避免因重力作用食物过快从残胃进入小肠。②饮食:注意饮食的调节,逐渐增加食量,给予多次少量的高脂、低糖、含水分少的半固体食物,以增加食物的黏滞度,避免流质及含糖、含盐较多的饮食。同时养成餐后半小时方可饮水的习惯。每餐给予 10～15g 果糖可防止出现低血糖症状,果糖的凝胶特性可增加肠内容的黏滞度而延缓糖的吸收。

(2)支持疗法:对病情严重者应加强支持疗法。根据血生化结果,维持患者水、电解质平衡和酸碱平衡,必要时酌情应用复方氨基酸、脂肪乳剂、血浆制品等,以利于患者机体的康复。

(3)心理治疗:神经精神因素对倾倒综合征的发生是很重要的,倾倒综合征患者术前精神状态多属于兴奋型或紧张型。有必要对患者进行耐心的病情解释工作,使患者能正确认识自己所患的疾病,树立信心与医生配合治疗。适当的心理暗示治疗或许也有意想不到的效果。应当注意,对此类情感不稳定型的溃疡病患者选择手术治疗时应从严掌握。

(4)药物治疗:对减轻发作的症状有辅助治疗作用。X 线钡餐检查证明输出段肠蠕动特别亢进者,可辅用解痉药物,如颠茄类;有时应用抗组胺药或 5—羟色胺拮抗剂赛庚定、利血平等亦可有缓解症状的效果。干扰糖代谢的药物(甲糖宁、α—糖苷水解酶等)及有延缓胃排空作用的甲氧果胶也有试用于临床者。另有学者报告应用生长抑素治疗倾倒综合征患者取得满意的效果,可明显改善患者的全身症状及消化道症状,其作用机制可能是与抑制了血管活性肠肽等多种消化道激素的分泌有关。

2.手术治疗

倾倒综合征是极有可能随着时间的推移而自愈的疾病,因此手术适应证的掌握必须十分慎重,仅宜用于极少数经较长时间非手术治疗而症状仍较严重的患者。目前临床上所用的改变原消化道重建方式的手术机制主要是使新的胃肠通道更趋于人体正常生理(如将 Billroth Ⅱ 式吻合改为 Billroth Ⅰ 吻合)和延长残胃排空时间(各式空肠袢间置术及 Roux-en-Y 吻合术等)。常用的手术方式如下。

(1)将 Billroth Ⅱ 式吻合改为 Billroth Ⅰ 式吻合:改为 Billroth Ⅰ 术式后,食物经过十二指肠与胆汁及胰液充分混合,并使食物在十二指肠有一段滞留时间,倾倒综合征的发生率可显著降低。

(2)空肠间置、倒置手术:采用顺蠕动或逆蠕动空肠袢间置于胃十二指肠之间,使食物在残胃滞留时间延长,防止倾倒综合征的效果是较为确切的。选用顺蠕动空肠袢(Henley 空肠袢)的优点是肠段长度限制不太严格,有时甚至可直接利用原输出袢转接至十二指肠残端上以简化手术操作。而在胃十二指肠间间置一段逆蠕动空肠袢,则长度必须严格控制在 10cm,过短无效,过长则有引起胃潴留之虑。另有一法为在输出袢 40cm 以远处倒置一段肠管,效果不及前二者,这段肠管亦应仅取 10cm。

(3)Roux-en-y 吻合:对于严重倾倒综合征患者,可试用残胃空肠 Roux-en-y 吻合,疗效尚可,操作也方便。其作用机制尚未完全明了,除 Roux-en-y 式胃空肠吻合可延缓胃的排空外,还有学者认为十二指肠和上段空肠是糖分解的主要场所,胃空肠 y 型吻合将使食物直接进入中段空肠,避免了糖的过分吸收而防止倾倒综合征的发生。

(二)复发性溃疡

溃疡复发是胃部分切除术的重要并发症。因其多见于吻合口之空肠侧,故多称为吻合口空肠溃疡或吻合口溃疡,也有称之为边缘性溃疡者。

复发溃疡可早于术后即期(1 个月之内),亦可迟至术后 10 余年后,然而多于术后 2 年之内出现。溃疡多为圆形或椭圆形,最多见于吻合口对侧的空肠壁,其次为吻合口边缘空肠侧,胃壁上的复发少见。复发溃疡易并发出血、穿孔。尤其是慢性穿透多见,由此并发胃-空肠-结肠瘘,甚或外瘘。

【原因】

胃酸过多仍是溃疡复发的基本因素,其原因如下。

(1)手术方法或技术上的欠缺:①单纯胃空肠吻合术;②胃切除量不足;③Bancrof 溃疡旷置法残留胃窦黏膜;④空肠输入袢过长,输入输出袢间的侧侧吻合(Brauwn 吻合),胃空肠 Y 式吻合;⑤迷走神经切断术加胃空肠吻合或半胃切除术时迷走神经切断不完全。

(2)患者的强溃疡素质。

(3)胃泌素瘤(Zollinger-Ellison 综合征)、多发性内分泌腺瘤病等。

复发性溃疡的诊断依赖于临床表现及胃镜、X 线钡餐检查。血清胃泌素测定有助于排除胰源性溃疡,空腹血清胃泌素>1000pg/ml 可确诊为胃泌素瘤;可疑病例还可进一步做胰泌素刺激试验。胃放射性核素扫描有助于鉴别胃窦黏膜残留症。胃黏膜有浓集[99m]锝的特性,若原十二指肠残端部位有[99m]锝积聚,提示有胃窦黏膜的残留。

【手术治疗的指征】

(1)原术式或操作方法有缺陷。

(2)有出血、穿孔、内瘘等严重并发症。

(3)有其他致溃疡因素存在。

【手术方式】

取决于前次手术方法、复发溃疡的范围及部位、有无致溃疡损害及患者的状况等。

(1)原单纯胃空肠吻合术:可加做胃迷走神经切断术或改做胃大部切除术。

(2)切除范围不足:再次胃部分切除术或胃肠吻合口切除加迷走神经切断术。

(3)胃窦黏膜残留:十二指肠残端胃窦黏膜切除。

(4)原迷走神经切断术:改做胃大部切除术或再次彻底的迷走神经切断术。

(5)胃泌素瘤:全胃切除术。

(三)碱性反流性胃炎、反流性食管炎

因幽门功能不全或幽门缺失以致胆汁反流入胃而引起的胃炎称反流性胃炎,因反流液为碱性,故又称碱性反流性胃炎。胃切除术后的慢性浅表性或萎缩性胃炎大多与胆汁反流有关。

主要致病因素为反流入胃的胆汁中的胆酸,它可溶解胃黏膜屏障结构的重要组成成分——脂蛋白层,致使氢离子易于进入胃黏膜而造成损伤。另外,反流液中的胰液成分与胆酸的损害有协同作用。

反流性胃炎的黏膜损害多表现为充血、水肿、糜烂、点片状出血等。

反流性胃炎的诊断主要依靠典型的"三联征":中上腹或胸骨后烧灼样疼痛,餐后疼痛加重,服制酸剂无效;胆汁性呕吐,吐后症状并无缓解;明显消瘦,并有贫血。胃镜检查所见的胆汁反流程度并不与临床表现及胃黏膜病理改变相平行;与碱性反流性胃炎相应的胃镜下征象是慢性萎缩性胃炎的表现。

手术治疗的适应证为典型的临床表现加内窥镜下严重的黏膜病变,且症状持续、不为内科疗法(饮食疗法、解痉抗酸剂、H_2 受体阻断药、消胆胺酯等)所减轻者。手术的原则是将十二指肠内容完全转流,使其不进入残胃。

可供选择的术式如下。

1.输入袢与输出袢间吻合

手术简便但效果较差,对肠袢粘连严重者有一定的实用价值。

2.Billroth Ⅱ 式吻合改为 Billroth Ⅰ 式吻合

部分病例效果并不理想。

3.顺蠕动 Henley 肠袢间置

取一长 20~25cm 的空肠袢间置于胃与十二指肠之间。

4.Roux-en-y 式转流

效果较为确切。对于原为 Billroth Ⅱ 吻合且输入袢较长者,Tanner-19 式转流更为简便。各种转流性手术的同时应加迷走神经切断术,以防止胃肠吻合口及移植肠袢发生溃疡。

(四)迷走神经切断术后腹泻

迷走神经切断术后腹泻发生率较高。迷走神经干切断术后多达 70% 的病例有腹泻或大便习惯改变;选择性迷走神经切断术后腹泻发生率有所下降;而高选择性迷走神经切断术后则尚无严重腹泻的报告。多数此类腹泻病例可望由控制饮食和内科药物治疗得以好转,仅约 1% 因腹泻严重、体重下降过多而需手术治疗。

有效的术式是在 Treitz 韧带下 100cm 处反转 10cm 左右的肠段。制作反转肠段,既可直接切取 10cm 肠段逆时钟方向旋转 180°,也可如 Rygick 所介绍的不需旋转肠系膜,四断端两两交叉吻合。

(五)小胃综合征

由于胃切除量过多(高位溃疡、再次胃切除等),残胃容积太小,以致术后发生早饱、餐后饱胀、食后加重的上腹不适以及体重下降等,一般称之为小胃综合征。饮食疗法对多数病例有体重增加、贫血改善的效果,但若长期不能恢复正常饮食或不能坚持饮食疗法者可考虑手术矫治。

各式设计于扩大残胃容量的代胃性手术均可选用于治疗小胃综合征。

(六)几种并发症复合存在

文献中很早即有一个患者有 2 种甚至几种胃术后综合征的表现的报告。Herrington 6 例倾倒综合征与迷走神经切断术后腹泻的经验表明:反转肠段置于残胃与十二指肠之间对控制倾倒综合征有效,而对迷走神经切断术后腹泻无益;而置于 Treitz 韧带下 100cm 处的反转肠段虽能控制迷走神经切断术后腹泻,却对倾倒综合征无能为力。因此,他对这 6 例患者做了两个不同部位的肠段倒置手术而获得成功。这也就意味着,一种矫正性手术只能治疗一种并发症。

以下是几种文献中多见的复合综合征的处理术式。

1.迷走神经切断术后腹泻并倾倒综合征

做双重肠段倒置。

2.倾倒综合征并反流性胃炎

Roux-en-y 式转流加胃肠吻合口与 Roux 臂间的短段空肠袢倒置。

3.迷走神经切断术后腹泻并反流性胃炎

Roux-en-y 式转流加胃肠吻合口下 100cm 处的肠段反转。

第八节　小肠梗阻

小肠梗阻是腹部外科常见的急腹症之一。根据临床表现及腹部 X 线检查结果,一般可以明确诊断。但对某些病例,需要借助一些辅助检查、甚至剖腹探查才能弄清梗阻的原因、部位和程度。

小肠梗阻的分类方法很多,但临床上最重要的是区分单纯性肠梗阻和绞窄性肠梗阻。对绞窄性肠梗阻的早期正确诊断,是现代外科治疗中降低死亡率、提高治愈率的关键,但也是临床上的难点所在。

约 30％的完全性肠梗阻及 80％的部分性肠梗阻经非手术治疗后可获得缓解。在保守治疗无效或出现绞窄征象时,要尽早手术治疗。因此对于小肠梗阻的治疗,手术指征的把握和手术时机的选择非常重要。

【诊断依据】

1.判定是否小肠梗阻

绝大多数患者具有典型小肠梗阻的临床表现,如腹胀腹痛、呕吐、肛门停止排气排便等,结合腹部 X 线检查,诊断一般并不困难。患者腹痛的特点为阵发性绞痛,有绞窄时可发生持续性痛,患者表现为疼痛时坐卧不安。体检时腹部胀气明显,闭袢性肠梗阻时腹部不对称,可见肠型、蠕动波,腹部有触痛,肠鸣音亢进,可闻及气过水声。

有些患者并不具备这些典型表现,特别是病变早期诊断有一定困难,需要与其他一些疾病鉴别,如急性胰腺炎、输尿管结石等。

2.判断肠梗阻的性质

小肠梗阻一般分为机械性、动力性及血运性三种。

(1)机械性肠梗阻在临床上最常见,可由下列原因引起:①来自于肠腔内的梗阻,如蛔虫团、异物、干结的大便等;②来自于肠壁的原因,如慢性炎症,结核、肿瘤、肠套叠、先天性肠道闭锁等;③来源于肠管外的压迫,如粘连带、肠扭转、肠管外的肿瘤压迫等。

机械性肠梗阻常有以上疾病病史,腹部胀气明显,腹部透视可见梗阻近端肠管明显扩张,阶梯状液平面。

(2)动力性肠梗阻是指由于神经抑制或毒素刺激以致肠壁肌肉运动紊乱,肠管蠕动减弱或消失导致的功能性肠管运行障碍,这类肠梗阻并无肠管的器质性病变。腹部外伤、手术、腹腔积血、腹膜后血肿、急性弥漫性腹膜炎、慢性铅中毒等均可导致动力性肠梗阻。动力性肠梗阻主要表现为腹胀、肠鸣音减弱或消失。腹部透视见小肠和结肠胀气,一般无液平面。

(3)血运性肠梗阻系指肠系膜动脉栓塞或肠系膜静脉血栓形成,引起肠管血运障碍,导致肠麻痹,肠蠕动功能丧失,肠道停止运行。这类患者多合并心脏瓣膜病、动脉粥样硬化等,临床表现可有腹痛腹胀、便血,腹部体征和动力性肠梗阻类似。

3.判断是单纯性肠梗阻,还是绞窄性梗阻

梗阻肠管无血运障碍是单纯性肠梗阻,有血运障碍称为绞窄性肠梗阻。绞窄性肠梗阻约占小肠梗阻的10%,但其死亡率高达10%～37%。单纯性肠梗阻多以保守治疗为主,而绞窄性肠梗阻则应尽早手术,因此如何判断梗阻肠管有无血运障碍,从而选择恰当的治疗原则,确定适当的手术时机,就显得尤为重要,这也是困扰外科医生的一大难题。

有些学者将绞窄性肠梗阻分为缺血期和梗塞期两期。缺血期为可恢复阶段、是血液循环障碍的早期,而梗塞期为不可恢复的晚期阶段,事实上两者间并无截然分界。

有以下几点时应考虑绞窄性肠梗阻的可能。

(1)临床上起病急骤,腹痛由阵发性绞痛转变为持续性疼痛且阵发性加剧,需要使用强止痛剂才能缓解疼痛者。

(2)呕吐频繁、剧烈,呕吐物含血性十二指肠或空肠内容物或便血。

(3)Dennis指出腰背部疼痛是绞窄性肠梗阻的特征。

(4)全身中毒症状重,出现脉率增快、变弱,白细胞计数及中性白细胞增高,较早出现休克。

(5)腹部有肌紧张、压痛和反跳痛。研究表明:一旦出现腹部压痛,发生绞窄的可能性为50%左右。

(6)腹部不对称为闭袢性肠梗阻的特征,易发生绞窄。

(7)发热是肠壁血运发生严重障碍的一种表现。体温超过38℃者,单纯性肠梗阻占1%～25%,绞窄性占30%～50%。

(8)腹穿有血性液体。

(9)腹部X线显示孤立胀大的肠袢,呈咖啡豆征,不随时间而改变。绞窄性肠袢内充满液体,显示假肿瘤样阴影。如为小肠扭转,则可见空回肠倒置。

4.辅助检查

(1)X线为诊断肠梗阻的传统方法,且一致沿用至今。需要强调的是:X线并不能代替临床检查,其价值仅在于证实临床诊断,并确定梗阻的部位、性质和程度。

腹部X线检查上,仰卧位最有诊断价值,可观察胀气肠管的全貌,并能追踪肠管的来龙去脉。站立位能观察液平面及肠壁张力。

研究表明:发病3～6h后,肠腔内即可出现液体和气体,X线检查就能看到典型的肠梗阻征象,但要区分单纯性梗阻和绞窄性梗阻有时还很困难。

有下列征象时常提示绞窄的可能:①在绞窄缺血期,绞窄肠段及其近端肠管内可出现气体和液平,这时与单纯性肠梗阻极为相似,甚难区别。②绞窄梗塞期仅有少量液平,但有肿瘤样阴影。③发病 24h 内,肠腔横径≥2.5cm;或肠内液平面长度≥6cm,肠壁厚度>6mm;或肠间距明显增宽。④Totten 认为积液截断胀气肠管为绞窄性梗阻的特征。⑤当小肠大部分或全部绞窄性梗阻时,肠腔被血性液体充盈,整个小肠并无气体,腹部平片呈现灰白的一片,而无气液平面。

尤其要注意的是:当 X 线检查不能确定诊断,而临床症状又特别明显时,不能除外绞窄性梗阻的可能。因此当临床症状和体征并不一致,诊断困难时,要定期反复复查以尽快明确诊断。

(2)腹部超声检查在绞窄性肠梗阻早期诊断中的应用。早在 20 世纪 90 年代初期,日本就对此进行了系列研究,并将腹部超声检查列为肠梗阻患者的常规检查。目前欧美一些国家也已引起重视,并在绞窄性肠梗阻中推广应用,但我国目前应用尚不广泛。

腹部 B 超检查方便、实用,且可随时复查。检查前无需特殊准备,多采用仰卧和侧卧位,以避免肠气干扰,可进行侧、斜、横位多角度探测。

目前,外科医生常满足于临床体检加 X 线检查,行腹部 B 超检查也仅限于排除其他腹部疾病,B 超诊断医生也多以肠内胀气为由,不下"肠梗阻"的诊断,而常做出"肠胀气"的报告。腹部 B 超对肠梗阻,尤其对早期绞窄性梗阻的诊断价值并没有体现出来。

单纯性肠梗阻超声诊断依据:①梗阻近端肠管扩张,内径>3cm,肠腔内大量积液,远端肠管瘪陷;②扩张肠段蠕动活跃或蠕动不规则、不一致;③肠腔内可见斑片、点状强回声,呈钟摆样或双向运动;④肠管黏膜清晰可见,纵断面可见皱襞水肿、增厚。

绞窄性肠梗阻诊断依据:①肠腔内出现一段蠕动极弱或不蠕动的扩张肠袢;②不蠕动肠袢的近端扩张肠管尚可有蠕动;③腹腔内可见游离液性暗区,绞窄时间越长液性暗区越大;④连续观察该段肠袢 5min 以上无蠕动或肠腔内点状回声不运动,则可判定为无活力肠袢;⑤肠系膜上动脉末期舒张压(EDV)减低,同时伴有阻力指数(RI)增加,此二者在单纯性梗阻和绞窄性梗阻之间有明显差异。

超声检查具有以下优点:①可对肠梗阻做出早期诊断。梗阻早期,肠腔内积气不多,症状体征不明显,X 线不能发现液平面,而超声可见近段肠管扩张及相邻远段肠管瘪陷,扩张肠管蠕动增强。早期绞窄性肠梗阻,可见蠕动减弱的肠袢,且近段肠管扩张、蠕动增强,也可出现腹腔积液。②敏感性及特异性均较高。Schmutz 等报告超声诊断肠梗阻的敏感性为 95%,特异性为 82%,总准确率为 92%。③可同时发现部分肠梗阻的病因,如肠套叠、肠道肿瘤、后腹膜肿瘤、肠扭转等。

(3)CT 在绞窄性肠梗阻诊断中的应用。20 世纪 80 年代初就有应用 CT 诊断小肠梗阻的报告。1991 年 Megibow 等大样本分析表明,CT 对小肠梗阻诊断的敏感性及特异性均为 96%,准确率 95%。随着 CT 的广泛应用及技术的进步,CT 在小肠梗阻诊断中的作用越来越重要。CT 可以显示腹部平片及钡餐不能显示的肠壁血供状况,因此 CT 除应用于判定梗阻的部位、程度、原因外,对判断梗阻肠管是否发生绞窄更具优势。正因如此,有些学者强调将 CT 作为小肠梗阻的首选检查方法。

绞窄性肠梗阻的 CT 征象为:①肠壁对称性增厚,可呈节段性分布,伴或不伴靶征(表现密度轻微不同的同心圆结构);②CT 增强扫描可见肠壁强化异常(轻微强化、不均匀强化、延迟强化、无强化),肠系膜动脉栓塞或静脉内血栓形成;③肠系膜水肿、积液、出血、密度增高(可达40～60Hu);④系膜血管失去正常结构,逐渐变粗并呈放射状;⑤腹水中等量;⑥肠系膜静脉或门静脉内积气,说明已有肠坏死。

对绞窄性小肠梗阻的诊断,CT 的检出率为 63%～100%,特异性为 61%～93%。一般认为 CT 征象越多或越严重,对绞窄性肠梗阻诊断的准确率也越高,术中发现的肠缺血程度与 CT 征象的数目及严重程度相一致。因此 CT 检查有助于术前即对梗阻肠管绞窄的程度和范围有大致的了解。

(4)血生化检查。在小肠梗阻绞窄发生 30min 后,由于肠壁血运障碍,毛细血管通透性增高,肌酸磷酸激酶(CPK)及其同工酶大量释放入血而升高。血清 C 反应蛋白(CRP),在绞窄性肠梗阻时也明显高于单纯性肠梗阻。

其他一些生化指标及酶学也存在一定的变化,如酸性磷酸酶(ACP),碱性磷酸酶(AKP),乳酸脱氢酶(LDH)及其同工酶等,但总的说来,到目前为止尚没有一种酶学改变具有较高的特异性及敏感性,因此都不能应用于绞窄性肠梗阻的早期临床诊断。

5.小肠梗阻部位的判断

一般来说,高位梗阻呕吐频繁、腹胀较轻。腹部 X 线检查提示肠腔胀气不明显,无明显扩张胀气的肠袢。低位小肠梗阻腹胀明显,但呕吐次数较少。腹部平片可见明显胀大的肠袢,腹中部呈现多数阶梯状液平面。

6.小肠梗阻程度的判断

完全性肠梗阻和部分性肠梗阻的区分并不困难。前者表现为剧烈频繁呕吐,肛门完全停止排气排便。腹部平片示梗阻近端肠管扩张明显,大量积气和液平。后者呕吐较轻,肛门还有少量排气排便。X 线提示肠管扩张不重,结肠内有积气。

7.梗阻病因的判断

不同的国家或地区在不同的时期,小肠梗阻的病因并不相同。

在国外,20 世纪 30 年代以前,嵌顿性腹外疝是最常见的病因(占 49%),其次为小肠肿瘤(13%),肠粘连(7%)。随后,嵌顿疝比例下降,肠粘连上升,至 20 世纪 80 年代,粘连性肠梗阻已占 60%。

术前就能明确肠梗阻病因,对手术适应证的掌握、手术方式的选择都具有重要意义。但遗憾的是:即使是有经验的普外科医生,术前结合病史、体检、腹部平片、肠道造影等常规检查,诊断符合率也仅 60.7%,尚有 39.3% 的患者术前并不能明确梗阻原因。有报告,20%～52% 的患者术前经过传统检查不能明确病因。

【治疗】

小肠梗阻病理变化迅速,对全身影响广泛,治疗的关键在于能否迅速准确地判定病情进展,及时采用恰当的治疗方法,重点在于手术适应证的掌握。

1.手术时机的选择

小肠梗阻病因复杂、临床表现变化多,病情发展快,因此选择合适的手术时机,采用相应的手术方式,对减少术后并发症、降低死亡率具有重要意义。

(1)对于疑诊或确诊为绞窄性梗阻者,应在短时间内做好术前准备,紧急手术。绞窄性肠梗阻手术越早,治疗效果越好。绞窄性肠梗阻在发病 36h 内手术,其死亡率为 8%,如将手术时间拖延到 36h 后,则死亡率可增加到 25%。肠梗阻一旦绞窄时间过长,则会造成部分肠管坏死,肠道细菌易位,毒素吸收进入血液循环,造成全身炎症性反应综合征,继而发生器官功能障碍,甚至出现休克。

对于广泛而严重的绞窄性肠梗阻,全身病理紊乱严重,应边抗休克边施行手术。只有切除了坏死肠管,解除了梗阻,才能阻断病理紊乱的恶性循环。

(2)完全性机械性肠梗阻,时间超过 72h 仍无缓解迹象者,应积极手术。

30% 的单纯性完全性肠梗阻具有绞窄的危险性,有 30% 的患者经保守治疗,梗阻可获得缓解,因此大多数患者最终需手术治疗解除梗阻。

(3)粘连性肠梗阻,经保守治疗 48~72h 后仍无缓解,应中转手术。

(4)粘连性肠梗阻反复发作者,且每次发病时腹痛固定在同一部位,很可能此处有粘连带诱发梗阻。在此处做探查切口,手术相对简单、安全,同时又解除了患者反复发生肠梗阻的痛苦。

肠梗阻患者多有水电解质平衡紊乱、营养不良、全身状况差,只有手术才能从根本上解除病因。

(5)术后早期炎性肠梗阻有别于一般的粘连性肠梗阻,除粘连外,肠管充血肿胀、增厚,甚至粘连成团,这种情况下,不可贸然手术,只要不发生绞窄,都应尽量保守治疗。否则,会使病情更加复杂,处理更为困难。

(6)肿瘤引起的小肠梗阻,一旦情况允许,应尽早手术。

2.非手术治疗

(1)禁饮食。

(2)胃肠减压:持续有效的胃肠减压是治疗小肠梗阻的重要措施之一。胃肠减压的优点:①可减轻腹胀,以利于肠壁血液循环的恢复和改善呼吸与循环功能。②若临床症状不能判定梗阻是否缓解时,可通过胃管注入造影剂行对比性胃肠道造影检查。③为了促进梗阻早日缓解,可从胃管内注入石蜡油 60~100ml,夹闭 1.5~2h 后松开。如见到大便中出现石蜡油,则为肠梗阻缓解的佐证。

(3)纠正水电解质酸碱平衡紊乱,补充血容量,维持有效循环,为手术创造必要的条件。

(4)抗生素的应用:小肠梗阻时,肠黏膜屏障受损,肠道细菌易位,发生的感染多为肠源性,故应选用对革兰阴性菌及厌氧菌敏感的抗生素。

3.手术治疗

应根据梗阻病因、患者的局部与全身情况决定手术方式。急症手术时,应尽可能选用最简单的方法以解除梗阻、恢复肠道的功能。

(1)绞窄性肠梗阻的处理。其目的是解除梗阻,如肠管坏死则应切除。

正确判断绞窄肠袢生理功能成为影响手术成功的重要因素。若在术中发现肠管扩张;浆膜面失去正常光泽,甚至呈暗黑色或紫黑色;肠壁无张力、无蠕动、对刺激无反应;相应的肠系膜小动脉无搏动,则说明该段肠管已无生机,应予切除。对生机可疑的肠管可用温盐水纱布热敷,或 0.5% 普鲁卡因溶液 60~70ml 行肠系膜根部局部封闭注射,15~30min 后再观察肠管,如仍无好转,说明肠管已坏死。难以确定肠管生机时,可使用"荧光素染色法"进行判断。

对生机可疑的肠管,在充分保证患者消化吸收功能的前提下,主张尽量予以切除。因为绞窄性肠梗阻可导致肠道缺血和肠黏膜氧合障碍。缺血5～10min后,肠黏膜的绒毛顶端便出现缺血性损害。肠梗阻时,肠道的机械屏障、生物屏障和免疫屏障均受到破坏,细菌和毒素经淋巴管及门静脉易位。肠道内毒素可诱发大量炎性介质,通过它们的血管活性作用和对细胞膜的损害而导致多器官功能障碍综合征。

(2)粘连性肠梗阻的处理。粘连性肠梗阻是各类肠梗阻中最常见的一种,80%发生在腹部手术后,且95%发生在小肠,其中发生在回肠者占70%。粘连性肠梗阻占整个肠梗阻的40%左右,占小肠梗阻的60%～70%。虽然腹部手术后再次粘连不可避免,但仅有3.8%的患者因梗阻需再次手术治疗,这就涉及到术后再梗阻的问题。①粘连带压迫肠管导致梗阻,或肠祥通过粘连带形成的环孔导致内疝,只要未造成绞窄,行粘连带松解后效果很好。②某一段小肠粘连成团。分离这种粘连比较困难,常有分破肠管的可能。分离粘连后的肠管,因浆膜面创面较广泛,术后再梗阻的机会很大。因此,只要能保留足够正常的肠管,不至影响吸收功能,可将该段肠管切除后进行吻合。③广泛致密的粘连多为弥漫性腹膜炎或多次腹部手术后的结果。为了防止再梗阻,分离粘连后可采用肠排列术,肠排列术又分为外排列术及内排列术。Noble手术:Noble于1937年报告了通过小肠外排列术预防粘连性肠梗阻。该法是将小肠平行排列,系膜侧肠壁浆肌层缝合排列。该术式疗效尚可,但操作复杂费时,术后肠麻痹时间长,且处理困难,常出现痉挛性腹痛及不全肠梗阻的症状。此外,肠管因梗阻多存在炎性水肿,术后易并发肠穿孔、肠瘘及腹腔脓肿。Child-Philips手术:是将肠管平行排列后,距肠管系膜3cm处,用长针将丝线来回穿通折叠排列之系膜后予以结扎,通常用三针缝线即可。该术式避免了Noble手术的某些不足,但缝线过紧或过松,都会导致肠管扭转,影响肠壁血液循环,且缝线可腐蚀系膜血管,造成慢性肉芽肿。此外,系膜过短者不宜采用此术式。Baker手术:是一种小肠内排列术,或称小肠内支撑术。操作相对简单,具体手术方法:取Treitz韧带下方之上段空肠,系膜对侧缘切一小口,插入米—阿氏管,气囊充气,继续插管至回盲瓣处,吸出气囊内气体,待插过回盲瓣后,重新充气。小肠做平行排列。空肠切开处仿Witzel造瘘,固定于侧腹膜。肠外的米-阿氏管戳孔引出腹外。术后导管留置两周,待肠功能恢复、排便后分次拔管。拔管前要抽出气囊内的气体,拔管时动作要轻柔,以防肠套叠。由于该术式需在肠管上造口,故有发生肠瘘的可能。此外,拔管时可导致肠套叠。它的优点是:肠系膜呈伸展位;肠管排列规律,转折处不成角,肠管可自由蠕动;术后腹胀腹痛发生少;即使再粘连,也不易发生梗阻。④粘连性肠梗阻术后肠瘘的预防:粘连性肠梗阻手术多为急症手术,患者一般情况差,肠切除术后容易发生肠瘘。其原因为:其一,吻合口破裂为主要原因,占70%左右。全身情况较差,吻合技术欠佳,吻合口局部血运不良,水肿、感染,吻合口张力过大均可导致吻合口破裂。其二,术中肠管减压处肠壁水肿、胀气明显。其三,术中操作不慎,分破肠管后处理不当。总之,这种并发症发生后处理困难,关键在于预防。预防的重点在于:第一,争取在肠管坏死前或绞窄缺血期进行手术。第二,根据局部及全身情况选择合理手术方式。如肠梗阻近端小肠明显胀气,肠壁炎性水肿严重,腹腔渗液多,感染重,全身状况欠佳,可行肠造口术,待病情稳定后择期处理。第三,分离粘连时,应尽可能远离肠管,多用锐性剥离。第四,切开减压时,尽量在正常肠管处。

或不切开肠管,用手将小肠内容物排到大肠,待术后从肛门排出体外。⑤预防粘连性肠梗阻的复发:为了预防梗阻的再次发作,必须注意:饮食要有规律,避免暴饮暴食;注意饮食卫生,防止肠道感染,避免肠道异常蠕动;餐后不宜进行剧烈体力活动,尤其是突然改变体位的活动,以免诱发肠梗阻。

(3)粘连性肠梗阻的腹腔镜治疗。粘连性肠梗阻再次手术者有不少病例粘连并不广泛,而造成梗阻的原因多为一索状粘连带压迫或牵拉肠管。腹腔镜肠粘连松解术损伤轻、术中暴露好,术后恢复快,发生再粘连的概率大大小于开腹手术,是术后粘连性肠梗阻较理想的手术方法。但需要指出的是,应严格掌握手术适应证,必要时及时中转开腹手术。①病例选择:腹部手术史,且原手术范围小,对腹腔骚扰少;有典型的急性肠梗阻发作病史;有慢性腹痛腹胀、肠鸣病史,且服用润肠剂有效。②手术时机:应在肠梗阻非急性发作期内进行,同时应在原手术半年以上,腹腔粘连稳定期内。③气腹的建立和穿刺孔的选择:由于腹腔内粘连的不可预测性,因此应采用开放法放置第一穿刺器并建立气腹。由于腹壁肠管粘连几乎都发生在腹壁切口或原引流管瘢痕下,因此穿刺点应至少远离瘢痕边缘 3～5cm。④分离粘连的原则:应特别注意保护肠管,"宁伤腹壁,不伤肠壁"。

【腹膜粘连的预防】

文献报告,腹部手术后腹腔粘连的发生率为 60%～94%,而盆腔手术后更高达 97%。值得注意的是,有粘连并不一定就梗阻,不同类型的腹部手术后发生粘连性梗阻占 12.4%～17.0%。事实上,腹膜粘连是机体的一种防御反应,是腹膜受损后纤维蛋白沉积与纤维蛋白溶解间平衡遭到破坏的结果。腹膜受到物理、化学的刺激后,很快会产生含大量纤维素的渗出液,几小时内纤维蛋白凝固并覆盖在受损的腹膜表面及其附近,形成疏松的粘连带。24～48h,创面在炎症反应的基础上有细胞增生,出现不同形状的成纤维细胞,并逐步形成胶原。在受损腹膜修复的过程中同时伴有纤维蛋白溶解,5d 后可形成纤维粘连。炎症损伤可使受损的间皮细胞、内皮细胞和炎性细胞产生纤维蛋白溶解酶原激活抑制物,长时间纤维蛋白溶解活性受抑制,将导致永久性纤维粘连的形成。

预防腹腔内粘连是防止粘连性肠梗阻的关键所在。①要严格规范的无菌操作,动作轻巧,缩短肠管体外的暴露时间,避免组织大块结扎,完善止血。②积极治疗腹腔内感染。③防止腹腔内积血与异物残存。④尽早促进肠功能的恢复。⑤术中或术后使用防粘连的药物。

多年来对于腹膜粘连问题,不少学者做过实验及临床研究,但总的来说还没有明确有效的方法来防止腹膜粘连的发生。大致包括以下几类:①非甾体抗炎药,如阿司匹林、消炎痛等,可抑制术后腹腔内粘连的形成。②腹腔内注入各种蛋白酶如糜蛋白酶、胰蛋白酶等。③应用各种腹腔润滑剂如几丁糖、右旋糖酐等。④生物隔膜如羧甲基纤维素、透明质酸盐膜等。用可吸收的生物化学隔膜将腹腔与腹膜隔开,以防止粘连带的形成。⑤大网膜。有报告手术结束时,将带蒂大网膜覆盖于腹膜与肠管之间可预防粘连性肠梗阻的产生。⑥有研究表明:关腹前将20ml/kg 体重的氟碳乳剂注入腹腔,可抑制腹腔渗出、改善局部供氧,并在腹膜面形成保护膜,预防粘连。

第四章 输　血

第一节　全血及成分输血

输血是指将血液通过静脉输注给患者的一种治疗方法，在临床上应用广泛。1667年，一个法国贵族将280ml的小牛血输给了一个精神失常的流浪汉，企图治疗他的精神问题。这例患者在经历了严重的免疫反应、在鬼门关徘徊数次之后，奇迹般地活了下来，并且维持了一段时间的平静，因而输血疗法被一些有创新想法的医生所接受。在随后的300年间，输血疗法仍然是在探索阶段。由于没有相关知识（比如血型），输血造成了很多人的死亡，但医生们也发现输血也真的能够挽救生命。直到1912年法国人卡雷尔（Alexis Carrel）博士因创造血管吻合术进行输血而获得了诺贝尔奖，输血疗法才获得了较大范围的肯定。

真正使输血成为科学有效的治疗方法的人是维也纳病理学家兰士台纳（Karl Landsteiner），他从1901年开始发现了人类的ABO血型及凝集规律，为现代输血提供了坚实的病理生理学基础，在随后的20年里，其他医生又逐步建立了血液抗凝和交叉配血技术，输血成为了一种常规治疗方法，在所有医院都可以进行。而兰士台纳也在1930年获得了诺贝尔生理学和医学奖。

狭义的输血是指输注全血，广义的输血是包括全血在内的、由血液制备的各种有形或无形成分的输注，严格来说，造血干细胞（骨髓或外周血）也算是一种特殊的输血。

一、全血

全血是由静脉采集的血液与一定量抗凝保存液混合的血液，存放在原始容器内2~6℃储存，主要是红细胞（占40%~50%）和血浆（占50%~60%），可以改善携氧能力和维持渗透压，但血小板、粒细胞很少，凝血因子浓度也低。抗凝保存液由以下成分构成：枸橼酸钠，与血液中钙离子结合，防止血液凝固；磷酸盐，在保存中支持红细胞代谢，保证红细胞在组织中较容易释放氧；葡萄糖，维持红细胞膜，以延长保存时间；腺嘌呤，提供能源。

新鲜采集的血液在一定期限内可以保持其所有的性质。当全血的储存时间超过24h后，其中的Ⅷ因子、白细胞和血小板迅速凋亡。随着储存时间的增长，全血在储存中的各种成分均会发生不同程度的变化，如红细胞氧亲和力的下降和活力逐渐丧失；pH、ATP、2,3-DPG下降；血浆内钾离子上升而钠离子轻度减少；微聚物的形成等。全血体外保存的时限是由储存全血中的红细胞输入受血者体内24h后至少保留输入的70%复原率来决定的。使用ACD和CPD抗凝保存液保存期限为21d，CPDA为35d。

新鲜血的定义没有被明确界定。就红细胞而言，用ACD抗凝5d内、CPD抗凝10d内的均为新鲜血。因为红细胞输入体内可立即发挥运氧作用。对血小板来说，2~6℃保存6h之后，有50%的血小板丧失功能，而白细胞也只能保存十几小时。采血后48h内凝血因子Ⅷ降低到正常的10%~20%，其他因子Ⅶ因子、Ⅸ因子相对稳定一些。

450ml 全血中含 63ml 抗凝剂,血红蛋白 120g/100ml,红细胞压积 35％(45％),不含具有功能的血小板,不含不稳定凝血因子(Ⅴ和Ⅷ)。

由于全血未经消毒,如果血细胞或血浆中存在传染病病原体,未被输血传播传染病常规检测所检出的话可能传播病原体。

二、成分血制品

成分血制品包括:①由全血分离的血液成分,如浓缩红细胞,红细胞悬液,血浆,浓缩血小板;②由单采采集的血浆或血小板;③由新鲜冰冻血浆制备的低温沉淀物,富含凝血因子Ⅷ和纤维蛋白原。

(一)各类红细胞制品

1.浓缩红细胞

浓缩红细胞(红细胞浓缩液或少浆血)是最简单的红细胞成分制品,临床中约 80％用血是输注红细胞,现多提供浓缩红细胞。全血在 2～6℃冰箱过夜自然沉淀,或者用特定规格的低温离心机离心制备,移去血浆层,加入添加剂后 2～6℃保存,血细胞比容在 50％～90％,以 70％左右较好,含血浆量不多而黏稠度又不高。浓缩红细胞还含有采集的全血中的白细胞。

150～200ml 红细胞,大部分血浆已被分离出;血红蛋白约为 20g/100ml(不少于 45g/U);血细胞比容 55％～75％。

2.红细胞悬液

红细胞悬液是将血浆分离后,加入"添加"稀释液所制。含 150～200ml 红细胞和少量血浆,另加入 110ml SAGM(添加剂,包括生理盐水、腺嘌呤、葡萄糖和甘露醇)或者加入等量的红细胞营养液;血红蛋白约 15g/100ml(不少于 45g/U);红细胞比容 50％～70％。

3.除"白膜"红细胞

将全血离心使红细胞沉淀到血袋底部,白细胞(和多数血小板)在红细胞和血浆间形成一层白色细胞细胞,称为"白膜"。除"白膜"红细胞仍保留红细胞,浓缩红细胞中含约 10％的白细胞。减少了白细胞和白细胞抗体反应引起的输红细胞时传播细胞内传染病(病原体)的危险。"白膜层"可用于制备浓缩血小板。

4.除白细胞(过滤)红细胞或全血

除白细胞(过滤)红细胞或全血输注可减少白细胞引起的免疫(反应)的发生;减少急性输血反应;若过滤后每袋血的(残留)白细胞少于 $1 \times 10^9/L$,减少了传播巨细胞病毒的危险。

一般 1U 红细胞悬液或浓缩红细胞经除白细胞(过滤)后,含白细胞数少于 $5 \times 10^9/L$;血红蛋白含量和血细胞比容取决于血制品种类;减少了巨细胞病毒传播的危险。

5.洗涤红细胞

对红细胞用生理盐水洗涤 3 次,可去除大量的白细胞(达 80％)和几乎全部的血浆蛋白,但红细胞也有一定损失(约 20％)和损伤,成为洗涤红细胞,由于在洗涤过程中破坏了原来密闭系统,故应在 4～6℃下保存,并且必须在 24h 内输注。主要用于有严重输血过敏史者、阵发性睡眠性血红蛋白尿症、含抗 IgA 血浆蛋白抗体者、新生儿溶血病换血等。

(二)血小板

血小板输注是为了治疗和防止因血小板数量减少或血小板功能缺陷所致的出血,但不是任何原因所致的血小板减少和血小板功能缺陷均可以输注,有些情况下是禁用或慎用血小板输注。血小板输注可以减少出血发生率,降低出血死亡率,但也会引起过敏反应、同种免疫反应、输血相关肺损伤及输血传播性疾病,因此,临床医生须权衡利弊,做出决定。

1.全血合并制备浓缩血小板

由 4～6U 全血分离制备的血小板合并成足够一个成人一次性治疗剂量的血小板制品。国家输血指南一般要求此制品至少含有 $240 \times 10^9/L$ 血小板。1U 制品容量含 50～60ml,含有至少 $55 \times 10^9/L$ 血小板;红细胞 $< 1.2 \times 10^9/L$;白细胞 $< 0.12 \times 10^9/L$。

2.单采浓缩血小板

血小板单采法由一个献血者采集足够输注剂量,避免了输注来自多个献血者的血,减少了因血小板合并制备传播传染病的危险。容量 150～300ml;血小板含量 $(150～550) \times 10^9$,相当于 3～10U(全血分离浓缩血小板);血小板含量、血浆容量和白细胞污染取决于采集方法。

(三)血浆制品

新鲜冰冻血浆(FFP)、冷沉淀等血浆制品当前常用的许多适应证并没有充分的临床循证医学证据支持,实际上血浆制品的适应证非常有限,而输注所致的不良反应、输血传播性疾病风险与其他成分血制品相似,且可能无法预料。

1.新鲜冰冻血浆(fresh frozen plasma,FFP)

从 1U 全血在采集后 6h 内分离的血浆病迅速冰冻到零下 25℃ 或以下制成;含有正常血浆中稳定凝血因子、白蛋白和免疫球蛋白的含量;至少含有新鲜血浆中的 70% 的凝血因子Ⅷ。

传染病危险:如不做进一步处理,危险同全血,如果用美兰/紫外线照射法处理,危险减少。

适应证:①补充多种凝血因子缺乏如肝脏疾病、双香豆素抗凝治疗过量、接受大剂量输血患者凝血因子损失;②弥散性血管内凝血;③血栓性血小板减少性紫癜;④先天性抗凝血因子缺乏症,如蛋白 C 缺乏,易导致血栓形成,需要手术时以 FFP 补充蛋白 C。

输注:①正常情况应 ABO 同型以避免患者发生溶血;②不需交叉配血;③输注前应在30～37℃ 水中融化,温度过高将破坏凝血因子和蛋白质;④融化后应尽快输注;⑤不稳定凝血因子将迅速破坏,在融化后 4h 内输注;⑥融化后若需保存,应置于 2～6℃ 冰箱内,不能超过 24h。

2.病毒灭活血浆

血浆用美兰/紫外线照射处理以减少艾滋病、乙肝和丙肝的危险。这种方法灭活其他病毒,如甲肝病毒、微小病毒 B19 效果差一些。这种制品的成本比常规新鲜冰冻血浆要高许多。

3.冷沉淀(cryoprecipitate)

加工新鲜冰冻血浆,获得容量为 10～20ml 内含冷球蛋白组分的一种成分。冷沉淀可在零下 20℃ 以下保存 1 年,含有一半全血的凝血因子Ⅷ和纤维蛋白原。每袋由 200ml 新鲜冰冻血浆制备,约含有:第Ⅷ因子 80～100U;血管性血友病因子(vWF)20%～30%;第ⅩⅢ因子 20%～30%,纤维蛋白原 150～250mg,纤维结合蛋白 500mg。

传染病危险:同血浆。

适应证:①作为浓缩凝血因子制品的替代品治疗遗传性凝血因子缺乏,如 vWF、因子Ⅷ(血友病 A)、因子ⅩⅢ;②在获得性凝血障碍疾病治疗中用以补充纤维蛋白原,如弥散性血管内凝血(DIC)。

输注:①如可能,应用 ABO 同型制品;②不需做交叉配血;③融化后,通过一个标准输血器尽快输注;④必须在融化后 4h 内输注;⑤融化后若需保存,应置于 2～6℃冰箱内,不能超过 24h。

(四)血浆蛋白制品

在药物生产条件下制备的人血浆蛋白质制品,如清蛋白、浓缩凝血因子制品、免疫球蛋白。对血浆蛋白制品做热处理或化学处理以降低病毒传播危险,目前应用的这些方法对于灭活脂质包膜病毒非常有效。非脂质包膜病毒,如甲肝病毒、微小病毒 B19,灭活处理效果较差。

1.人清蛋白溶液

通过大容量混合人血浆组分分离制备。

传染病危险:如果生产正常,无传播病毒性传染病的危险。

适应证:①治疗性血浆置换;②低蛋白血症患者的抗利尿水肿;③尚无证据表明在急性血容量补充治疗时,白蛋白优于晶体液。

禁忌证:不能用作静脉补充营养,不能用于补充主要氨基酸。

输注:①不需要做交叉配合试验;②不需要滤器。

注意:输注 20％白蛋白有导致血管内容量扩大,引发肺水肿危险。

2.浓缩凝血因子Ⅷ制品

由大容量混合血浆制备的部分纯化的凝血因子Ⅷ制品。

传染病危险:目前的病毒灭活制品未见传播人类免疫缺陷病毒(HIV)、人类嗜 T 细胞病毒(HTLV)和丙肝病毒,这些病毒为脂质包膜病毒;对于非脂质包膜病毒,如甲肝病毒和微小病毒 B19,灭活效果差。

适应证:①血友病 A;②中纯度制品含有 vWF,可用于治疗血管性血友病。

替代制品:①低温沉淀物,新鲜冰冻血浆;②重组 DNA 技术制备的Ⅷ因子制品。

3.浓缩Ⅸ因子制品/凝血酶原复合物浓缩剂(prothrombin complex concentrate, PCC)

含有Ⅱ、Ⅸ、Ⅹ;PCC 由血浆去除因子Ⅷ后制成,还含有因子Ⅶ,为减少诱发血栓形成,目前的 PCC 多加入了肝素或(和)抗凝血酶(antithrombin, AT),以防止 PCC 的凝血因子的激活和过量凝血酶形成。

传染病危险:同因子Ⅷ制品。

适应证:①血友病 B;②凝血酶原时间延长需要手术者,使用 PCC;③维生素 K 缺乏症所致活动性出血,需要紧急手术。

禁忌证:①PCC 不适用于有血栓倾向的患者;②维生素 K 缺乏症首先应是补充维生素 K;③DIC 缺乏多种凝血因子,而 PCC 不含全部凝血因子,且部分因子已活化,可能加重 DIC,不建议 PCC 用于 DIC 治疗;④严重肝病缺乏不仅是维生素 K 依赖性凝血因子,且由于肝病和肝肾综合征还可能缺乏 AT,而 PCC 中部分因子已活化,输注 PCC 后会出现血栓栓塞,故不建议输注 PCC。

输注:同因子Ⅷ制品。

替代品:血浆。

4.纤维蛋白原(fibrinogen)

纤维蛋白原由冷沉淀或血浆制备,纯度>70%。一般 1g 纤维蛋白原可以提高血浆纤维蛋白原浓度 0.25～0.5g/L,通常首剂 0.01kg/L,将血浆纤维蛋白原浓度升至 1.25g/L 以上即可达到止血。

适应证:①先天性无纤维蛋白原症或纤维蛋白原异常;②纤维蛋白原合成减少(如严重肝病)或消耗过多(如 DIC、病理产科等);③原发性纤溶亢进致出血,如急性早幼粒细胞白血病。

5.静脉注射免疫球蛋白

浓缩的人血浆 IgG 抗体溶液,经处理使制品安全并适用于静脉注射。

适应证:①特发性血小板减少性紫癜和一些其他免疫性疾病;②免疫缺陷状态;③低丙种球蛋白血症;④HIV 相关疾病。

禁忌证:有 IgA 抗体的选择性 IgA 缺乏患者,可因过敏而导致休克和死亡。

第二节 急性失血的输血

不论是内科消化道大出血、支气管扩张大量咯血,还是外科严重创伤出血、妇产科产后大出血,临床有许多情况都需要在紧急抢救时实施大量输血。大量输血主要指以下情况。

(1)以 24h 为周期计算,进行输注血液替代治疗量达到患者的总血容量。

(2)3h 内进行输注血液替代治疗量达到患者的总血容量的 50%以上。

(3)成年患者 24h 内输注 40U 以上的红细胞制剂。

(4)成年患者失血速度在 150ml/min 以上者。大量输血的定义不十分明确,由于患者的个体差异大,也很难用确定的指标进行量化。

一、临床特点

急性失血患者的临床症状取决于失血量和失血速度,失血量越大、失血速度越快症状就越重。一般认为,失血量<15%血容量无休克症状;失血量>20%血容量有早期休克症状;失血量>30%血容量出现明显休克症状;失血量>40%血容量出现重度休克症状。

急性失血后,组织间液迅速向血管内转移,起到"自身输液"作用。失血 500～1000ml,组织间液向毛细血管内转移的速度达 120ml/h;失血 2000ml,500～1000ml/h 组织间液转移到血管内,部分补偿丢失的血浆容量。与此同时,还有部分组织间液向细胞内转移。因此,急性失血患者不但血容量锐减,而且组织间液也显著减少。组织间液近似于晶体盐溶液,所以不用晶体盐溶液补充这种"额外"减少,将会造成严重后果。

治疗失血性休克患者必须正确处理好对因治疗与对症治疗的关系。所谓对因治疗就是止血;所谓对症治疗就是抗休克治疗。抗休克治疗的关键是迅速补充患者有效的循环血量,疏通和改善微循环功能,即扩容治疗。由于失血性休克补充血容量和补充组织间液都很重要,首批扩容液应选择晶体液,用量为失血量的 3～4 倍。首批 2000ml 林格乳酸钠液快速输注已被作为常规复苏措施广泛被临床采用。未充分补充晶体液之前不宜补充胶体液,理由是:有些胶体液(右旋糖酐、羟乙基淀粉、20%或 50%清蛋白)的胶体渗透压大于血浆,静脉输入后把组织间液的水分吸入到血管内发挥扩容作用,这样会进一步加重组织间液脱水;人造胶体是多分散性胶体,所含分子大小不等,虽然较大的分子能停留在循环中维持扩容作用,但较小的分子迅速经肾脏排泄产生渗透性利尿,容易被误解为血容量已补足及肾脏功能改善,实际上这种利尿进一步加重脱水,容易导致急性肾衰竭。失血量<30%血容量,一般不需补充胶体液。全血和血浆虽有扩容作用,但扩容时并不一定需要。

二、不宜大量输注全血

传统的观念认为,紧急大量输血时应首选全血,因为全血中含有各种血液成分。事实上,大量输注库存全血可能发生以下不良反应。

(1)因凝血因子和血小板的消耗、稀释性减少出现止血障碍或低凝状态。

(2)因大量输注库存全血中的血浆成分出现枸橼酸中毒、低血钙、高血钾、高血氨、代谢性酸中毒等。

(3)因快速大量输入未经复温处理的库存血出现低温状态。

(4)输入大量微聚体导致肺功能损伤或发生成人呼吸窘迫综合征。

(5)不同供者血浆中的血型抗体作用于其他供者红细胞导致的红细胞溶血。

(6)发生非溶血性发热反应、血浆蛋白过敏反应、心力衰竭、非心源性水肿、急性肺损伤等其他不良反应。

因此,盲目大量输注全血是不合适的。但在某些情况下,患者的失血量过大,仍有进行性出血,濒临休克或已经发生休克的患者可输部分全血。全血适用于既需要提高血液携氧能力,又需要补充血容量的患者,而不适用于血容量正常或低血容量正被纠正的患者。临床上适用全血的情况并不多见,应严格掌握输注全血的指征。

三、合理搭配成分输血

输血处理的措施如下。

(1)在使用晶体液、胶体液充分扩容抗休克的基础上或同时,首选目前血库都常备的悬浮红细胞2～4U作为紧急输注,争取时间缓解组织供氧不足的情况。

(2)临床输注红细胞的同时,进一步分析输血方案和患者血样进行更仔细的输血前检测,根据需要选择和预约其他红细胞制剂,如洗涤红细胞、特殊血型红细胞等,但要注意衔接时间问题。

(3)根据临床出血止血情况和有关实验检查,确定需要输注的血小板、冷沉淀、新鲜冰冻血浆或其他凝血因子制品的时间和剂量;通常大量输血患者多需要输注1个治疗剂量或以上的单采血小板和若干单位的冷沉淀或新鲜冰冻血浆;血小板一般要求以患者可以耐受的最快速度输注,冷沉淀或新鲜冰冻血浆要求在医院内37℃水浴解冻后最短时间内输注。

(4)稍后需要输注的红细胞制剂,多数情况下要提前进行复温处理,以减少库存低温对患者的影响。

(5)有条件情况下,建议选用能满足临床输血速度要求的微聚体过滤输血器。

四、注意事项

(1)抢救过程中,要检测血压、脉搏、尿量及血细胞比容,有条件应监测中心静脉压、心输出量等,并据此调整输液、输血量及输注速度,避免输液、输血量不足,不能维持正常组织灌流,也避免输液、输血量过多,引起肺水肿、心力衰竭等。

(2)原有心肺疾病的患者,更要注意输液、输血量及输注速度。

(3)失血量较大而单用晶体液及胶体液补充血容量时,需要注意血液过渡稀释的问题。因为血红蛋白低于 $40\sim50g/L$,红细胞比容 <0.20 时,不仅会影响出血部位的愈合,而且易发生感染。

(4)抢救的过程中不要忘记积极想办法止血。

(5)注意大量输血时可能引起的合并症,如枸橼酸盐中毒、血钾改变、酸碱平衡失调、低温、免疫性溶血以及防止输血传播疾病的发生。

(6)在扩容前采集血样,进行输血前的化验并留备交叉配血的需要,防止扩容后交叉配血出现假冷凝集现象。

第三节　大量输血

大量输血是指一次输血量超过患者自身血容量的 $1\sim1.5$ 倍,或 1h 内输血大于 1/2 的自身血容量,或输血速度大于 $1.5ml/(kg \cdot min)$。

适应证:低血容量性休克,创伤或者手术引起的快速大量出血是大量输血的指征。

并发症:①抗凝血功能障碍;②低温;③枸橼酸中毒和低钙血症;④高血钾;⑤微血栓和呼吸功能不全;⑥酸碱平衡失调;⑦血型交配困难;⑧携氧功能障碍等。

第四节　自体输血

自体输血就是当患者需要输血时,输入患者自己预先储存的血液或失血回收的血液。

一、主要优点

(1)可以避免经血液传播的疾病,如肝炎、艾滋病、梅毒、疟疾等。

(2)不需检测血型和交叉配合试验,可避免同种异体输血产生的抗体抗原免疫反应所致的溶血、发热和过敏反应。

(3)可避免同种异体输血引起的差错事故。

(4)反复放血,可刺激红细胞再生,使患者术后造血速度比术前加快。

(5)自体输血可以缓解血源紧张的矛盾。

二、主要方式

(一)回收式自体输血

常采用自体输血装置,抗凝和过滤后再回输给患者。可分为外伤时回收式自体输血、术中回收式自体输血和术后回收式自体输血。在下列情况可采用:①腹腔或胸腔内出血,如脾破裂、异位妊娠破裂。②估计出血量在 1000ml 以上的大手术,如大血管手术、体外循环下心内直视手术、肝叶切除术等。③手术后引流血液回输,是近几年开展的新技术,回输时必须严格无菌操作,一般仅能回输术后 6h 内的引流血液。自体失血回输的总量最好限制在 3500ml

内,大量回输时适当补充新鲜冰冻血浆或多血小板血浆。

（二）稀释式自体输血

临手术前自体采血,用血浆增量剂去交换失血,因而患者的血容量保持不变,而血液处于稀释状态。所采取的血,可在手术中或手术后补给。适量的血液稀释不会影响组织供氧和血凝机制,而有利于降低血液黏稠度,改善微循环等作用。

只要没有禁忌证,血液稀释回输对预计术中失血达 1～2L 的大多数手术都适用,具体方法是在麻醉后,手术开始前,开放二条静脉通路。一条静脉采血,采血量取决于患者状况和术中可能的失血量,一般为患者血容量的 20%～30%,以红细胞不低于 25%,白蛋白 30g/L 以上,血红蛋白 100g/L 左右为限,采血速度约为 5min 200ml。在采血同时,经另一条静脉滴注血浆增量剂,如电解质平衡代浆、羟乙基淀粉氯化钠代血浆和右旋糖酐氯化钠代血浆。在这个过程中,要保持患者的血容量正常。采集的血液可保存于 40℃冰箱内,如果手术时间短,也可保存于室温条件下。当手术中失血量超过 300ml 时,可开始输给自体血。先输最后采取的血,因为最先采取的血液,最富于红细胞和凝血因子,宜留在最后输入。

（三）保存式自体输血

1.概念及操作

保存式自体输血也称预存式自体库血。选择符合条件的择期手术患者,于手术前若干日内,定期反复采血贮存,然后在手术时或急需时输还患者。

对患者选择条件的标准与血液稀释回输的要求相同。手术前采取自体血,一次采血量不超过总量的 12%;采血量为总血量 10% 时,相等于血库同种血供血者的采血量。如患者无脱水,不需补充任何液体;如一次采血量达到 12%,最好能适当补充晶体液。采取的血液可预存于血库内,时间一般不宜超过 10d。如果去除血浆,将余下的压积红细胞保存在 -80℃冰箱内,则冰冻的红细胞可保存数月至数年之久。在采血期间口服硫酸亚铁 200～300mg,每天 3次,对红细胞再生和防止贫血有一定作用。

2.适合人群

(1)身体状况好,准备择期手术,而预期术中出血多,需要输血者。

(2)孕妇和计划妊娠者(避免分娩或剖宫产时输异体血)。

(3)有过严重输血反应病史者。

(4)稀有血型或曾经配血发生困难者等。

3.不适合人群

(1)可能患有脓毒血症或菌血症或正在使用抗生素的患者。

(2)肝肾功能不良者。

(3)有严重心脏疾患者。

(4)贫血、出血及血压偏低者。

(5)有献血史并发生过迟发性昏厥者。

(6)采血可能诱发疾病发作或加重的患者。

(7)血液受胃肠道内容物、消化液或尿液等污染者。

(8)血液可能受恶性肿瘤细胞沾污者。

(9)胸、腹腔开放性损伤,超过 4h 者。

(10)凝血因子缺乏者等。

三、使用禁忌

凡有以下情况者,应列为自体输血的禁忌证:①血液受胃肠道内容物、消化液或尿液等污染者;②血液可能受恶性肿瘤细胞沾污者;③有脓毒血症或菌血症者;④全并心功能不全、阻塞性肺部疾病、肝肾功能不全或原有贫血者;⑤胸、腹腔开放性损伤,超过 4h 者;⑥凝血因子缺乏者等。

四、感染隐患

自身输血在国外已开展了许多年,许多国家已经认识到 HIV 感染的危险,随着科学事业的发展,对与输血相关的疾病的了解也在增加,医生和病员都知道了输血可能带来的危险或威胁,它除了可能引起溶血反应、白细胞抗体反应、移植物抗宿主病、免疫抑制、癌症复发等不良反应外,还可能传播肝炎病毒、艾滋病毒、巨细胞病毒及疟疾、梅毒、黑热病等。目前输同种血液给受血者带来的最大危险,在国外是艾滋病,在中国则是丙型肝炎。在欧美,输血后丙肝病毒感染率达 4%～27.9%,输未经病毒灭活处理的凝血因子制剂的重型血友患者艾滋病毒感染率高达 90%。

五、适应证

(1)具有特殊输血问题的患者:①稀有血型;②多种红细胞抗体;③对高频率抗原的抗体;④对血小板输注无效者;⑤有白细胞抗体患者;⑥IgA 缺乏患者;⑦有血浆蛋白抗体患者。

(2)作为同种血液的另一种用途:①血液供应短缺;②手术前;③宗教原因;④年轻妇女。

六、利弊分析

(1)优点:①无传播疾病的危险;②没有对红/白细胞产生同种免疫反应的危险;③解决特殊血型病例的供血问题;④较小的、可克服的输血反应;⑤解决急需输血而血源短缺的困难;⑥改善红细胞氧和作用;⑦节约血源、减少经费开支。

(2)缺点:自身输血的大多数缺点(溶血、红细胞比容下降、污染等)均与手术中的血液回收有关,择期手术前采供血的唯一缺点是对输血科/血库血液管理增加麻烦以及有时对远道患者带来后勤供应困难。

自体输血仅适用于一小部分患者:①医生应本着对患者负责的精神,掌握适应证及其他指标,要根据患者的身体情况,手术类型,患者能在短期内献几次血,采血次数一般每周不得超过1 次,最好采至术前 1 周,一般允许采 4～5U 血。如果手术延期,可采取"蛙跳法"即回输患者保存最久的血然后再采血,还要考虑患者住家与医院间的距离。②应让患者了解自体输血并非没有风险,尤其是标记和记录,输错血的可能性虽极小,但确有可能。③主治医生应让患者知道除需自体血外,紧急意外时还有可能要输异体血及血制品,主治医生在采血期间应能及时赶到,并承担采血的责任。④每次采血前均须测定血红蛋白,首次及随后的采血前,男性及女性患者的血红蛋白应分别高于 120g/L 及 110g/L,孕妇血红蛋白应高于 100g/L。

第五章　泌尿系统疾病

第一节　泌尿外科常见症状

一、排尿异常

（一）尿频

【定义】

排尿次数增多，每次尿量减少，而 24h 尿量正常，称为尿频。排尿次数增多，每次尿量减少，24h 尿量增多，为多尿而非尿频。大量饮水、精神紧张、天气寒冷时，排尿次数会相应增加。正常人白天排尿 3～5 次，夜间睡眠中不排尿，或仅 1 次，每次尿量 300～500ml。

【病因分类】

1.炎症性与机械性刺激

各种原因所致的泌尿系炎症，特别是膀胱炎时，黏膜神经感受阈降低，尿意中枢一直处于兴奋状态；膀胱内结石、异物、肿瘤、留置导尿管机械性刺激，通过神经反射而引起尿频。

2.膀胱容量减少

如妊娠子宫、盆腔肿瘤压迫膀胱、膀胱内占位性病变、膀胱挛缩及膀胱部分切除术后，致使膀胱容量减小或有效容积减少而出现尿频。

3.排尿障碍

如尿道狭窄、结石、异物、肿瘤、憩室、前列腺增生及膀胱颈挛缩等致膀胱及颈部以下部位发生梗阻，继发膀胱肌肉增厚，顺应性降低，导致膀胱在尚未扩张到正常容积以前即产生了尿意而排尿，形成尿频。

4.精神神经因素

精神紧张，与排尿有关的神经病变等均可引起排尿反射紊乱而出现尿频，如精神性烦渴症、神经性膀胱等。

（二）尿急

【定义】

尿急是指一有尿意即迫不及待要排尿，往往容易尿湿衣裤，常与尿频、尿痛同时发生。多由下尿路炎症、膀胱容量缩小所致。此外，精神因素或神经性病变亦可引起尿急。

【病因分类】

1.泌尿系炎症

如膀胱炎（特别是膀胱三角区黏膜炎症）、后尿道炎症、结石、前列腺炎等，此类疾病引起的尿急常伴有尿痛。膀胱结石、肿瘤或异物刺激亦可引起尿急。

2.膀胱容量缩小

如前列腺增生症、前列腺癌、前列腺纤维病变、膀胱挛缩、先天性病变、部分膀胱切除术后、长期耻骨上膀胱造口术后、妊娠、盆腔肿瘤、腹疝等外在压迫等。

3.精神、神经因素

如精神紧张、焦虑、神经源性膀胱或脊髓损伤等,此类疾病引起的尿急不合并尿痛。

(三)尿痛

【定义】

排尿时或排尿后尿道内疼痛称为尿痛,常与尿频、尿急合并存在,合称为尿路刺激征。

尿痛多由于下尿路炎症所致。由于炎症对尿道黏膜或深层组织的刺激,引起膀胱或尿道的痉挛性收缩神经反射,表现为会阴部、耻骨上区挛缩样疼痛,或由尿道结石、异物所引起,从膀胱颈至外尿道口任何部位的阻塞均可引起尿痛。

【病因分类】

1.泌尿系炎症

膀胱炎、前列腺炎、尿道炎及结核等。

2.前列腺结石与异物

膀胱结石,输尿管下段结石、尿道结石、前列腺结石、膀胱异物与尿道异物等。

3.尿路梗阻

膀胱颈肥厚、先天性尿道瓣膜、肿瘤阻塞、前列腺增生、尿道狭窄、尿道肉阜、尿道黏膜脱垂、尿道外口先天性狭窄及包茎。

4.肿瘤

如膀胱、前列腺及尿道肿瘤。

5.憩室

如膀胱及尿道憩室。

6.尿路周围疾病

盆腔或直肠疾病引起膀胱及尿道反射性痉挛。

(四)排尿困难

【定义】

膀胱内尿液排出障碍为排尿困难,可有尿线变细、无力、射程缩短、排尿时间延长或尿后滴沥等不同表现。

【病因分类】

1.机械性排尿困难

主要是由于膀胱颈部以下梗阻所致。常见于膀胱颈挛缩,膀胱内结石、异物、肿瘤、血块阻塞尿道内口,前列腺增生症,尿道结石、肿瘤、异物、息肉、炎症、精阜肥大及包茎等。女性尿道短,机械性梗阻较少见,但阴道前壁囊肿、子宫肌瘤、子宫后位、妊娠子宫、子宫脱垂等外来压迫亦可引起排尿困难。

2.功能性排尿困难

由于脊髓反射弧或大脑皮质功能发生障碍所致,如神经性膀胱、会阴术后,麻醉后、脊髓损伤、肿瘤、隐性脊柱裂等引起的膀胱功能障碍,均可导致排尿困难。也可由于精神紧张、老年人膀胱松弛、女性生殖器官炎症、损伤所致括约肌痉挛等引起。

(五)尿潴留

【定义】

尿液潴留于膀胱内不能排出谓之尿潴留。常由于排尿困难发展而来。

【病因分类】

1.急性尿潴留

又称为完全性尿潴留。为突然发生,膀胱胀痛,尿液不能排出。常见于尿道损伤,尿道结石嵌顿,前列腺增生。其次见于脊髓损伤、急性前列腺炎或脓肿、急性尿道炎及腹部、盆部、会阴部手术损伤膀胱神经所致。腰麻后亦可引起手术后暂时性尿潴留。某些药物,如阿托品、溴丙胺太林(普鲁本辛)、冬眠药物等亦可引起尿潴留。

2.慢性尿潴留

即膀胱内较多残余尿,又称部分性尿潴留。起病缓慢,膀胱无胀痛,经常有少量持续性排尿,或呈假性尿失禁。常见于前列腺增生、尿道狭窄、神经源性膀胱、膀胱膨出及其他尿路梗阻性疾病。

(六)尿失禁

【定义】

尿液不受主观控制而自尿道口溢出或流出,称之为尿失禁。

【病因分类】

1.真性尿失禁

由于膀胱逼尿肌过度收缩,括约肌松弛或麻痹,膀胱失去贮尿作用,尿液不自主地由尿道流出。常见于下列括约肌或支配神经损害的疾病。

(1)膀胱病变:急性膀胱炎、结核性膀胱炎、间质性膀胱炎、膀胱结石、漏斗形膀胱颈及内括约肌松弛。

(2)神经病变:脊髓损伤、隐性脊柱裂、多发性硬化症、神经源性膀胱、昏迷及痴呆等。

(3)括约肌损伤:前列腺摘除术后、子宫脱垂、膀胱外翻、严重尿道上裂等。

2.假性尿失禁

膀胱经常在膨胀状态而尿液不断滴出,此种情况也可称为充盈性尿失禁。

(七)尿线异常

【定义】

正常尿线应有一定的粗细、形状与射程,尿线应呈圆柱状喷射而出。滴状排尿,尿线变细,尿流分叉,尿流中断,两段排尿及尿后滴沥等统称尿线异常。

【病因分类】

1.尿流分叉

排尿起始或终了时,尿流自尿道口分散排出,而出现分叉现象称为尿流分叉,可呈喷泉状。尿流分叉常因尿道狭窄、结石、炎症、前列腺中叶肥大或精阜肥大等使尿道口径不整齐或前尿道黏膜不平整所致。

2.尿线中断

排尿时尿线时断时续或突然停止伴阴茎头部剧痛的现象称为尿线中断。其主要由尿道梗阻和尿道炎所致。多见于下列疾病。

(1)膀胱结石,膀胱颈部有蒂肿瘤,输尿管囊肿或膀胱异物、血块,于排尿过程中,尿道内口突然被阻塞,尿线骤然中止。

(2)前列腺增生,致使膀胱逼尿肌疲劳,尿线不能维持而发生尿线中线。

(3)尿道炎症,排尿时引起尿痛,刺激膀胱括约肌收缩而发生尿线中断。

3.两段排尿

排尿全过程分为两个阶段,即中间有一次非自主性暂停,而且并无排尿困难,称为两段排尿。两段排尿见于较大的膀胱、尿道憩室及巨输尿管症。在一次排尿后,憩室内或巨输尿管内的尿液即流入膀胱而又产生尿意,再次排出相当量的尿。

4.滴状排尿

滴状排尿系指排尿时尿不成线滴于足下的现象。滴状排尿是排尿困难的严重表现,常先由尿线变细,尿线无力,射程缩短逐渐形成滴状排尿。其常见于下列疾病。

(1)膀胱颈痉挛。

(2)前列腺增生或急性炎症。

(3)后尿道狭窄。

(4)尿道外压迫。

5.尿后滴沥

尿后滴沥系指排尿完毕后仍有尿液点滴而出的现象。少则数滴,多则数毫升。其主要是由于膀胱收缩无力或后尿道内尿液尚未排尽,而尿道外括约肌痉挛,括约肌痉挛解除后,积于后尿道的尿液即点滴而出。

尿后滴沥多见于尿道憩室、前列腺炎、前列腺肥大及尿道狭窄。

(八)遗尿

【定义】

遗尿系指 3 岁以上儿童,醒时能控制排尿,在入睡后不由自主地排尿于床上,俗称"尿床"。遗尿次数不一,一般每晚一次,亦有数晚一次或每晚 2～3 次者。个别病员除了夜间遗尿外,白天睡眠亦有遗尿。

【病因分类】

1.功能性遗尿

泌尿系统及神经系统异常,常因神经系统发育不全或排尿训练不够,条件反射不完善所致,亦可因熟睡后大脑皮质抑制,盆底肌肉松弛所致。大多数儿童遗尿属于功能性的。

2.器质性遗尿

多由于神经系统或泌尿系统疾病所致。

(1)神经系统疾病:如癫痫,脑肿瘤,脑血管意外,多发性脑脊髓硬化症,脊髓肿瘤,外伤性脊髓炎,脊柱裂,脑脊膜膨出等。

(2)泌尿系疾病:多见于尿路梗阻,如包茎尿道外口狭窄,尿道瓣膜,精阜肥大,膀胱颈梗阻及远端尿道缩窄,泌尿系统及阴道炎等。

(3)其他:如胃肠道功能紊乱,肠道寄生虫等。

二、尿量异常

(一)少尿与无尿

【定义】

24h 内尿量＜400ml 或每小时尿量＜17ml 者称为少尿;24h 尿量＜100ml 或 24h 内完全无尿者称为无尿(或称尿闭)。少尿或无尿常同时伴有氮质血症以及尿毒症,水、电解质及酸碱平衡紊乱。确定少尿或无尿前,应首先排除尿潴留。

【病因分类】

根据少(无)尿的病因和发生机制,可分为下列三类。

1.肾前性

因有效血循环量不足,肾血流量突然减少,肾小球滤过压及滤过率降低,而致尿量减少;同时继发性醛固酮、抗利尿激素分泌增多及交感神经兴奋,使肾小管重吸收增加,均可导致少(无)尿。多见于严重脱水,电解质紊乱,心力衰竭,休克,低血压,重度低蛋白血症,肾动脉栓塞或邻近器官的肿瘤压迫等。

2.肾源性

少(无)尿是因肾实质损害所致。常见于严重创伤、肾中毒等引起的急性肾衰竭;慢性肾炎、慢性肾盂肾炎、肾结核、多囊肾等引起的慢性肾衰竭。

3.肾后性

少(无)尿是因各种尿路梗阻所致。多见于泌尿系本身病变,如结石、肿瘤、前列腺增生等,亦可见于肾外压迫(粘连或肿瘤)引起的梗阻。尿路梗阻引起肾盂及肾小管内压升高,致使肾小球有效滤过压降低,终因肾小球滤过率下降而发生少尿。

(二)多尿

【定义】

患者 24h 尿量持续多于 2500ml 时称为多尿。正常人饮水过多或食用含水分较多的食物时,可出现暂时性生理性多尿现象;水肿患者应用利尿药或巨大肾盂积水突然通畅时,亦可出现暂时性多尿现象。

【病因分类】

多尿主要由于肾浓缩尿液功能障碍所致,其常见于下列几类疾病。

1.内分泌与新陈代谢性疾病

如糖尿病、尿崩症、原发性甲状旁腺功能亢进症、原发性醛固酮增多症、巨人症、缺钾性肾炎、尿崩症等。

2.肾疾病

慢性肾炎肾功能不全、肾盂肾炎、肾硬化症、急性肾功能不全多尿期等。

3.精神神经疾病

癔症性多饮、多尿症。

对多尿症状首先要确定是否为真正多尿,应注意与尿频而尿量不多相区别。

三、尿液异常

(一)血尿

【定义】

正常尿液中无血红细胞,或者偶尔有2～3个红细胞。如尿内红细胞增多,称为血尿。或收集3h尿行尿沉渣细胞计数,男性每小时红细胞排出数目＞3万,女性＞4万,应视为血尿。

【病因分类】

(1)临床上根据血尿的程度把血尿分为肉眼血尿和显微镜下血尿。如患者的新鲜尿液呈血红色或洗肉水样,甚至有血块,称为肉眼血尿。而仅在显微镜下发现较多的红细胞,称为显微镜下血尿。血尿可以是持续性的,也可以是间歇性。一般来说,泌尿系肿瘤多表现为间歇性肉眼血尿,泌尿系感染、结核常表现为持续性显微镜下血尿。

(2)根据血尿在排尿过程中出现的时间不同,把血尿分为以下几类。

初始血尿:血尿出现在排尿开始,提示病变在前尿道。

全程血尿:排尿全程均有血尿,提示病变在膀胱颈上部位。

终末血尿:排尿终末有血尿,则提示病变在膀胱出口部或后尿道。

(3)血尿与疼痛的关系:无痛性血尿,小儿以肾炎多见;成人尤其是老年患者以肿瘤多见。血尿伴有肾绞痛多为泌尿系结石。血尿伴有腰部隐痛及膀胱刺激症状多见于泌尿系感染。

(4)血尿的颜色:颜色新鲜者,多为下尿道出血;颜色陈旧者,为上尿道出血。膀胱内大出血可伴有血块形成,血块呈细条状,出血可能来自输尿管和肾。

(5)血尿与运动的关系:泌尿系结石、肾下垂等疾病,往往在运动过多或活动后血尿加重。有损伤史者,血尿可能与损伤有关。

(6)前尿道损伤表现为尿道流血而不是血尿。全身性出血疾病可以出现血尿,但并非泌尿系统疾病引起的,应注意区别。

(二)血红蛋白尿

【定义】

血红蛋白尿是指不含红细胞的血色尿。其特点为尿色红,但澄清通明,不似血尿浑浊。隐血试验阳性,但镜检时红细胞不多。

【病因】

常见于挤压伤,急性传染病,输异型血和其他溶血性疾病。

(三)脓尿

【定义】

正常人尿液中允许出现少量白细胞和(或)脓细胞。尿沉渣显微镜检查,未离心尿白细胞每高倍视野超过5个、尿每高倍视野超过10个列为异常,若白细胞或脓细胞成堆称脓细胞满视野,以上情况出现在尿路感染时。

【病因分类】

1.泌尿生殖系器官的病变

(1)炎症:为脓尿最常见的病因,如肾盂肾炎、肾脓肿、肾积脓、坏死性肾乳头炎、膀胱炎、急性前列腺炎、尿道炎、尿道旁腺炎或脓肿等。

（2）结核：肾结核、膀胱结核等。

（3）异物：膀胱异物、尿道异物等。

（4）结石、肿瘤与憩室：肾、输尿管及膀胱的结石、肿瘤和膀胱尿道憩室等。

（5）尿路梗阻：包茎、后尿道瓣膜、精阜增生、输尿管狭窄或扭曲、前列腺增生、膀胱颈痉挛、尿道狭窄等均可引起尿路继发性感染。

2.泌尿系统邻近器官的病变

肾周围脓肿、阑尾周围脓肿、输卵管及卵巢脓肿、盆腔炎及脓肿等。

【鉴别诊断】

1.滴白

滴白是指在排尿前或后，或排大便时，尿道口流出的少量白色分泌物，这种分泌物叫作前列腺液，也可称之为前列腺溢液，多见于前列腺炎患者。

2.遗精

遗精是指在无性交活动时的射精。睡眠时发生的遗精称梦遗，在清醒状态下发生的遗精称滑精。

（四）乳糜尿

【定义】

尿液含有乳糜或淋巴液，使尿液呈乳白色米汤样，称为乳糜尿。如乳糜尿混有血液，则称为乳糜血尿。

乳糜尿主要是由于血丝虫病引起淋巴系统阻塞及破坏，导致淋巴管液动力学改变，使腹膜后淋巴管于泌尿系形成病理性交通，乳糜进入尿路而形成。

【病因分类】

1.先天性因素

先天性淋巴管或其瓣膜功能异常、先天性淋巴管畸形导致淋巴回流受阻。

2.继发性因素

多见于丝虫病，纵隔、腹腔、腹膜后结核，肿瘤，胸腔部手术，创伤及炎症引起的淋巴管内外纤维化亦可发生乳糜。

（五）残渣尿

【定义】

排尿时尿中出现固体残渣称为残渣尿。残渣可为血块、脓块、组织碎块、干酪样物质及粪块等。

【病因】

残渣尿是由于胃肠道与尿路有瘘管相通，致使胃肠道内容物排入尿路，或尿路本身疾病形成所致。可见于肠道肿瘤、结核、局限性结肠炎、憩室炎等引起的病理性瘘管及泌尿系统感染、结核、结石及肿瘤等。

（六）气尿

【定义】

排尿时尿中出现气体称为气尿。

气尿多由于肠道与尿路有瘘道相通所致,致使尿路外气体进入尿路;或尿路有产生气体细菌感染所致。另外,膀胱镜检查后,肾造口时气体亦可进入尿路。

【病因分类】

1.病理性瘘道

肿瘤、结核、严重感染、局限性回肠炎、窒息性及创伤、手术、分娩损伤所致,泌尿道与肠道或阴道形成病理性沟通。

2.先天性异常

如穴肛残留、尿直肠隔缺损,致使膀胱、尿道与直肠相通。

3.尿路产气细菌感染

如糖尿病患者尿液,有时因乳酸菌或酵母菌等使糖分解发酵而产生气体;陈旧性膀胱炎,因为大肠埃希菌或乳酸杆菌使尿中蛋白分解而产生气体。

四、疼痛

(一)肾区疼痛

【定义】

肾区疼痛是指发生在腰部肋脊角外侧区域的疼痛。

【病因分类】

按其性质分为钝痛、剧痛及绞痛三种。

1.肾区钝痛

常见于肾非化脓性炎、肾盂积水、多囊肾、肾肿瘤、肾下垂、肾结核及肾炎等。钝痛是由于肾肿胀时肾包膜或肾向下牵扯,或病变侵犯腹后壁结缔组织、肌肉、腰椎或腰神经所致。

2.肾区剧痛

常见于肾脓肿、肾周围感染、急性肾盂肾炎、急性间质性肾炎等。剧痛是由于肾实质或肾周围的急性化脓性炎症所致,常伴有畏寒、发热、恶心及呕吐等症状。

3.肾区绞痛

即肾绞痛,又称肾、输尿管绞痛,其主要原因是肾盂、输尿管发生急性阻塞,引起阻塞部位以上急性积水,肾盂内压力急剧增高,诱发肾盂、输尿管痉挛,而发生的极其剧烈的疼痛。多见于肾、输尿管结石,肾肿瘤及肾结核的血块、脓块、脱落的腐烂组织等向下移动。

(二)输尿管区和会阴部疼痛

输尿管区疼痛的性质与肾绞痛相似。绞痛位于一侧腹部外侧呈阵发性,多向会阴部、股部内侧部放射。输尿管绞痛主要是由于输尿管梗阻引起输尿管痉挛所致。多见于输尿管结石、肾肿瘤组织、血块脱落等。

会阴部疼痛是指会阴部的灼痛、刀割样痛或跳痛。常见病因为前列腺炎、精囊炎或有脓肿形成时所致。

(三)膀胱区疼痛

【定义】

膀胱区疼痛是指耻骨上部的疼痛。其性质呈烧灼或刀割样疼痛,排尿和排尿终末时加重,常伴有尿路刺激症状。

【病因】

由于感染、结石、肿瘤等对膀胱黏膜的刺激,引起膀胱痉挛性收缩及神经反射所致。亦可因膀胱过度膨胀或强力收缩引起。常见于膀胱炎症、结石、较大的肿瘤;尿道梗阻疾病,如尿道狭窄、前列腺增生症、尿道结石等。

(四)尿道疼痛

【定义】

尿道疼痛是指排尿时尿道常为烧灼痛或刀割样痛。

【病因】

尿道疼痛是由于感染对膀胱或尿道黏膜或深层组织的刺激,引起尿道痉挛性收缩或神经反射所致。常见于尿道急(慢)炎症、尿道周围炎、尿道结石、异物及肿瘤等,亦可因肾、输尿管、膀胱及前列腺病变引起的疼痛放射至尿道。

(五)阴囊部疼痛

【定义】

阴囊部疼痛是指阴囊内容物不同性质和不同程度的疼痛。其疼痛性质可有胀痛、坠痛及剧痛。可见于损伤、感染、睾丸及精索扭转所致。此外,肾、输尿管、膀胱、前列腺病变产生的疼痛亦可放射至阴囊部。

【病因分类】

1.外伤性阴囊痛

阴囊肿大,可呈持续性坠痛或胀痛,如睾丸扭转时,可突然发生非常剧烈的疼痛,有时甚至会虚脱休克。

2.感染性疼痛

(1)急性感染:常表现为持续性胀痛或跳痛,如急性睾丸炎、急性精索炎、附睾炎。

(2)慢性感染:疼痛多不严重,有阴囊坠胀痛,尤以在站立、行走或长途骑车后加重,如附睾炎、附睾结核及丝虫性炎症。

3.肿瘤性阴囊痛

起病缓慢,疼痛不明显,一般待肿瘤发展到较大体积时,方有坠胀痛,多见于睾丸肿瘤。

4.其他

外睾丸鞘膜积液、精索静脉曲张、腹股沟疝亦可引起阴囊痛,应注意鉴别。

五、肿块

(一)肾区肿块

正常情况下肾不能触及,瘦弱的人可触及右肾下极。肾区肿块常见于下列原因。

1.肾先天性异常

(1)蹄铁形肾与异位肾:可在中下腹或脐旁触及。

(2)多囊肾:两侧肾体积增大,无波动感。

(3)肾下垂:肿块活动度大,直立位、坐位或侧卧位时亦触及。

2.肾代偿性增大

一侧肾有缺如或有功能丧失或发育不全时,则对侧肾代偿性增生,肾体积增大,无压痛。

3.肾周围炎、脓肿及血肿

肾区饱满,局部有压痛。

4.肾疾病

(1)肾积水和囊肿:肿块质软有囊性感。

(2)肾积脓和肾脓肿:患侧有明显疼痛及压痛。

(3)肾与肾上腺肿瘤:恶性肿瘤质硬,如肾癌、肾盂癌及幼儿肾母细胞瘤等。

(二)输尿管肿块

正常情况下输尿管一般不能触及,当输尿管发生病变时,如输尿管结石、肿瘤积水及先天性巨输尿管症等,有时能摸到条索状肿物及压痛点。女性输尿管下端结石可于阴道触知。

(三)膀胱区肿块

膀胱充盈时可在下腹部耻骨上触及膀胱顶部,排尿后膀胱缩小,无肿块可触及。膀胱区肿块主要是由于膀胱颈部以下尿路梗阻和神经性膀胱功能障碍所致。

(四)腹股沟部肿块

正常情况下腹股沟部仅能触及表浅淋巴结。腹股沟部肿块多由于疝、隐睾、鞘膜积液、淋巴囊肿和肿瘤所致。

(五)阴茎肿块

【定义】

阴茎发现或触及异常包块。

【病因分类】

1.阴茎皮肤病变

如皮脂腺囊肿及乳头状瘤等。

2.阴茎皮下硬结

阴茎背侧皮下索状硬结多见于静脉血栓或淋巴管炎。

3.阴茎龟头肿块

以阴茎癌多见,肿块常呈菜花样。

4.尿道口肿块

以尿道旁囊肿多见。

5.阴茎海绵体部肿块

如硬结症、梅毒及阴茎结核等。

6.阴茎腹侧尿道部肿块

多见于尿道结石、肿瘤、息肉及憩室等。

(六)阴囊肿块

【定义】

阴囊肿块是指当阴囊内容物发生病变或腹腔内容物进入阴囊时所致肿块。

【病因分类】

1.腹股沟疝

以斜疝为多。

2.鞘膜积液

如睾丸和精索鞘膜积液,肿块光滑,有波动感,透光试验阳性。

3.精液囊肿

位于附睾头部,呈圆形或椭圆形肿块。

4.睾丸附睾性病变

如睾丸及附睾炎、结核、肿瘤、梅毒及输尿管结扎术后致附睾淤积。

5.精索和输精管病变

如精索静脉曲张,一侧精索触及蚯蚓状曲张的肿块。输精管结核时呈串珠样改变。

6.阴囊本身病变

如水肿、血肿及象皮肿以及炎症、脓肿等。

7.丝虫病

附睾和精索肿大或有结节,而输精管正常。

第二节 先天性畸形

一、输尿管先天异常

(一)重复输尿管

肾及输尿管重复畸形是泌尿系常见的先天畸形病。重复肾及输尿管畸形,可以为单侧,亦可以是双侧。单侧较双侧者多,右侧较左侧多4倍,女性较男性多。其发病率各家统计数字不一。

【临床表现】

(1)不完全的重复输尿管畸形,或完全型的重复输尿管畸形,输尿管均开口于膀胱内,且没有合并症。这类病例完全没有临床症状,只有在进行泌尿系全面检查时才被发现。此类患者约占60%。

(2)重复肾伴有合并症,出现肾盂肾炎、肾结石、结核、肿瘤、积水等症状表现而进行泌尿系全面检查时所发现。

(3)完全型的双重输尿管畸形,输尿管开口于外阴前庭、阴道等处,致患者自幼年就有遗尿史,夜晚尿湿床铺,白天也经常短裤不干;但患者又有正常的排尿活动。如有此种病史,仔细检查外阴,常能查见异常输尿管开口。即使找不到异常输尿管开口,静脉肾盂造影亦常能证实此种先天畸形问题。

【辅助检查】

1.尿路造影

显影的下肾盂类似正常肾盂,但肾盏数目减少,位置偏低。上肾盂多呈萎缩变小或如囊状。此外,亦可显示有肾盂积水。这一畸形有各种不同类型,其X线表现为:①重复肾盂但仅有单一输尿管;②肾盂和部分输尿管重复;③肾盂和输尿管全部重复,可并有输尿管开口异位,或一端为盲袋;④单一肾盂但有重复输尿管,重复输尿管一端可为盲袋。

2.B超检查

一般只能显示重复肾,除肾长径增长外,可见强回声的收集系统光点群明显分成两组。但重复输尿管除非合并积水扩张,超声显示不清楚。

3.CT检查

显示一侧肾有两套肾盂输尿管系统,上肾盂往往发育不良并偏内。下肾盂发育正常具有大小盏,位置偏低偏外。重复肾合并上肾盂输尿管扩张积水常见于输尿管异位开口,追踪扫描至盆部可见上肾盂的引流输尿管全长扩张,下端不进入膀胱。但CT不能明确指明开口位置。

4.MRI检查

冠状位可更清楚显示肾盂输尿管重复畸形。除重复肾较正常长外,上肾段因积水呈囊状扩张时,其扩张的引流输尿管段也可部分显示,并可见下肾段受积水肾盂压迫向外移位。

【治疗】

(1)无并发症或无症状不需治疗。

(2)输尿管开口异位、有尿失禁、如果肾功能尚好则做输尿管膀胱再植术。

(3)如重复肾并发结石、结核或肾积水感染、肾功能损害,应针对病因、重复肾各部分的功能及病变情况而采取不同方式的手术治疗。

(二)巨输尿管

先天性巨输尿管是由于输尿管末端肌肉结构发育异常(环形肌增多、纵形肌缺乏),导致输尿管末端功能性梗阻、输尿管甚至肾盂严重扩张、积水。该病的特点是输尿管末端功能性梗阻而无明显的机械性梗阻,梗阻段以上输尿管扩张并以盆腔段为最明显,又称为先天性输尿管末端功能性梗阻。

【临床表现】

(1)先天性巨输尿管症并无特异性的临床表现,大多以腰酸、胀痛为主诉就诊,偶有因腰部包块、血尿、顽固性尿路感染、肾功能不全就诊者。

(2)其确诊有赖于影像学检查。

【辅助检查】

1.实验室检查

伴有尿路感染及结石时尿液检查可有红细胞、白细胞及致病菌。

2.膀胱镜检查

三角区和输尿管开口位置一般正常,成人尤为如此。输尿管导管插入可毫无困难。

3.尿路造影

早期病例X线造影片仅见输尿管下段呈纺锤状或球状扩张;注射造影剂后立即拔出输尿管导管拍摄排空片,可见造影剂滞留和(或)延迟排空,也可见到输尿管内造影剂有逆蠕动反流到肾的现象。

4.B超检查

可见患侧输尿管扩张,有肾积水或无明显肾积水。

5.CT及MRI检查

CT可见到全程输尿管扩张,可有不同程度的肾积水,输尿管膀胱交界处可见到狭窄。

MRI 可见到扩张输尿管全貌,下端狭窄,可伴有肾积水。

【治疗】

成人先天性巨输尿管的治疗取决于输尿管扩张和肾功能损害的程度。

(1)对输尿管扩张程度较轻而肾积水不明显者可随访观察,有文献报告约 40% 的病例可选择非手术治疗。

(2)如输尿管扩张明显而肾功能损害不重可行输尿管裁剪整形后膀胱再植术。术中应注意必须切除末端 1~2cm 的病变输尿管。裁剪时应部分切除输尿管下段外侧壁,长度相当于输尿管全长的 1/3,但不能超过 1/2,以免发生缺血坏死。必须行抗反流的输尿管膀胱再植术,可于膀胱顶侧壁切开浆肌层达黏膜,长为 3~4cm,于远端剪开黏膜成一小口与输尿管黏膜吻合,将输尿管下段包埋在肌层内缝合浆肌层。

(3)对重度肾积水、肾功能损害严重者应行肾输尿管切除术,伴有感染时可先行肾造口引流,待控制感染后再行肾输尿管切除术。

(三)下腔静脉后输尿管

下腔静脉后输尿管又称环绕腔静脉输尿管,是下腔静脉发育异常的一种先天性畸形。

【临床表现】

该病的主要病理改变是梗阻所致,由于输尿管受压梗阻造成尿液引流不畅,导致患者腰部或腹部钝痛,甚至绞痛;血尿是常见症状之一,一部分患者伴有泌尿系结石。虽然下腔静脉后输尿管是先天性畸形,但大多数患者都在成年后才出现症状。

该病临床表现多不典型,约 25% 的病例无显著症状或仅有轻度和可忍受的腰痛,明确诊断需依靠静脉尿路造影和输尿管逆行造影。

【辅助检查】

主要依靠静脉尿路造影与逆行输尿管插管造影,显示输尿管移位,向正中线越过第 3~4 腰椎而形成镰刀状或 S 形畸形。在受压的近侧段输尿管呈现扩张和肾盂积水。Randell 指出,在 X 线斜位摄片上,正常输尿管与腰椎之间有一定的距离,但下腔静脉后输尿管则紧贴腰椎。超声、CT 及 MRI 对诊断血管畸形有价值。

【治疗】

应根据肾功能受损害的程度而制定。对于无显著的临床症状者,则无须手术。如患肾有严重积水、反复感染而又久治不愈,合并结石和肾功能严重受损而同时对侧肾功能良好,则可做肾、输尿管切除术。如肾功能尚佳,应保留肾,在肾盂与输尿管连接处上方切断,游离输尿管,并套过下腔静脉,使之复位后再做吻合。在某些情况下,受压处和梗阻以上的输尿管往往因感染及纤维性变而与下腔静脉紧密粘连,以至无法剥离时,只能做肾切除术。输尿管下段切断和游离复位后,做输尿管—输尿管端—端吻合术者,易产生吻合口狭窄或损伤供应血管,最后有可能导致第 2 次手术而将肾切除。

(四)输尿管开口异位

输尿管开口异位是指输尿管开口于正常位置以外的部位。男性多开口于后尿道、射精管、精囊等处,女性则可开口于前尿道、阴道、前庭及宫颈等处,约 80% 输尿管开口异位见于双输尿管中的上输尿管。双肾双输尿管并输尿管开口异位 80% 以上见于女性,单一输尿管开口异位则较多见于男性。约 10％输尿管开口异位是双侧性。

【临床表现】

男性异位输尿管口大多在外括约肌以上，一般没有明显的临床症状。以尿路感染为主，也可产生不同程度的腰骶部疼痛和反复发作的附睾炎；女性则主要表现为有正常排尿的同时有持续性尿失禁和尿路感染，并导致外阴部皮肤湿疹、糜烂。仔细检查可在女性的前庭、阴道和尿道等处找到针尖样细小的开口，尿液呈水珠样持续滴出。

除一般的外科常规检查外，还需特别注意耐心检查外阴部，仔细寻找输尿管异位开口，如将输尿管导管插入可疑的异位开口的输尿管后行造影检查，但一般很难发现。

【辅助检查】

(1)有尿路感染时尿常规检查可见白细胞，尿培养可有致病菌生长。

(2)静脉尿路造影：可了解输尿管开口异位的类型及开口的位置、异位输尿管开口的相应的重复肾上肾部的发育及积水情况，还可了解并发重复肾双输尿管情况。

(3)CT 检查：可了解患肾的大小、形态、肾皮质厚度，特别是 IVP 未显影的病例。

(4)膀胱尿道镜检及逆行肾盂造影，了解是否有开口于膀胱内的异位开口。

【治疗】

手术是治疗输尿管开口异位的唯一方法，国内刘文善与国外 Gross 认为，输尿管开口异位属于重复畸形的部分组织，且常伴有不可恢复的病理变化。因此，不应将输尿管移植于膀胱或与正常输尿管吻合，但 Dodson 认为，如肾功能尚未受损，采用输尿管膀胱吻合甚为合理。应根据各种不同异位开口类型和肾、输尿管病变的严重程度制定具体的手术方案。

(1)患侧有严重感染，肾盂、输尿管显著积水，肾功能基本丧失，而对侧肾功能又证实良好者，则可行患侧肾切除术，如为重复肾，则行重复肾的上肾段切除术，两者均应尽量将输尿管大部切除，以免发生输尿管残端综合征，苯酚烧灼残留的输尿管内黏膜或电凝烧灼残端黏膜，可防止结扎残端输尿管感染。

(2)如肾功能尚好或受损不严重，应保留肾，可选做输尿管-输尿管端侧吻合术或输尿管膀胱再植术加抗反流术。

(五)输尿管开口囊肿

输尿管开口囊肿是由于输尿管口先天性狭窄或功能性挛缩及输尿管壁发育不全，以致输尿管下端各层形成一囊肿突入膀胱之内。故囊肿的外层为膀胱黏膜，内层为输尿管黏膜，两者之间为很薄的输尿管肌层。

【临床表现】

最常见的临床表现是上尿路扩张积水和尿路感染。

【辅助检查】

影像学检查可明确诊断。B 型超声检查可显示膀胱内有薄壁囊性肿块。静脉尿路造影典型者表现为输尿管末端"蛇头"状膨大，伴或不伴肾输尿管扩张积水，合并重复畸形时亦可显示。膀胱镜检可见输尿管开口处呈囊状扩张，开口呈针尖样随输尿管蠕动时张时缩。

【治疗】

治疗方法选择根据病变程度、对上尿路的影响及是否伴有其他尿路畸形而定。治疗目的是解除梗阻、根除感染和保护肾功能。常用手术方法有经尿道切除及抗反流的输尿管膀胱再植术。

（六）膀胱输尿管反流

膀胱输尿管反流（VUR）是指各种原发或继发原因引起的膀胱尿液反流至输尿管或肾盂、肾盏的非正常生理现象。VUR 易造成输尿管和肾积水，继发性感染和结石，损害肾功能，进而可导致肾瘢痕、肾萎缩、肾衰竭等一系列反流性肾病（RN），严重者进展为终末期肾病（ESRD），是小儿透析和肾移植的主要原因之一。

【临床表现】

尿路感染为最常见临床症状，5 岁以下的小儿反复发生尿路感染要考虑 VUR 发生的可能性。患儿可表现为尿频、尿急、尿痛、发热。发生无菌性反流时患儿可表现为肾绞痛和膀胱充盈或排尿时腰部疼痛。部分患儿以急性肾盂肾炎症状就诊，表现为患侧腰部疼痛、发热。双侧严重 VUR 患儿易发生肾性高血压。

【辅助检查】

1.尿常规和细菌培养

尿常规可判断患者有无尿路感染，细菌培养＋药敏有助于选择抗生素进行合理的治疗。

2.排泄性膀胱尿道造影（VCUG）

VCUG 是确诊 VUR 的基本方法及分级的标准技术。根据 VCUG 的检查结果，国际反流研究委员会将 VUR 分为 5 级。Ⅰ级：尿液反流到不扩张的输尿管。Ⅱ级：尿液反流至不扩张的肾盂肾盏。Ⅲ级：输尿管、肾盂、肾盏轻、中度扩张，杯口轻度变钝。Ⅳ级：中度输尿管迂曲和肾盂肾盏扩张。Ⅴ级：输尿管、肾盂肾盏严重扩张，乳头消失；输尿管扭曲；肾实质内反流。VUR 反流的分级有助于选择治疗方案。

3.肾闪烁显像

锝-二巯基丁二酸（^{99m}Tc-DMSA）闪烁显像可评估双肾皮质功能，作为间接的手段以诊断反流本身、检测反流相关的肾损害、急性肾盂肾炎的变化和随访及有无肾瘢痕。根据^{99m}Tc-DMSA 扫描摄影征象将肾瘢痕分为 4 级。Ⅰ级：一处或两处瘢痕。Ⅱ级：两处以上的瘢痕，但瘢痕之间肾实质正常。Ⅲ级：整个肾弥漫性损害，类型似梗阻性肾病表现，即全肾萎缩，肾轮廓有或无瘢痕。Ⅳ级：终末期、萎缩肾，几乎无或根本无 DMSA 摄取（小于全肾功能的 10％）。

4.尿动力学检查

尿动力学检查用于尿失禁或残余尿阳性的病例，以便证实下尿路功能性异常。在因骶椎裂或 VCUG 证实有后尿道瓣膜所致的继发性反流时尿动力检查更为重要。

5.膀胱镜检查

膀胱镜对于诊断 VUR 的价值不大。对于拟非手术治疗的患者，膀胱镜检查可了解其他解剖异常如双输尿管畸形和异位输尿管开口。

6.B 超检查

通过 B 超可初步评估双肾形态及实质厚度、肾输尿管积水情况。但 B 超对肾瘢痕检测具有局限性，对 VUR 不能分级。

7.静脉肾盂造影（IVU）

IVU 可显示肾和输尿管积水情况，评估肾实质厚度和有无泌尿系畸形，但诊断肾瘢痕的敏感性低于放射性核素扫描。

【治疗】

VUR 治疗原则为预防尿路感染,防止肾功能持续损害和相关并发症的发生。应根据患者临床症状、VUR 反流程度、患侧肾功能、年龄、是否存在尿路畸形、并发症等选择具体治疗方式。

1.观察等待

对于<1 岁的患儿,可观察等待。因为随着年龄增长,81%的Ⅰ~Ⅱ级和 48%Ⅲ~Ⅴ级的患儿,VUR 有自然消退的可能。反流患儿应定时排尿;避免憋尿;鼓励二次排尿,因反流的存在,第一次排尿后,反流到输尿管的尿液又回到膀胱,因此在 2~3min 后患儿需再次排尿。男性患儿如存在包皮过长,可行包皮环切术。

2.药物治疗

对于 1~5 岁患儿,反流级别在Ⅰ~Ⅲ级,可先行药物治疗。治疗原则为预防感染,防止感染对肾的损害。患儿应长期预防性服用小剂量、肾毒性低、广谱、高效的抗生素,以控制感染。药物治疗应坚持服用到反流消失。治疗过程应定期进行影像学检查。

3.手术治疗

手术适应证:①1~5 岁患儿,反流级别为Ⅳ~Ⅴ级;②>5 岁的女性患儿;③Ⅰ~Ⅲ级患儿在随访过程中,反流级别加重者;④药物治疗不能有效控制尿路感染或尿路感染反复发作;⑤存在尿路畸形如异位输尿管开口。

手术治疗包括开放手术、腹腔镜手术、内镜治疗。

(1)开放手术:手术原则为延长膀胱黏膜下输尿管长度,重新建立抗反流机制。目前较常用的术式有 Lich-Gregoir 术、Politano-Leadbetter 术、Cohen 术、Psoas-Hitch 术等,手术成功率可高达 92%~98%。以 Cohen 膀胱输尿管再吻合术最为常用,即切开膀胱后,充分游离一段病变输尿管,将此段输尿管埋入膀胱黏膜,形成一新的隧道,使膀胱黏膜下输尿管延长,达到抗反流目的。

(2)腹腔镜手术:有一些小样本利用腹腔镜手术治疗 VUR。虽然随访表明术后疗效与开放手术相当,但腹腔镜手术学习曲线长,手术时间明显长于开放手术。因此目前不推荐将腹腔镜手术作为常规手术治疗。

(3)内镜治疗:近年有一些报告采用生物材料如聚四氟乙烯凝胶、聚二甲基硅氧烷、聚糖酐/透明质酸共聚物等,经内镜注射到膀胱黏膜输尿管下,改变输尿管口形态或缩紧输尿管开口达到抗反流目的。一项 Meta 分析表明,经内镜注射治疗后,Ⅰ~Ⅱ、Ⅲ、Ⅳ、Ⅴ级 VUR 患儿的治愈率分别达到 78.5%、72%、63%、51%。虽然内镜治疗近期疗效尚可,但远期效果还有待进一步研究。

常见术后并发症有术后 VUR 无改善、术后输尿管狭窄、血尿、脓毒血症、术后无尿等。

二、肾及输尿管重复畸形

重复肾是指有共同被膜,但有一浅分隔沟,有各自肾盂、输尿管及血管的先天性肾脏畸形。若在某一侧有两条输尿管则为输尿管重复畸形。有资料表明,此病发病率占泌尿外科住院患者的 0.16%~0.7%,女性发病高于男性。

【病因】

在胚胎期,午非管上如同时发出两个输尿管原基,或由一个原基分为两个原基,到胎儿后期即发展成重复肾和重复输尿管。

【病理】

重复肾上肾段的肾盂及输尿管多并发发育不良、功能差或积水甚至感染,不完全性输尿管畸形的输尿管呈 Y 形,其汇合处可位于输尿管任何部位,常并发输尿管反流。完全性畸形时,两根输尿管分别引流两个肾盂的尿液。

【诊断依据】

1.临床表现

一般无明显症状,若重复肾的上半肾有结石,感染时可有腰痛、不适、血尿等情况。若重复输尿管开口位于膀胱内,可无症状;若开口于外阴前庭、阴道等处,患者从小就有遗尿及异常排尿情况,对此类患者要注意检查有无异位开口。

2.膀胱镜检查

膀胱镜检查发现膀胱内病侧有两个以上的输尿管开口,诊断即可成立。

3.特殊检查

IVU 检查有重要诊断价值,大部分患者可由此检查明确诊断,逆行性肾盂造影可清楚显示病变情况,B 超及肾扫描对诊断也有帮助。

【治疗】

(1)无症状者无需治疗。

(2)有合并症者做上段病肾切除。

(3)有尿失禁者将异常的输尿管移植于膀胱内。

【随诊】

定期复查 IVU、B 超及尿常规和肾功能。

三、先天性肾发育不良

肾先天性异常是指胎儿出生时已有的肾发育不正常。在泌尿生殖系疾病中,它占有一定比例,其中有些疾病在临床上虽无症状,但可以导致其他疾病在其基础上产生。因为许多先天性异常可采用外科手术矫治而获痊愈,故早期发现、及时诊断与治疗有重要临床意义。

(一)重复肾及重复输尿管诊治路径

所谓重复肾系指结合成一体,有一共同被膜,表面有一浅沟,但肾盂输尿管及血管都各自分开的一种肾先天畸形。其发病率 2‰～3‰,女性多见,多为单侧,以右侧多见。

【临床表现】

大致分为以下三种情况。

(1)不完全的重复输尿管畸形,或完全型的重复输尿管重复肾畸形,输尿管均开口于膀胱内,且没有合并症。这类病例完全没有临床症状,只有在因其他病或体检行泌尿系检查时才被发现,此类患者约占 60%。

(2)重复肾伴有合并症,如上半肾常伴有积水、结石、结核等合并症,可因此出现腰腹部肿块、持续性腰部隐痛或不适、血尿、发热等症状;下半肾则易有反流,常致泌尿系感染症状,此时行泌尿系全面检查即可发现此症。

(3)为完全型的重复输尿管重复肾畸形,输尿管开口于外阴前庭、阴道等处,致患者幼年就有遗尿史,夜晚尿湿床铺,白天也经常短裤不干,但患者有正常的排尿活动。此时仔细检查外阴,常能查见异常之输尿管开口,即使找不到,静脉尿路造影异常亦能证实此种先天畸形问题。

【辅助检查】

1.影像学检查

(1)膀胱镜检查:可发现多一个输尿管开口,高位肾盂之输尿管口一般位于低位肾盂之输尿管口的内下方。

(2)尿路 X 线平片(KUB):肾轮廓增大,肾长轴增长,有时可发现结石影像。

(3)静脉肾盂造影(IVU):可见上下排列的双肾盂和双输尿管。高位肾盂狭小,肾大盏短小或缺如,肾轴变长,向外下方偏移。或肾影上半无肾盂肾盏显示,低位肾的肾盏下压、移位。大剂量静脉滴注尿路造影或延迟摄片会显示更清楚,并可显示原来显影不清或不显影的上半肾盂肾盏。

(4)逆行尿路造影:可更清楚地显示上述改变。如寻及输尿管异位开口,则应尽可能插入输尿管导管,注入造影剂摄片,这样可清晰显示上半肾情况。

(5)B 超检查:肾影像增长,可见高位肾有积水改变。

(6)核素肾扫描:肾影像增长,核素分布均匀。

2.实验室检查

(1)尿常规:可见镜下血尿、白细胞,严重时可有肉眼血尿。

(2)血常规:感染严重时白细胞总数和分类可增高。

【治疗】

(1)对无并发症、无症状的患者无需手术治疗。即使有轻度感染表现也宜用药物控制感染,不必手术。

(2)对有症状或并发症或部分肾段(常是上半肾)功能已基本丧失的患者,则可行患病肾连同所属输尿管一并切除的手术。

(二)单纯性肾囊肿

单纯性肾囊肿在肾囊性疾病中最多见,其发生率超过 50%。发病机制尚不明确,一般为单侧单发,也有多发或多极者,双侧发生少见。单侧和单个肾囊肿相对无害,临床上常被忽视。任何年龄均可发病,多见于 60 岁以上者。

【临床表现】

多见于成年男性左侧,不常产生症状,一般直径达 10cm 时才引起症状。主要表现为侧腹或背部疼痛,当出现并发症时症状明显,若囊内有大量出血使囊壁突然伸张,包膜受压,可发生腰部剧痛;继发感染时,除疼痛加重外,可伴有体温升高及全身不适。一般无血尿,偶因囊肿压迫邻近肾实质可产生镜下血尿,有时会引起高血压。

【辅助检查】

1.影像学检查

(1)B 超检查:为首选的检查方法。典型的 B 超表现为病变区无回声,囊壁光滑,边界清楚;当囊壁显示不规则回声或有局限性回声增强时,应警惕恶性变;继发感染时囊壁增厚,病变区内有细回声;伴血性液体时回声增强。当显影为多个囊性分隔时,应注意与多囊肾、多发性肾囊肿及囊性肾癌相鉴别。

(2)CT:对 B 超检查不能确定者有价值。囊肿伴出血、感染、恶性肿瘤存在时,呈现不均性,CT 值增加;当 CT 显示为囊肿特征时,可不必再做穿刺。

(3)IVU:能显示囊肿压迫肾实质、肾盂或输尿管的程度。在与肾积水的鉴别诊断中有价值。

(4)MRI:能帮助确定囊液的性质。

(5)囊肿穿刺和囊液检查:当 B 超和 CT 等不能做出诊断,或疑有恶变时,可在 B 超引导下穿刺。囊壁继发肿瘤时,囊液为血性或暗褐色,脂肪及其他成分明显增高,细胞学阳性;炎性囊肿穿刺液为浑浊,暗色,脂肪及蛋白含量中度增加,淀粉酶和 LDH 显著增高,细胞学检查有炎性细胞,囊液培养可确定病原菌。抽出囊液后注入造影剂或气体,若囊壁光滑表示无肿瘤存在。鉴于 B 超、CT、MRI 的应用,对囊肿性质及有无恶变几乎都能确定,穿刺已较少采取。

2.实验室检查

囊肿继发感染合并出血时,血常规可见白细胞总数升高,尿常规可显示有白细胞和镜下血尿。

【治疗】

(1)无肾实质或肾盂肾盏明显受压,无感染、恶变、高血压,或症状不明显时,只需密切随访。

(2)继发感染时,首先采用抗生素治疗和超声引导下穿刺引流再注入抗生素的治疗方法,稳定后,可采用囊肿切除。

(3)证实囊壁有癌变或同时伴发肾癌,选择开放或后腹腔镜下根治性切除术。

(4)囊肿直径>4cm 时,可行穿刺及硬化剂治疗。四环素具有硬化和预防感染的双重作用,疗效达 96%;无水乙醇疗效亦佳。

(5)当上述处理无效,症状或囊肿感染明显时,可行后腹腔镜下囊肿开窗术或囊肿切除术。

(6)如因囊肿导致患肾严重感染、肾功能已严重受损而对侧肾功能正常,或合并有恶性肿瘤,可行肾切除术。

单纯性肾囊肿的治疗必须综合考虑囊肿对肾和全身的影响,并视囊肿的发展而定。

(三)成人型多囊肾

成人型多囊肾系指常染色体显性遗传性疾病,有家族史。表现为肾实质中弥散性进行性形成囊肿,可同时伴有肝、肺等脏器内囊肿。病情严重可致高血压和肾功能损害,最终发展为尿毒症,其发病率为 1/1000,多为双侧性,男女发病率相等,多数在 40~50 岁发病。

【临床表现】

1.泌尿系统表现

(1)疼痛:为最早期的症状,疼痛多为肋腹部、腰背部钝性隐痛、胀痛,可向上腹部、背部、耻骨周围放散。如有囊内出血或合并感染,可使疼痛加剧。血块或结石阻塞输尿管时则可有绞痛。

（2）血尿：25％～50％患者病史中有血尿，常由于并发症所致。

（3）感染：50％～75％患者迟早发生尿路感染，感染发生于肾实质或囊肿内，表现为体温升高、寒战、腰痛和尿路刺激征。

（4）结石：约20％患者合并有肾结石，为钙盐和尿酸盐结石。

（5）腹块：为主要体征，双侧占50％～80％，单侧为15％～30％。肾可十分肿大，呈结节状，伴感染时有压痛。

（6）肾功能受损：表现为头痛、恶心、呕吐、软弱、体重下降等慢性肾功能不全症状，严重时可出现急性肾衰竭表现。

2.心血管系统表现

（1）高血压：可为首发症状。60％以上患者在肾功能不全发生之前已出现高血压。

（2）可伴有左心室肥大、二尖瓣脱垂、主动脉瓣闭锁不全、颅内动脉瘤等。

3.消化系统表现

30％～40％患者伴有肝囊肿，一般较肾囊肿晚10年出现。10％患者有胰腺囊肿，5％左右有脾囊肿。结肠憩室的发生率约为38％。

【辅助检查】

1.影像学检查

（1）KUB显示肾影增大，外形不规则。若囊肿感染或有肾周围炎，肾影及腰大肌影不清晰。

（2）IVU显示肾盂肾盏受压变形，呈蜘蛛状特殊影像，肾盏扁平而宽，盏颈变细拉长，常呈弯曲状。

（3）B超能清晰显示双肾有为数众多的暗区。

（4）CT显示双肾增大，外形呈分叶状，有多数充满液体的薄壁囊肿，亦可同时发现肝、脾、胰腺囊肿。

2.实验室检查

（1）尿常规：中晚期时有镜下血尿，部分患者出现蛋白尿。伴结石和感染时有白细胞和脓细胞。

（2）尿渗透压测定：病程早期即可出现肾浓缩功能受损表现。

（3）血肌酐随肾代偿能力的丧失呈进行性升高。肌酐清除率亦为较敏感的指标。

【治疗】

1.一般治疗

一般不必改变生活方式或限制活动，肾明显肿大者应注意防止腹部损伤，以免发生囊肿破裂。

2.囊肿去顶减压

可采用囊肿穿刺硬化、腹腔镜囊肿去顶减压或经腹双侧肾囊肿去顶减压术。术中应注意尽可能多的破坏囊肿，缓解症状。但减压后其余小囊肿易迅速增大。

3.透析与移植

一般进入终末期肾衰竭时，应立即予以透析治疗。肾移植前原肾切除的指征是：①反复尿路感染；②难以控制的疼痛；③伴发肾肿瘤；④持续性血尿；⑤脓尿；⑥压迫下腔静脉。

4.血尿治疗

减少活动或卧床休息，同时对因、对症处理。

5.感染治疗

病原菌以大肠埃希菌、葡萄球菌为主，也可能有厌氧菌感染，应联合应用抗生素。

6.结石治疗

根据结石部位及大小，按尿路结石处理原则治疗。

7.高血压治疗

肾缺血和肾素血管紧张素醛固酮系统的激活，是发生高血压的主要原因，应依此选择降压药物并限制钠盐的摄入。

【预后】

本病预后不佳。成年病例发病后，一般生存期 4～13 年，50 岁以上者较差。高血压是影响预后的重要因素，尿毒症出现后生存期为 2～4 年。

(四)海绵肾

海绵肾为先天性，可能有遗传性倾向的良性肾髓质囊性病变，系指一侧或双侧肾内单个或多个锥体内集合小管的病理性扩张。临床上不常见，常于 40 岁以后被发现，可无症状或表现为反复结石形成与尿路感染，故常致误诊。有的可导致肾衰竭。该病虽为散发，但有家族倾向。

【临床表现】

一般病变局限，轻微者无症状，常在误诊为肾结石及尿路感染发作行进一步检查时被发现。病变严重时，常见症状有反复发作的肉眼或镜下血尿、尿路感染症状、腰痛、肾区酸痛及排石史，这些系因扩张小囊中尿液滞留继发感染、出血或结石所致。反复有结石形成和尿路感染，可导致慢性肾盂肾炎，直至肾衰竭。

吸收性高尿钙症是海绵肾最常见的异常，发生率为 59%。肾排泄钙增多所致的高尿钙症仅占 18%，提示海绵肾与肾结石患者有相同的代谢异常。尿路结石患者中，海绵肾发生率为 3.5%～13%。

【辅助检查】

1.尿路 X 线平片(KUB)

显示钙化或结石位于肾小盏的锥体部，呈簇状，放射状或多数粟粒样。

2.静脉肾盂造影(IVU)

显示肾盂、肾盏正常或肾盏增宽，杯口扩大突出，于其外侧见到造影剂在扩大的肾小管内呈扇形、花束状、葡萄串样和镶嵌状阴影。囊腔间不相通。由于结石密度不均匀，边缘不整齐，环绕于肾盂肾盏周围的多数囊腔似菜花样。大剂量 IVU 更能清晰显示上述特点，而逆行尿路造影常不能显示其特征。

【治疗】

髓质海绵肾的治疗主要是针对并发症，可将患者分为三期：第一期无钙化结石；第二期有囊腔内结石；第三期有严重的单侧或节段性病变和游离的尿路结石。

第一期患者无特殊临床症状,不需特殊治疗,鼓励其多饮水,定期随访。

第二期患者除应多饮水,保持每天尿量 2000ml 以上,以减少钙盐沉积,还应服用药物治疗,以免尿路感染和结石。如高尿钙者应长期服用噻嗪类利尿药;尿钙正常者,可口服磷酸盐类药物。

第三期患者可考虑行肾切除或肾部分切除术和相应的结石手术。由于此症一般为双侧,故必须仔细检查证实病变确系单侧,且对侧肾功能正常时,手术方能施行。

(五)孤立肾

孤立肾又名单侧肾缺如。发病率为 1/(1000～1500),男女之比约为 1.8:1,多见于左侧,一般不影响健康,不易被发现。

【临床表现】

代偿性肥大的孤立肾完全可以负担正常的生理需要,生活不受影响,可无任何不适,常终身不被发现。偶因体检、感染、外伤及并发结石、积水、肾结核时,做深入的泌尿系检查后才被发现。

【辅助检查】

1.膀胱镜检查

可见膀胱三角区不对称,一侧输尿管嵴萎缩平坦,输尿管口缺如,有的虽有管口,但插管受阻;另侧输尿管口多在正常位置,也可异位在中线、后尿道或精囊。

2.尿路 X 线平片(KUB)＋静脉肾盂造影(IVU)

一侧肾影缺如,不显影,腰大肌影增宽,对侧肾影增大,并可发现孤立肾的其他畸形。

3.B 超、肾图、肾扫描、CT、DSA 等

均可协助诊断。

【治疗】

无需治疗。如因旋转不良造成肾积水等其他并发症或有合并症,则按具体情况处理,但总原则是保护肾功能,维持生命是首要的,在此前提下决定处理方案。

在采取肾手术处理以前,必须考虑到存在孤立肾情况的可能。以免在切除患肾或因手术对患肾功能造成严重损害后,才发现对侧肾缺如。

(六)马蹄肾

马蹄肾是先天性肾融合形成的一种,指两肾下(上)极在脊柱大血管之前互相融合,形成马蹄形异常。其发病率为 1/(500～1000),男女比例为 4:1,任何年龄都可发现。

【临床表现】

患者可全无症状,亦有误诊为腹部肿瘤、阑尾炎、胰腺炎、十二指肠破溃等,或因并发症就诊。另有病例是在手术探查时发现。其临床症状可分为三类:①腰部或脐部疼痛,下腹部肿块;②胃肠道紊乱症状,如腹胀、便秘;③泌尿系合并症,如感染、积水、结石引起的尿频、脓尿等。80％病例可发生肾积水,原因有:输尿管高位开口、肾盂受融合肾限制,不能正常旋转,输尿管越过融合部时向前移位,导致尿流不畅;并发输尿管膀胱反流,这些同时也是易发结石的因素。

【辅助检查】

(1)KUB 可见轴线不正常的肾及峡部的影像。

（2）B超：可见畸形的马蹄形肾。

（3）IVU和RPG：可见肾区异常影，肾位置较正常低，两侧肾盂阴影下垂、靠拢，自外上方向内下方倾斜。

（4）肾核素扫描可了解峡部有无肾实质组织。

【治疗】

如无症状和并发症，无需治疗。有尿路梗阻伴有严重腰胁部疼痛等症状，影响工作和生活者，考虑行输尿管松解、峡部切断分离、两肾肾盂输尿管整形与固定术。合并症根据具体情况处理：肾盂输尿管连接部（UPJ）狭窄行肾盂成形术，BU反流行输尿管膀胱再吻合。

（七）异位肾

正常肾应该位于第2腰椎水平，肾门朝向内侧。如不在正常位置即称为异位肾。它也可以是获得性的，如肾下垂。先天性异位肾是指肾上升过程的停顿或过速。大致可分为盆腔肾、胸内肾、交叉异位肾等。

【临床表现】

异位肾本身无症状，主要是合并症引起的临床症状。

（1）下腹部疼痛：为持续性隐痛或不适，系肠道受压所致。

（2）消化系统功能紊乱：因压迫，可有恶心、呕吐、腹胀、便秘等表现。

（3）腹部包块：为不随体位改变而移动、表面光滑、边缘圆钝、质地均一的实性肿块。行阴道和（或）直肠指诊更可明确肿块特点。

（4）尿频、尿急：多为异位肾压迫膀胱所致。

（5）如并发膀胱输尿管反流或UPJ，则可有结石、感染、积水等合并症，可表现为腰腹痛、血尿和脓尿。

【辅助检查】

1.B超检查

正常肾区无明显肾影，在盆腔位置可探及光点均匀一致、呈椭圆形的肾影像。

2.KUB+IVU

在盆腔位置可见一肾影大小和形态、不随体位改变而移动的异位肾。肾盂位置向前，提示肾转位不良。逆行肾盂造影可清晰显示异位肾输尿管较正常短。

3.放射性核素肾扫描

当肾影因受骨质或膀胱遮掩不能分辨时，此检查可清晰显示一位置位于盆腔，呈椭圆形的光点均匀一致的异位肾影像。

【治疗】

本病的手术治疗常较为困难，如无症状不需任何处理，如有合并症则行相应的处理，如并发症严重，无法控制，可选择肾切除术，但需了解对侧肾是否正常。

（八）肾旋转不良

肾旋转不良指肾蒂不在正常位置而造成的先天性异常。可发生于单侧和双侧。

【临床表现】

（1）血尿为镜下血尿，剧烈活动可诱发或加重。

（2）腰痛为持续性胀痛或不适，因肾引流不畅所致。

（3）易并发结石、感染、积水，进而出现相应的症状。

【辅助检查】

IVU 显示肾盂向前或向外，肾盏绕其周边排列或向内侧，肾长轴与中线交角变小（正常约16°）或与中线平行；输尿管径路较正常者更偏离中线；有时可见肾盂输尿管交接部狭窄、扭曲或异位血管压迫现象。

【治疗】

在临床上肾旋转异常无重要意义，如无并发症存在，则无需治疗。

（九）肾盂输尿管连接部狭窄

先天性肾盂输尿管连接部狭窄（UPJO）因先天性肾盂输尿管连接部发育不良、发育异常或受到异位血管纤维索压迫等因素引起肾盂输尿管连接部梗阻，导致肾盂内尿液向输尿管排泄受阻，伴随肾集合系统扩张并继发肾损害。肾集合系统的扩张并不等于存在梗阻。如何准确界定是否存在梗阻非常困难，一般认为梗阻是指尿液排泄受到影响，如不加以处理将出现肾损害的状况。

【诊断依据】

1. 病史询问

（1）UPJO 的临床表现根据确诊年龄而异。儿童期患者常有疼痛，可伴有肉眼血尿及尿路感染，绝大多数患儿能陈述上腹或脐周痛，大龄患儿还可明确指出疼痛来自患侧腰部。伴恶心、呕吐者，常与胃肠道疾病混淆。

（2）成人的先天性 UPJO 常因慢性腰背部疼痛或急性肾绞痛检查而发现，部分患者因腹部或脊柱区域的其他疾病进行影像学检查时偶然发现。

（3）大量饮水后出现腰痛是该病的一个特点，因利尿引起肾盂突然扩张所致。

（4）婴儿阶段常以扪及上腹部肿物为主要临床表现。

（5）部分患者可合并肾结石，出现肾绞痛、血尿等症状。

（6）扩张的肾盂受到外力作用发生破裂，表现为急腹症。

（7）扩张的集合系统压迫肾内血管导致肾缺血，反射性引起肾素分泌增加，可引起高血压。

（8）双侧肾积水或单侧肾积水晚期可有肾功能不全表现。患儿生长缓慢、发育迟缓、喂养困难或厌食等。

2. B 超

B 超是最常用的筛查手段，推荐项目。

（1）产前 B 超：多数先天性肾积水可以用超声检出。通常在妊娠 16～18 周时能够通过超声检查发现胎儿肾，在妊娠第 28 周是评价胎儿泌尿系统的最佳时期。

B 超测量胎儿肾盂横断面的前后径（APD）是评价肾积水的一项常用指标，多数文献以妊娠任何阶段 APD≥5mm 诊断为肾积水。

（2）出生后 B 超：胎儿期 B 超诊断肾积水者应在出生后密切复查。新生儿的 B 超检查一般推荐在 48h 后进行，以避开因暂时的生理性脱水而导致的无尿期。但对于严重病例如双侧肾积水、孤立肾、羊水过少等，则应出生后立刻行 B 超检查。B 超检查应观测以下指标：肾盂径线、肾盏扩张程度、肾大小、肾实质厚度、皮质回声、输尿管、膀胱壁及残余尿量。出生后的 B 超检查如未发现肾积水，也应该于 4 周后复查再次评价。

3.肾图

肾图是最常用的评价肾排泄功能受损严重程度的诊断方法，可测定肾小球滤过功能和显示上尿路是否存在梗阻。正常情况下，核素在肾内浓集达到高峰后下降至一半所需时间（即半量排泄时间，$t_{1/2}$）为 4～8min。$t_{1/2} < 10$min 可视为正常；10min$\leq t_{1/2} \leq 20$min 提示肾盂出口可能存在梗阻；$t_{1/2} \geq 20$min 提示肾盂出口存在梗阻。

普通肾图难以区分功能性排泄缓慢与器质性梗阻，当排泄期 C 段曲线持续上升达 15min 而不降时，可行利尿性肾图，以鉴别梗阻性质。注射利尿药后，短时间内尿量增加，尿流加快，若淤积在肾盂中的尿液不能加快排出，原来的梗阻型肾图曲线没有迅速出现下降段，则存在器质性梗阻。

4.排尿性膀胱尿道造影（VCUG）

VCUG 为推荐项目。新生儿肾积水中，需要与 UPJO 相鉴别的疾病还有膀胱输尿管反流、后尿道瓣膜、输尿管疝、膀胱憩室及神经源性膀胱等。约有 25% 的 UPJO 患儿同时存在与肾盂扩张无关的膀胱输尿管反流。当患儿 B 超发现肾积水伴输尿管扩张或双侧肾积水时应进行 VCUG。但这项检查可能会带来逆行尿路感染，需加以注意。

5.静脉尿路造影（IVU）

IVU 可显示扩张的肾盂肾盏，造影剂突然终止于 UPJ，其下输尿管正常或不显影。当患侧肾集合系统显影不佳时，可延迟至 60min 或 120min 摄片，必要时还可延至 180min 摄片以提高诊断率。当 UPJO 合并肾结石时，应进行 IVU 检查。

6.CT 血管造影（CTA）

CTA 对于异位血管骑跨 UPJ 诊断的敏感性 91%～100%，特异性 96%～100%。但费用昂贵，不作为常规。当考虑施行 UPJ 内镜下切开术时，应进行 CTA 检查以明确是否存在异位血管。

7.MR 尿路造影（MRU）与 MR 血管造影（MRA）

MRU 与 MRA 可以显示尿路扩张情况，对是否存在异位血管骑跨 UPJ 准确性达 86%。特别适合于肾功能不全、对碘造影剂过敏或上尿路解剖结构复杂者。但费用昂贵，不作为常规。

8.肾盂压力—流量测定

经皮肾穿刺造影、输尿管肾盂逆行造影具有一定的创伤性，可能诱发尿路感染，对于婴幼儿实际操作也较繁琐，仅作为协助诊断的备选手段。

【治疗】

1.产前治疗

肾积水在产前阶段得以诊断之后，最重要的是让患儿父母充分理解病情。积水很严重的肾仍然能够具有相当的肾功能；但严重发育不全或者发育异常的肾则预后较差。

胎儿期肾积水程度的定量评估可能有助于预测出生后是否需要干预治疗。妊娠晚期 APD$>$7mm 预测出生后泌尿系统异常的阳性预测值为 69%。文献表明，APD$<$10mm 的患

儿出生后无需抗生素治疗或外科手术等干预治疗;而 APD 10~15mm、APD>15mm 者分别有 23%和 64%需要干预治疗。一项前瞻性研究显示,APD>15mm 者至少有 80%出生后需要外科干预。

子宫内干预治疗基本不予推荐,仅在有很好经验的中心进行。

2.非手术治疗

当 UPJO 合并尿路感染时,需选用敏感抗生素控制尿路感染。内科非手术治疗对于 UPJO 本身是无效的。Sidhu 的一项 Meta 分析发现,Ⅰ、Ⅱ度肾积水病例非手术治疗有 98%可以得到改善;Ⅲ、Ⅳ度肾积水仅有 51%得以改善。非手术治疗者,B 超检查应于出生后 3 个月、1 岁、2 岁、5 岁、10 岁进行复查,发现肾积水加重或肾皮质变薄需复查核素肾图以评价肾功能。一旦肾功能受损进行性加重或肾发育不良,就需要采取干预治疗。

3.手术治疗

(1)手术目的:解除肾盂出口梗阻,从而最大限度地恢复肾功能和维持肾的生长发育。

(2)手术指征:诊断 UPJO 的患者,发现如下情况之一时应手术治疗:$t_{1/2}$>20min;单侧肾功能受损(患侧 GFR<40%)、在非手术治疗随访中发现 B 超下肾盂前后径(APD)增大以及Ⅲ、Ⅳ度扩张。当合并患侧腰痛、高血压、继发结石形成或是反复尿路感染也应考虑手术治疗。若肾功能完全丧失或合并肾积脓应考虑行肾切除术。

(3)手术方式主要包括以下两种。

第一种是离断性肾盂成形术:Anderson-Hynes 离断性肾盂成形术应用最为广泛,是 UPJO 修复手术的金标准,适合于包括腔内梗阻、腔外压迫、高位连接等各种类型的 UPJO 病例,这种手术的总体成功率为 90%~99%。该术式的基本要求是形成漏斗状肾盂,无渗漏的缝合,吻合口无张力,保证肾盂输尿管连接部位的通畅排泄。一般术后放置输尿管支架管 2~6 周。开放性手术与腹腔镜手术的成功率及并发症发生率相似,可以根据学者本身的经验及掌握技术情况选择。腹腔镜手术可以采用经腹腔入路或经腹膜后入路手术。有条件的单位也可采用机器人辅助的腹腔镜手术。

第二种是腔内肾盂切开术:腔内肾盂切开术主要适用于狭窄段<2cm 且肾盂无过度扩张的患者,以及离断性肾盂成形术失败患者。总体成功率低于肾盂离断成形术,介于 76%~90%。可以顺行经皮肾镜途径进行肾盂内切开,也可逆行经输尿管镜进行狭窄段切开。术中要求将狭窄部位全层切开,推荐采用冷刀或钬激光在直视下将狭窄段朝后外侧方向切开,以尽量避开可能存在的异位血管。与冷刀或钬激光内切开相比,Acucise 气囊扩张的成功率最低,并发症也更多。若术中发现肾盂内有脓性液体引流出,应暂停手术,待感染控制后再行内切开术。

腔内肾盂切开术一般术后放置输尿管支架管 6 周,经皮肾镜手术者可放置或不放置肾造瘘管。

腔内肾盂切开术不适用于:狭窄段较长(超过 2cm)、异位血管骑跨 UPJ、患侧肾功能严重减退,或是肾盂过度扩张需行肾盂修剪成形的患者。

适用对象:第一诊断为肾盂输尿管连接部梗阻性肾积水,行离断式肾盂输尿管成形术。

诊断依据:根据《2011 版中国泌尿外科疾病诊断治疗指南》《临床诊疗指南——小儿外科学分册》《临床技术操作规范——小儿外科学分册》《小儿外科学》。

临床表现:多数新生儿及婴儿以无症状腹部肿块就诊,年龄较大儿童可出现上腹部或脐周腹痛伴恶心、呕吐。患儿可出现血尿,偶见尿路感染。近来由于产前和生后超声广泛应用,无症状的肾积水病例显著增加。

体格检查:积水严重的患儿患侧腹部能触及肿块,多呈中度紧张的囊性感,表面光滑而无压痛,少数质地柔软,偶有波动感。经超声检查发现的患儿可没有阳性体征。

辅助检查:超声显示患肾的肾盂肾盏扩张,但同侧输尿管和膀胱形态正常;IVU 显示肾盂肾盏扩张,造影剂突然终止于肾盂输尿管连接部,输尿管不显影,或部分显影但无扩张;如有条件可行肾核素扫描检查,进一步明确分肾功能和梗阻肾引流情况;CT 和 MRI 可用于复杂病例检查;有尿路感染史者需行排尿性膀胱尿道造影以排除膀胱输尿管反流。

选择治疗方案的依据:根据《2009 版中国泌尿外科疾病诊断治疗指南》《临床诊疗指南——小儿外科学分册》《临床技术操作规范——小儿外科学分册》《小儿外科学》。

行离断式肾盂输尿管成形术。

标准住院日:10～14d。

进入路径标准:第一诊断必须符合肾盂输尿管连接部梗阻性肾积水疾病编码;当患者合并其他疾病,但住院期间不需特殊处理,也不影响第一诊断的临床路径实施时,可以进入路径。

术前准备(术前评估):2～3d。

必需的检查项目:实验室检查,如血常规、C 反应蛋白、血型、尿常规、肝肾功能、电解质、凝血功能、感染性疾病筛查;心电图、X 线胸片(正位);泌尿系统超声;利尿性核素肾图或 IVU。

根据患者病情可选择的检查项目:超声心动图(心电图异常者);排尿性膀胱尿道造影(有尿路感染者);CT 或 MRI。

预防性抗菌药物选择与使用时机:按照《抗菌药物临床应用指导原则》执行,并结合患者的病情决定抗菌药物的选择与使用时间。

手术日:为入院第 3～4d。麻醉方式:气管插管全身麻醉或椎管内麻醉。预防性抗菌药物:静脉输入,切开皮肤前 30min 开始给药。手术内置物:双 J 管或支架管(必要时)。

术后住院恢复:7～10d。术后需要复查的项目:根据患者病情决定。术后用药:抗菌药物使用按照《抗菌药物临床应用指导原则》执行,并结合患者的病情决定抗菌药物的选择与使用时间。

出院标准:一般情况良好,饮食良好,排便正常;伤口愈合良好,尿引流通畅;没有需要住院处理的并发症。

变异及原因分析:围术期并发症等造成住院日延长和费用增加;存在其他系统的先天畸形或不能耐受手术的患儿,转入相应的路径治疗。

四、尿道先天性异常

(一)尿道下裂

尿道开口于阴茎腹侧正常尿道口后部,即为尿道下裂。

【病因】

尿道下裂为常染色体显性遗传疾病,妊娠期应用雌、孕激素可增加发病率,雄激素的缺乏可使尿道沟两侧皱褶发生融合障碍,使尿道腹侧壁缺如,形成下裂。

【病理】

按尿道海绵体发育所到部位,本病分为阴茎头型、阴茎型、阴囊或会阴型。阴茎头型多见,由于尿道口远侧的尿道海绵体不发育,而在腹侧形成纤维索带,造成阴茎下曲,影响排尿和生殖功能。

【诊断】

体检时即可作出诊断。

【鉴别诊断】

主要与两性畸形相鉴别,必要时行性染色体与性激素检测,以及直肠指诊、B超和CT检查,以便鉴别。

【治疗】

(1)阴茎头型除尿道外口狭窄需要扩张者外,一般无需手术。

(2)手术分下曲矫正术及尿道成形术,前者应在学龄前进行,待瘢痕软化后再施行成形术,亦可采用游离膀胱黏膜形成新尿道。本法可一期施行。

【随诊】

定期随访,了解有无尿道外口狭窄及阴茎发育情况,必要时可扩张尿道外口。

(二)尿道上裂

先天性尿道发育不健全,以致尿道开口于正常位置的上端、阴茎背侧的任何部位,多伴有阴茎背曲。病因不清,与遗传、环境等因素有关。

【分型】

分为不完全型(阴茎头型和阴茎型)、完全型(耻骨联合下型)和复杂型(伴有膀胱外翻)。

【临床表现】

(1)异位尿道开口,尿道口可出现在正常尿道口近端至耻骨联合下缘的任何部位。

(2)阴茎发育短小,多数合并阴茎向背侧弯曲。

(3)包皮分布异常,阴茎头腹侧包皮帽状堆积。

(4)其他:还可伴有耻骨分离、腹壁缺损、膀胱黏膜脱出、睾丸下降异常或隐睾等。

【诊断依据】

先天性尿道上裂的诊断比较容易,根据查体的外观特点即可确定诊断。

【治疗】

1.男性尿道上裂

外科治疗目的是修复尿道裂口,治疗尿失禁和矫治阴茎畸形,达到外阴形态、排尿功能和男性性功能恢复正常。

(1)不完全型:裂口未达到冠状沟者,因无症状多无治疗要求,超过冠状沟者需做阴茎伸直术,不做抗尿失禁手术。

(2)完全型:做阴茎延长术和抗尿失禁手术。

(3)复杂型:做阴茎延长术、抗尿失禁和修复膀胱外翻与腹壁缺损。

2.女性不完全型尿道上裂

因无自觉症状而无治疗要求。手术治疗主要是完全型和复杂型,目前尚无标准术式。手术治疗目的是矫治尿失禁和修复女性外生殖器畸形。

【术后并发症】

（1）膀胱颈部膜状梗阻。

（2）尿道瘘和尿道狭窄。

（3）阴茎头血供障碍。

（4）阴茎扭转。

（5）逆行射精。

（三）后尿道瓣膜

后尿道瓣膜是男童先天性下尿路梗阻疾病中最常见的，为发自后尿道精阜处的瓣膜组织，绝大多数造成排尿困难。病因不清，可能是尿生殖窦发育不正常或中肾管迁移的遗迹异常。

【临床表现】

由于年龄和后尿道瓣膜梗阻的程度不同，临床表现各异。新生儿期可有排尿费力、尿后滴沥，甚至出现急性尿潴留。有时可触及膨大的膀胱、积水的肾、输尿管，即使膀胱排空也能触及增厚的膀胱壁。如合并肺发育不良可有呼吸困难、气胸。腹部肿块或尿性腹水压迫横膈可引起呼吸困难。因尿路梗阻引起的尿性腹水占新生儿腹水的40%。尿性腹水多来自肾实质或肾窦部位的尿液渗出。婴儿期可有生长发育迟缓、营养不良、尿道败血症。学龄儿童多因排尿异常就诊。表现为排尿困难、尿失禁、遗尿等。

【诊断依据】

产前可用超声检查；产后除临床表现外，排泄性膀胱尿道造影、尿道镜检查最直接可靠。造影可见前列腺尿道长而扩张，梗阻远端尿道极细；膀胱边缘不光滑，有小梁及憩室形成。40%～60%合并膀胱输尿管反流。尿道镜检常与手术同期进行。于后尿道清晰可见瓣膜从精阜两侧发出走向远端，于膜部尿道呈声门样关闭。

【治疗】

治疗原则是纠正水电解质紊乱，控制感染，引流及解除下尿路梗阻。若患者营养情况差，感染不易控制，需做膀胱造口或膀胱造瘘引流尿液。极少数患者用以上方法无效，需考虑输尿管皮肤造口或肾造瘘。一般情况好转后大部分患儿可用尿道镜电切瓣膜。术后定期随访，观察排尿情况、有无泌尿系感染及肾功能恢复情况。

五、隐睾

睾丸未下降至正常阴囊内位置者，称为隐睾。

【病因】

胚胎早期睾丸位于膈下平面的腹膜后间隙，随胚胎的发育而逐渐下降，此下降过程受垂体作用和睾丸引带牵引而完成。若垂体功能不足、睾丸下降过程中有解剖异常或睾丸引带终止位置不正常者，均可产生隐睾。

【病理】

睾丸不在正常位置，在3岁左右将停止发育，曲精细管的细胞停留于单层细胞，无造精功能。至青春发育期，睾丸虽不发育，但间质细胞仍继续发育，所以其第二性征是完善的。隐睾患者常发生睾丸萎缩、恶性变，易受外伤及引起睾丸扭转和并发腹股沟疝。

【诊断依据】

(1)体检可见单侧或双侧阴囊内无睾丸,阴囊发育差。多数隐睾可在腹股沟部扪及隐睾,但不能推入阴囊。

(2)检查尿中 17-酮类固醇、FSH 及血清睾酮有利于寻找病因。

(3)B 超探测腹膜后和腹股沟区,有时可发现异位的隐睾,并可测定睾丸大小。CT 对检查腹内隐睾也可能有帮助。此外,辅助检查还有腹腔镜探查等。

【治疗】

1.内分泌治疗

使用 HCG 或 LHRH 进行治疗,对 10 个月的小儿可采用 LHRH 制剂喷鼻,0.2mg,每日 3 次。若不成功,可用 HCG 1000U,每周肌内注射 2 次,共 4~5 周。

2.手术治疗

其目的是游离松解精索,修复疝囊及将睾丸固定于阴囊内。手术应在 2 周岁前进行。对青春期前睾丸萎缩不明显者,也可施行睾丸下降固定术,必要时做自体睾丸移植。对经活检证实有原位癌、睾丸萎缩、成人单侧隐睾而对侧睾丸正常者,可行睾丸切除术。

【随诊】

术后随诊,了解睾丸发育情况。

六、马蹄肾

两侧肾的下极或上极在身体中线融合形成蹄铁形。

【病因】

在胚胎早期,两侧肾脏的生肾组织细胞在两脐动脉之间被挤压而融合的结果。

【病理】

蹄铁肾的融合部分大都在下极,构成峡部,峡部为肾实质及结缔组织所构成。其位于腹主动脉及下腔静脉之前及其分叉之稍上方,两肾因受下极融合的制约使之不能进行正常的旋转。

【诊断依据】

(1)临床上表现为三项症状,即脐部隐痛及包块,胃肠道功能紊乱,泌尿系症状如感染、结石、积水等。

(2)腹部平片可显示峡部阴影或结石,静脉或逆行性肾盂造影对诊断本病有重大意义,可见两肾下极靠拢及肾轴向内下倾斜,输尿管在肾盂及峡部前方,常有肾积水征象,膀胱造影可发现有反流。

(3)CT 显示出肾上或下极的融合部,肾门位于前方,B 超及肾放射性核素扫描均有一定诊断价值。

【鉴别诊断】

由于一侧肾功能较差或技术因素未显影,往往将显影侧误诊为肾转位不全,仔细分析病史,辅以其他检查当可避免之。

【治疗】

本病肾功能常无异常,若无合并症,无需特别治疗。手术治疗主要是针对并发症而施行,对肾积水如为输尿管反流者可行输尿管膀胱吻合术,有狭窄者行肾盂成形术。峡部切除对缓解腰部疼痛及消化道症状可能有一定效果,但目前持谨慎态度。对一侧有恶性肿瘤、脓肾、严重积水、严重感染或导致高血压病者,可行经腹病侧蹄铁肾切除加对侧肾位置调整固定术。

【随诊】

定期做 IVU、肾功能或 B 超等检查。

七、多囊肾

肾实质中有无数的大小不等的囊肿,肾体积增大,表面呈高低不平的囊性突起,使肾表现为多囊性改变。

【病因】

在胚胎发育期,肾曲细管与肾集合管或肾直细管与肾盏,在全部或部分连接前,肾发育中止,使尿液排泄受到障碍,肾小球和肾细管产生潴留性的囊肿。

【病理】

肾表面为大小不等的囊泡,囊壁与囊壁及肾盂之间互不相通,囊壁内面为立方形上皮细胞覆盖,肾小球呈玻璃样变,肾小动脉管壁硬化,故常有高血压症状。肾功能随年龄增长而逐步减退。

【诊断依据】

(1)多在 40 岁以上两侧发病,上腹部可发现包块及局部胀痛或胃肠道症状。由于肾功能不良往往出现面部水肿、头晕、恶心及高血压,还常有贫血、体重下降、血尿等临床表现。

(2)尿常规一般变化不大,部分患者可有蛋白尿及脓细胞,尿渗透压测定可提示肾浓缩功能受损,血肌酐呈进行性升高。

(3)B 超表现为肾形增大,肾内无数大小不等囊肿,肾实质回声增强,IVU 显示肾盂、肾盏受压变形,盏颈拉长呈弯曲状,且为双侧性改变,CT 显示双肾增大、分叶状,有较多充满液体的薄壁囊肿,往往可同时发现肝囊肿等。基因间接连锁分析方法有可能在产前或发病前做出诊断。

【鉴别诊断】

本病要与双肾积水、双肾肿瘤、错构瘤相鉴别,B 超、IVU 及 CT 检查有助于鉴别。

【治疗】

目前无有效的治疗方法,一般对饮食及水、电解质摄入不过分强调限制,但要避免腰腹部外伤,防止感染,对早、中期患者可行减压手术,在患者处于肾衰竭尿毒症时,做相应的处理及肾移植,对合并结石而又不能自行排出者,可考虑手术治疗,选用恰当的降压药物对控制高血压亦有帮助。

【预后】

本病预后不佳,如早发现、早治疗及对晚期病例采用透析及肾移植术,有望延长生存时间。

【随诊】

定期复查肾功能。

八、两性畸形

两性畸形是指一个个体的性器官有着男女两性的表现,其发生原因在于性染色体畸变,雄激素分泌异常导致胚胎期性器官发育异常。

【分类】

两性畸形可分为真两性畸形和假两性畸形。真两性畸形是在机体内同时存在卵巢和睾丸组织染色体核型,可以为正常男性型、女性型或嵌合型,生殖导管和外生殖器往往为两性畸形。真两性畸形生殖腺必须是完整的即睾丸必须有正常的结构,有曲细精管、间质细胞及生殖细胞的迹象;卵巢必须有各种卵泡并有卵细胞生长的现象。至于仅有卵巢或睾丸的残遗组织,不属于真两性畸形。

1.真两性畸形

(1)一侧为卵巢,另一侧为睾丸,称为单侧性真两性畸形,此种类型约占40%。

(2)两侧均为卵睾(即在一个性腺内既有卵巢组织又有睾丸组织),卵巢组织与睾丸组织之间有纤维组织相隔称为双侧性真两性畸形,此种类型约占20%。

(3)一侧为卵睾,另一侧为卵巢或睾丸,此种类型约占40%。

2.假两性畸形

(1)女性假两性畸形:这是一种较常见的两性畸形,患者的性腺为卵巢、内生殖道为正常女性,但外生殖器有不同程度的男性化特征,如阴蒂肥大,形状似男性的尿道下裂,阴唇常合并在中线,近似男性阴囊,但其中无睾丸,阴道口小。性染色体组型为XX,性染色质为阳性。

(2)男性假两性畸形:患者的性腺只有睾丸,其外生殖器变化很大,可以表现为男性的外形,也可以表现为女性的外形,或性别难辨。性染色体组型为XY,性染色质为阴性。

【临床表现】

患儿出生时外阴部男女难分,但比较倾向于女性,约3/4的患儿被当作女孩抚育,阴囊发育不良似大阴唇。性腺大多可在腹股沟部位或阴囊内摸到。患者在发育期一般都出现女性第二性征,如乳房肥大,女性体型,阴毛呈女性样分布,可有月经来潮。这是因为任何核型的真两性畸形都有卵巢组织,而卵巢的结构比较完善,所以大多数真两性畸形的卵巢在发育期可分泌雌激素,有排卵时还分泌孕激素,故可出现女性第二性征,但乳腺的发育较晚。患者大都有子宫及阴道,阴道开口在尿生殖窦,常见的子宫发育障碍是发育不良和子宫颈缺陷。

如果性腺是卵巢,则显微镜下一般正常,而睾丸在显微镜下都无精子生成,因此患者可有正常卵巢功能,极少数患者甚至可妊娠。卵睾是最多见的性腺异常,约50%卵睾在正常卵巢位置上移,其余50%或在腹股沟或在阴囊内。卵睾所在的部位与其成分有关,睾丸组织所占比例越大越易进入腹股沟或阴囊内。在卵巢一侧的生殖管总是输卵管,睾丸一侧的生殖管都是输精管,至于卵睾一侧的生殖管既可是输卵管也可是输精管,此与卵巢和睾丸组织的成分有关,一般以出现输卵管为多见。

【诊断依据】

患儿出生后若发现外生殖器异常,不能简单地做出单纯性尿道下裂合并隐睾或阴囊分裂的错误诊断。应做性染色质检查,多数呈阳性。若此项检查不符合正常男性,做染色体核型分析,组织细胞染色体较血细胞染色体核型分析对发现嵌合体更有帮助。对核型为XX者应仔细寻找女性男性化表型的来源,测定各种肾上腺激素、17-酮类固醇、孕三醇、17-脱氢黄体酮,以除外常见类型的先天性肾上腺增生。组织学检查发现兼有卵巢和睾丸组织即可明确诊断,但有时因性腺发育不正常造成诊断困难。

【鉴别诊断】

(1)女性假两性畸形单纯从外生殖器难以确定性别,染色体组型亦为46XX,与真两性畸形表现相似,但 24h 尿 17-酮类固醇及孕三醇增高,B 超、CT 检查常可见双侧肾上腺增大或有占位。

(2)男性假两性畸形单纯从外生殖器难以确定性别,与真两性畸形表现相似。但 5α-二氢睾酮偏低,性腺活检只有睾丸组织,无卵巢组织。

(3)克氏综合征只从外生殖器难以确定性别,与真两性畸形表现相似。但染色体组型为47XXY,性腺活检只有睾丸组织,无卵巢组织。

【治疗】

治疗时所取性别是否恰当对患者身心健康发育至关重要,一般认为 3 岁前确定性别可避免发生心理异常。以往对真两性畸形性别的取向主要根据外生殖器的外形和功能来决定是否行男性或女性矫形手术,而不是根据性腺、内生殖器结构或染色体组型。近年来对真两性畸形,特别是核型为 46XX 者,多倾向改造为女性较好。因为:①真两性畸形患者的卵巢组织切片,大多能观察到原始卵泡,50%有排卵现象,而双侧睾丸曲细精管有精子发生者仅占 1.2%;②真两性畸形患者中 70%乳腺发育良好,24.5%发育较差,不发育者仅 5.5%;③男性尿道修补外生殖器成型较为困难,且效果不理想,而女性成形术的成活率较男性为高;④核型为 45X/46,XY 患者的隐睾约 30%可发生恶变,睾丸需予以切除。

第三节 泌尿、男性生殖系统结核

一、肾结核

结核杆菌侵入肾脏,首先在双肾皮质毛细血管丛形成病灶,但不产生临床症状,多数病灶由于机体抵抗力的增强而痊愈,此时称为病理性肾结核。如侵入肾脏的结核杆菌数量多,毒力强,机体抵抗力低下,病变进一步侵入肾小管,抵达肾髓质继而肾乳头,到达肾盏、肾盂,产生临床症状,此时称为临床肾结核。

【病因】

病原菌为人型和牛型结核杆菌。由原发结核病灶如肺、骨、关节、淋巴结等经血管播散至泌尿生殖器官,肾脏最先发生,然后蔓延到输尿管、膀胱、前列腺、附睾等处。

【病理】

泌尿系结核的病理变化和其他器官相同,为淋巴细胞浸润,并有上皮细胞及多核巨细胞积聚。病变可纤维化愈合,也可发生干酪样坏死。

肾结核早期为结核结节,可彼此融合,中心干酪样坏死、液化并向肾盏、肾盂破溃形成空洞,还可扩大或发展为多个空洞和肾积脓,使整个肾脏破坏。肾结核病理的另一特点是高度的纤维化,使肾脏皮质缺血萎缩,称为梗阻性肾皮质萎缩。晚期肾结核可发生钙化,这是严重肾结核的标志,先呈斑点状出现于较大脓腔的边缘,而后累及全肾,形成贝壳样钙化。

结核杆菌可经肾向下尿路蔓延,侵犯输尿管和膀胱的黏膜和肌层,形成溃疡并逐渐发生纤维化,使输尿管增粗、变硬,形成一僵直的索条,最后完全闭锁。膀胱的结核结节最先出现在患侧输尿管开口周围,然后向其他区域扩散,蔓延至三角区并逐步累及全膀胱,结核结节融合形成溃疡,进而引起严重而广泛的纤维化,使膀胱挛缩,容量缩小。膀胱壁的病变可导致健侧输尿管开口狭窄或关闭不全,形成梗阻或反流,引起健侧肾脏积水。尿道结核多发生在男性患者,主要病理变化为尿道黏膜溃疡和纤维瘢痕,可引起严重的排尿困难。

【诊断依据】

(1)早期有血尿和脓尿,病变蔓延至膀胱,引起结核性膀胱炎,产生尿频、尿急、尿痛等膀胱刺激症状,并可有低热、盗汗、腰痛。晚期可有尿毒症。

(2)尿常规镜检可见红、白细胞。24h尿沉渣找抗酸杆菌阳性率较低,应反复检查。尿结核杆菌培养一般需两个月才有结果,对疑难病例有价值。

(3)红细胞沉降率和肾功能检测。

(4)X线检查:胸片可见肺结核病灶。排泄性尿路造影可见肾盂肾盏破坏,边缘模糊,不规则,部分可见空洞形成。当肾脏病变严重丧失功能时,不能显示出典型的结核破坏性病变。部分病例出现患肾功能严重损害,对侧肾盂积水及挛缩性膀胱。

(5)膀胱镜检:可见黏膜充血、溃疡或结核结节。必要时做逆行性肾盂造影。

【治疗】

1.肾结核的保守治疗

病变局限,肾外有活动性结核病灶,或晚期肾结核(双侧),均应使用抗结核药物治疗,常用药物有异烟肼300mg,每日1次;利福平600mg,每日1次;吡嗪酰胺1.0g,每日1次;或乙胺丁醇750mg,每日1次。一般选两种或三种药物联合应用,3～6个月为一疗程。同时注意休息和加强营养。

2.肾结核的手术治疗

凡药物治疗6～9个月无效、肾脏破坏严重者,应在药物治疗的配合下行手术治疗。肾切除术前抗结核治疗不应少于2周。

(1)肾切除术。一侧肾脏严重破坏或功能完全丧失,而对侧肾功能良好者;患肾广泛钙化,丧失功能,输尿管已闭塞,即"肾自截";结核肾合并感染形成脓肾,均应切除患肾。

(2)肾部分切除术。局限在肾脏一侧的病灶,长期药物治疗无好转,或有区域性的病变,肾盏颈狭窄引起积水,药物难以控制者。

(3)肾脏病灶清除术。局限性的肾结核空洞,可手术清除干酪样物质和坏死组织。

上述手术的术前、术后均应使用抗结核药物治疗。

3.肾结核并发症的手术治疗

(1)对侧肾盂积水肾功能较差者,应先行肾造瘘,待肾功能好转后,切除患肾,再处理积水侧输尿管下端的梗阻。

(2)挛缩性膀胱者,应先切除患肾,使用抗结核药物,待膀胱结核病变控制后再做结肠膀胱扩大术。

【疗效标准及预后】

肾结核的治疗应持续1年以上,当症状完全消失,血沉和尿化验正常,泌尿系造影检查病灶稳定或已愈合,全身无其他结核病灶,长期多次尿浓缩查找抗酸杆菌均为阴性,尿培养结核杆菌阴性时,方可停药。

肾结核未及时治疗,可经膀胱侵入对侧上尿路,引起双侧肾结核,也可发生对侧肾盂积水和挛缩性膀胱等并发症。

二、男性生殖系统结核

男性生殖系统结核与泌尿系结核关系密切,临床上 32%～58% 的泌尿系结核合并有男性生殖系统结核。在病理检查时,最常发生结核的部位是前列腺,而临床上最易被发现的是附睾结核。

【病因】

男性生殖系统结核多来源于肾结核,结核杆菌感染膀胱、尿道,再侵入前列腺和输精管,最后引起附睾结核。

【病理】

前列腺的结核病变靠近腺管开口或射精管开口,也可在黏膜下血管附近开始,结核结节融合发展成结核干酪样变和空洞,最后波及整个前列腺和精囊。

附睾结核主要为干酪样变、空洞形成和纤维化。输精管可增粗变硬成串珠状,还可蔓延到睾丸和阴囊。

【诊断依据】

(1)发病年龄与肾结核相同,多见于 20～40 岁。

(2)临床上最常见的男性生殖系结核是附睾结核,表现为局限性硬结,输精管出现串珠样改变。结核病灶可形成寒性脓肿并向皮肤溃破形成窦道,合并有前列腺、精囊结核可出现血精。

(3)应进行尿液检查及排泄性尿路造影,了解有无肾结核。

【鉴别诊断】

非特异性慢性附睾炎,通常有急性附睾炎病史,疼痛较明显,附睾肿块不如附睾结核硬和大,不形成窦道,无皮肤粘连和输精管串珠样改变。此外,应与淋菌性附睾炎和阴囊丝虫病等鉴别。

【治疗】

(1)附睾结核早期经抗结核药物治疗常可使结节消退,并不都需要手术切除。

(2)局部干酪坏死严重,侵犯睾丸,病变较大并有脓肿形成或药物治疗后硬结持续存在者应行附睾切除术。

(3)靠近附睾的睾丸被结核侵犯时,可将附睾和部分睾丸切除,但应尽量保留睾丸组织。

【疗效标准及预后】

附睾结核病变可蔓延至对侧,形成双侧附睾结核,导致不育。附睾结核切除后,精囊和前列腺结核多能逐渐愈合。

三、膀胱结核

输尿管开口炎症和水肿,随着炎症范围的逐渐扩大,输尿管周围会形成肉芽肿而变得模糊不清。膀胱内很少出现结核性溃疡,但这种溃疡可出现在膀胱内任何位置。有时出现膀胱内弥漫性的炎症、绒毛状肉芽肿,并伴有溃疡。如果继续发展,就会出现膀胱壁纤维化和挛缩,输尿管开口出现典型的"高尔夫球洞"。由于现代药物治疗的进步,现在这种晚期病变已很少见到,病变的黏膜愈合后可出现星状外观。

膀胱结核的诊断除依赖其他的结核诊断方法外,主要依靠膀胱镜检查,能够在直视下观察黏膜的变化,早期膀胱结核的典型变化为黏膜浅黄色的粟粒样结节,多数位于输尿管口附近及三角区,较重者可见黏膜充血、水肿和溃疡。溃疡处的肉芽组织易被误认为肿瘤,需取活组织做病理检查。B超检查可了解膀胱容量的变化。CT检查可了解膀胱壁增厚和新生物。而IVU的膀胱期可以得到关于膀胱的许多有价值的信息,包括膀胱容量、挛缩程度、外形、是否对称、是否充盈缺损。

对于膀胱结核的治疗,常规药物治疗是必需的。手术方法如下。

1.膀胱扩大成形术

因为膀胱既是排尿器官,又是储尿器官,除要解决疼痛、尿急和血尿外,还要解决膀胱挛缩引起的尿频,所以要考虑是否需要做膀胱扩大成形术。病变严重时膀胱失去弹性和顺应性,容量小于100ml扩大术的目的是增加容量。膀胱炎症并非是手术禁忌证,尽可能多地保留膀胱,用两层吻合并常规使用大网膜包裹吻合口来减少并发症。膀胱扩大成形术根据患者的条件可利用回肠、胃、结肠。术后可能出现下尿路感染,通常无症状,且难以根除,可用小剂量抗生素,至少连续应用6个月。

2.尿流改道术

尿流改道术指无法经原尿道排尿,或经原尿道排尿痛苦无法改善者。与膀胱扩大术不一样,需选择合适的患者。永久性尿流改道指征:①有精神病史或智力显著低下;②遗尿与膀胱容量小无关;③白天无法忍受尿失禁症状,对结核化疗无反应。回肠段或结肠段都可作储尿袋,部分患者也有恢复尿道的要求,可以将尿流改道患者的尿路解剖恢复正常。但在这之前,要对原膀胱的功能进行仔细评估,以确定结核处于静止期,膀胱出口没有梗阻,膀胱有足够的顺应性,逼尿肌能有足够的压力,尿流动力学全套检查是必要的。

3.原位新膀胱术

原位新膀胱术主要用于膀胱恶性肿瘤膀胱全切后尿路重建。目前也尝试用于结核性膀胱,取得令人鼓舞的治疗效果,但仍需更长时间随访和进一步研究。

四、前列腺结核

结核病是一种可以侵犯全身的传染性疾病,临床上常见的男性生殖系结核是附睾结核,前列腺结核临床报告较少,但从病理学检查结果来看,前列腺是最常发生结核的部位。近年来,随着肺结核发病率的上升,前列腺结核的发病也呈上升趋势。患者多为中老年,大多数发生于40~65岁,70岁以上者未见有该病发生。

前列腺结核发病率虽高,但因临床表现、影像学检查缺乏特异性,诊断较困难,故临床上误诊率高,早期常被误诊为前列腺癌或前列腺炎,确诊有赖于前列腺穿刺活检,但因其是有创性检查而难以常规进行。尤其是当前列腺结核与前列腺炎、前列腺增生合并存在时更容易忽略结核的存在,故临床见到的病例远较实际为少。另外,目前有抗结核作用的喹诺酮类药物的广泛使用可能部分掩盖了病情,而使症状出现了不同程度的好转,从而忽略了结核的存在,因此临床医师更应对前列腺结核有足够的认识,对难治性尿路感染、持续性无菌性脓尿、久治不愈的慢性前列腺炎及一些前列腺增生尤其直肠指诊前列腺有韧硬结节者应排除前列腺结核或合并前列腺结核的可能。

【病理】

前列腺结核可见于前列腺的任何部位,大多同时侵犯双侧中央腺体及外围叶,早期为卡他性炎症,可在血管周围形成细密的结核结节,病变进一步发展,可导致腺体组织破坏,形成结核肉芽肿,中央可发生干酪样坏死,周围有类上皮巨细胞围绕,最后可液化并形成空洞。

前列腺结核的感染途径有两种:一是经尿路感染,泌尿系其他部位有结核病灶,带有结核杆菌的尿液经前列腺导管或射精管进入腺体;二是经血液感染,身体其他部位(如肺等)有结核病灶,其结核杆菌随血液循环进入到前列腺内。目前,对于男性生殖系统结核究竟来自肾结核还是主要因原发感染经血行播散引起仍有争论。前列腺结核大多同时侵犯双侧。结核杆菌进入前列腺内组织后,早期在前列腺导管及射精管部位形成结核结节,然后向其他部位扩散,可扩展到前列腺两侧叶、精囊或附睾。也可能在前列腺包膜下组织内形成结核结节,再向其他部位扩散。前列腺结核一般可形成结核肉芽肿,干酪化形成空洞,最后形成纤维化硬节,致使前列腺增大,呈结节状且不规则,与周围器官紧密粘连,坚硬度与癌肿近似。病变严重时可扩展到前列腺周围组织,使精囊正常组织消失,结核组织密集,干酪样病变广泛,并可使输精管末端狭窄。如脓肿形成,可向会阴部溃破成为持久不愈的窦道,也可向膀胱、尿道或直肠溃破。最终前列腺结核将继发感染,或经钙化而愈合。

前列腺结核的确诊依靠组织病理学检查。典型的病理改变为上皮样肉芽肿、郎格汉斯细胞和干酪样坏死。但穿刺活检存在假阴性,有时需要反复穿刺才能得到确诊。

【诊断依据】

泌尿生殖系结核的诊断首先依靠临床表现,当病变局限于肾脏时仅表现为无痛性血尿和无菌性脓尿,随病情发展可出现膀胱刺激症状。前列腺结核表现不典型,患者仅有长时间尿频,最长达 15 年,部分患者有排尿不适。直肠指诊前列腺质硬,表面不光滑有结节,体积无明显增大;可合并附睾结核。

实验室检查可提供前列腺结核的诊断线索。尿常规检查出现红、白细胞,尿呈酸性,红细胞沉降率(血沉)增高者,可做进一步的检查,如尿沉渣找抗酸杆菌和尿 TB—DNA 检测。关于TB—DNA 的阳性率,国外报告远较国内高(高达 94%),且特异性较高,可反复进行。放免法检测肾结核患者血清特异性抗结核抗体 IgG 的阳性率可达 100%,但未见有用于前列腺结核检测的报告。血清前列腺特异性抗原(PSA)值是诊断前列腺癌的重要指标,但前列腺结核亦可致 PSA 值升高,经抗结核治疗后 PSA 值下降,PSA 值升高可能与合并排尿困难、尿路炎症、前列腺指诊等因素有关,因此,PSA 值升高对诊断本病有无意义还待进一步研究。

影像学检查对前列腺结核的诊断具有重要的参考价值。经直肠超声探查是诊断前列腺结核的有效方法之一。前列腺结核声像图可表现为外腺区结节状低回声,病程长者可呈强回声。前列腺结核的声像图与其病理特点有关,结核病变早期由于结核结节的形成,则形成强弱相间的混合性回声,其周边血流丰富;空洞前及空洞期则形成弱回声,偶尔可探测到周边散在的血流;当结核病变为纤维化期时,则形成较强的高回声。同时经直肠超声探查还可引导前列腺穿刺活检,是确诊前列腺结核的有效手段之一。CT 能反映前列腺结核的慢性炎症改变,当出现干酪样变时,显示腺体内密度不均,可伴钙化。

文献报告前列腺结核磁共振成像(MRI)检查的 T_1WI 同一地带呈空洞,T_2WI 同一地带低信号强度。前列腺结核 MRI 表现临床报告较少，Tajima 等报告了 1 例前列腺结核的 MRI 表现，病灶呈弥漫性分布，T_2WI 显示结核病灶呈低信号影。Wang 等研究报告 MRI 自旋回波序列 T_1WI 不能显示前列腺结核病灶，T_2WI 显示结核病灶呈低信号区，Gd-DTPA 增强后前列腺结核病灶显示清楚，但与前列腺癌鉴别困难。MRI 具有较好的软组织分辨率和三维成像的特点，MRI 功能成像可提供前列腺的病理、生化、代谢信息，因此 MRI 检查目前被认为是前列腺疾病理想的影像学检查方法，对于前列腺结核及前列腺癌的鉴别诊断有待于进一步研究。结核菌素试验阳性对诊断有一定参考。

有学者曾报告膀胱尿道镜检时发现前列腺结核有 3 种典型变化：①精阜近侧端尿道扩张，黏膜充血增厚；②前列腺尿道黏膜呈纵行皱褶，前列腺导管周围因瘢痕收缩而呈高尔夫球洞状；③前列腺尿道黏膜呈纵行小梁样改变。但亦有研究发现前列腺结核患者行尿道镜检 12 例，仅发现 1 例前列腺导管开口呈高尔夫球洞样，认为其检出率低，亦无特异性，仅对晚期病变的诊断有参考价值，不宜常规实施。

前列腺结核的诊断多数是通过病理检查最终确诊，因此值得提倡。

【鉴别诊断】

虽然前列腺结核的发病在男性生殖系统结核中占第一位，但是早期诊断比较困难，容易被忽视，需要与一些常见病进行鉴别。

（1）与非特异性前列腺炎相鉴别：前列腺结核又称结核性前列腺炎，其早期临床症状与慢性前列腺炎相同，也可见前列腺液中脓细胞增多，因此临床上难以区别。尤其对年轻患者，需结合病史及直肠指诊、前列腺液常规仔细分析，常需做尿液结核菌涂片及培养，以及精液和前列腺液的结核菌检查。除尿频外，慢性前列腺炎患者有尿不尽感，伴会阴以及腰骶部不适，直肠指诊前列腺不硬无结节感，前列腺液常规白细胞＞10 个/HP，卵磷脂体减少。前列腺结核由于腺体受损纤维化，前列腺液不易取出。应注意的是，对前列腺结核患者做前列腺按摩要慎重，以防引起结核病变扩散，应先做精液结核菌检查。在应用抗结核治疗后方可考虑做前列腺按摩，以行前列腺液结核菌涂片检查。

（2）与前列腺癌相鉴别：对年龄较大的患者需与前列腺癌相鉴别，前列腺癌患者 PSA 检查一般偏高，前列腺结核也可引起前列腺增大、有坚硬的结节且固定，不易与前列腺癌区别，但二者最终鉴别有待于前列腺病理活检。实际上，直肠指诊时，前列腺癌的肿块质地较结核更为坚硬，且有大小不等的结节。若癌肿已侵犯至前列腺包膜外，则肿块固定。

（3）与前列腺结石相鉴别：在 X 线平片上，可见前列腺钙化影，这可以是前列腺结核的表现，也可以是前列腺结石的表现。但前列腺结核常伴有附睾、输精管结核，可扪及附睾肿大或输精管有串珠状结节病变。再结合前列腺液检查，两者不难鉴别。

【治疗】

前列腺结核的治疗和全身结核病的治疗方法相同，必须包括全身治疗和抗结核药物治疗。前列腺结核用抗结核药物治疗有较好的效果，一般不需手术治疗。前列腺结核一旦确诊，除了休息、适当营养、避免劳累等，还应正规抗结核治疗。目前中国多采用异烟肼（INH）＋利福平（RFP）＋吡嗪酰胺（PZA）方案，国外采用异烟肼（INH）＋利福平（RFP）＋乙胺丁醇（EMB）方案，疗程半年。术前 2 周的控制性治疗应该以标准短期抗结核药物作为首选，采用异烟肼

（INH）＋利福平（RFP）＋吡嗪酰胺（PZA）＋乙胺丁醇（EMB）治疗 2 周，对经抗结核治疗 2～4 周症状改善不明显者，可改行手术治疗。鉴于手术中存在结核杆菌扩散的危险，应选择创伤小的手术方式，一般不主张做前列腺切除术，因为前列腺结核用现代抗结核药物治疗大多能控制病变，而且这类手术需将前列腺连同附睾、输精管、精囊等一并切除，手术范围大，有一定危险，甚至术后会引起结核性会阴尿道瘘，伤口不愈合。可以采用经尿道前列腺切除术（TURP）或 TVP 治疗，治疗效果良好，术后继续抗结核治疗，排尿症状均可以得到改善。只有当前列腺结核严重、广泛空洞形成、干酪样变性或造成尿路梗阻，用一般药物治疗不能缓解时，或者前列腺结核寒性脓肿已引起尿道、会阴部窦道时，可考虑做前列腺切除术。前列腺结核伴有附睾结核的病例，如果药物治疗无效，可考虑做附睾切除术，对前列腺结核的治疗也有好处，附睾切除后，前列腺结核多可逐渐愈合。

治愈的标准是尿液或前列腺液结核菌涂片和培养均为阴性，泌尿生殖系统结核症状及体征全部消失。

第四节　泌尿、男性生殖系统感染

一、前列腺炎

（一）急性细菌性前列腺炎和前列腺脓肿

由细菌引起的前列腺组织的急性炎症称为急性细菌性前列腺炎，如炎症进一步发展形成脓肿则称为前列腺脓肿。

【病因】

常见致病菌株有大肠杆菌、变形杆菌、克雷伯杆菌及肠杆菌等。感冒、疲劳、酗酒、性欲过度、会阴损伤及痔内注射药物均能诱发急性细菌性前列腺炎和前列腺脓肿。

【病理】

前列腺局部或全部呈显著的炎症反应，腺泡内和四周可见大量的多形核白细胞浸润。基质弥漫性水肿充血，早期可见小脓肿，后期有大脓肿形成。急性前列腺炎常与急性膀胱炎有关，并导致急性尿潴留。

【诊断依据】

（1）突然发热、寒战，后背及会阴痛，伴有尿频、尿急、尿道灼痛和排尿困难。

（2）直肠指诊：前列腺肿胀，触痛明显，腺体坚韧不规则。脓肿形成后，患侧前列腺增大，并有波动感。

（3）前列腺液有大量白细胞或脓细胞以及含脂肪的巨噬细胞，培养有大量细菌生长（但急性期不应做按摩，以免引起菌血症）。

（4）做尿培养可了解致病菌及药敏。

【鉴别诊断】

（1）急性肾盂肾炎：直肠指诊时前列腺炎的特征性表现可资鉴别。

（2）急性非特异性肉芽肿性前列腺炎：好发于有严重过敏史或支气管哮喘者，是全身脉管炎的一种表现,血中嗜酸性粒细胞增多。

【治疗】

(1)采用有效的抗菌药物迅速控制炎症,并持续至症状消失后至少1周。

(2)全身支持疗法,补液利尿,退热止痛,卧床休息。

(3)前列腺脓肿时可在局麻下经会阴穿刺抽吸,但常需经尿道或经会阴切开引流。

(4)有急性尿潴留时应做耻骨上穿刺造瘘。

【疗效标准及预后】

症状完全消失1周以上可认为已治愈。本病经及时诊断和正确治疗,预后较好。

(二)慢性前列腺炎

慢性前列腺炎包括慢性细菌性前列腺炎和无菌性前列腺炎。前者前列腺液内有大量脓细胞,培养有细菌生长;后者又称前列腺痛,培养无细菌生长。

【病因】

细菌性前列腺炎的致病菌以大肠杆菌、变形杆菌、葡萄球菌、链球菌等多见。无菌性前列腺炎病因不明。

【病理】

慢性前列腺炎的组织学无特异性,腺泡内或腺泡周围的基质内可见浆细胞、巨噬细胞和淋巴细胞。

【诊断依据】

(1)排尿不适,轻度膀胱刺激征,腰骶部疼痛,排尿终末时尿道口有白色分泌物,有时出现血精。

(2)细菌性前列腺炎的前列腺液内有大量脓细胞,镜检每高倍视野超过10个以上,卵磷脂减少或消失。

(3)分段尿和前列腺按摩液细菌培养可区分细菌性和无菌性前列腺炎。

【鉴别诊断】

急性和慢性尿道炎、膀胱炎等可与前列腺炎同时存在或分别发生,分段尿和前列腺按摩液细菌培养可确定炎症部位。

【治疗】

(1)加强身体锻炼,禁忌刺激性食物。

(2)使用前列腺液内浓度较高的药物,如复方新诺明、氧氟沙星、罗红霉素等。

(3)前列腺按摩,每周1次,热水坐浴每晚1次。

(4)前列腺射频理疗。

(5)中药治疗。

(6)对症状严重、久治无效的患者可行抗生素局部注射治疗。

(7)对伴有神经官能症和不育症病例,应酌情对症处理。

【疗效标准及预后】

细菌性前列腺炎迁延不愈,反复发作,可引起腺体纤维化和后尿道狭窄。

二、肾盂肾炎

肾盂肾炎是常见病,女性明显多于男性。感染途径有上行性感染和血行感染两种。由于感染途径不同,炎症的首发部位也不一样,但肾实质和肾盂都先后发生炎性病变,故临床上称肾盂肾炎。根据病程可分为急性和慢性两种。

(一)急性肾盂肾炎

急性肾盂肾炎是细菌侵犯肾盂和肾间质引起的急性感染性疾病。

【病因】

主要的致病菌是革兰阴性菌,最常见的是大肠杆菌和变形杆菌。其次是克雷伯杆菌,以及革兰阳性球菌中的表皮葡萄球菌、腐败寄生葡萄球菌、金黄色葡萄球菌和 D 组链球菌(肠球菌)。厌氧菌引起肾盂肾炎罕见。

【病理】

肾脏因炎症水肿而肿大,被膜下可见细小突起的黄色小脓肿,周围可见出血点。在肾脏剖面上,细小的脓肿主要在皮质,局部呈楔形分布,充满脓液的黄色条纹状集合管从皮质开始,经过髓质,终于肾乳头。肾盂肾盏黏膜充血变厚,并有渗出物覆盖。

组织学改变为肾实质特别是皮质的间质和肾小管之间广泛的炎性细胞浸润,主要为多形核白细胞,此外,还有淋巴细胞、浆细胞和嗜酸性粒细胞。肾髓质、肾盂肾盏黏膜也有类似改变,但肾小球一般无改变。

【诊断依据】

(1)常有寒战,中、重度发热,持续腰痛和尿频、尿急、尿痛,还常伴有全身不适、虚脱、恶心、呕吐甚至腹泻。

(2)患侧肾区叩痛。

(3)血白细胞升高,血沉加快,尿中有大量脓细胞,尿培养菌落计数大于 10^5 cfu/ml。

(4)X 线检查:腹部平片因肾脏和肾周组织水肿使肾脏轮廓显示不清。无并发症的急性肾盂肾炎 IVP 检查常无明显变化,病情重者显影延迟或不显影。合并结石和梗阻时有相应表现。

【鉴别诊断】

(1)胰腺炎:因与急性肾盂肾炎疼痛的部位和性质相似,可造成误诊。血淀粉酶升高,尿液检查正常有助于胰腺炎的确诊,并可排除急性肾盂肾炎。

(2)基底部肺炎:因引起肋下疼痛可致误诊。但其呼吸道症状和胸部 X 线的异常表现可资鉴别。

(3)急腹症:急性阑尾炎、胆囊炎、梅克尔憩室炎等早期的症状和体征相似,但尿液分析和 B 超等检查有助于鉴别。

(4)急性盆腔炎:体格检查的特征性体征和尿液培养阴性提示急性盆腔炎。

(5)急性肾盂肾炎还需与肾脓肿、肾周脓肿、急性前列腺炎和急性睾丸炎鉴别。

【治疗】

(1)抗菌药物治疗:根据血和尿标本的细菌培养及药敏试验结果选用敏感抗生素。药敏试验之前可先做经验用药,一般选一种氨基糖苷类加氨苄西林静脉给药,治疗 1 周后改口服抗生素 2 周。

（2）一般治疗：卧床休息，多饮水或静脉补液，以保证有足够的体液和尿量。

（3）对症治疗：解痉、止痛、降温等。

（4）症状顽固者应检查有无尿路梗阻存在，并做相应处理。

【疗效标准及预后】

有效的治疗应在48～72h后使症状明显改善，但应注意1/3的患者在症状消失后仍然有病原菌的潜伏。因此，治疗期间和治疗后必须重复进行多次尿培养，随访半年以上阴性方为治愈。

无尿路梗阻等不利因素存在的急性肾盂肾炎患者，如诊断及时，经适当治疗可迅速痊愈，而不留任何后遗症。有尿路梗阻和高龄等不利因素时预后较差。

（二）慢性肾盂肾炎

慢性肾盂肾炎是肾盂肾间质受致病菌侵袭所致的慢性感染性疾病。通常是由于急性感染期间治疗不当或者不彻底而转入慢性阶段，部分成年患者的慢性肾盂肾炎是幼年时代的肾盂肾炎逐渐演变而来，因为婴幼儿肾脏发育不完善，发生尿路感染时易引起肾瘢痕形成。

【病因】

致病菌与急性肾盂肾炎相同。

【病理】

肾脏萎缩，表面瘢痕形成，凹凸不平，被膜苍白且难以剥离，组织学见肾实质内大量浆细胞和淋巴细胞浸润，肾小管退行性变。部分扩张的肾小管内含蛋白分泌物。

【诊断依据】

（1）小儿（偶尔成人）患者可出现慢性肾盂肾炎急性发作，此时有发热，无急性发作的患者可能无症状，晚期且累及双侧肾脏时可有高血压、贫血和氮质血症。

（2）除非急性感染发作，否则无特异体征。

（3）化验：无急性发作、无氮质血症时血液检查正常。部分病例可有脓尿和菌尿。明显的蛋白尿意味着病情严重，累及肾小球。

（4）X线检查：腹部平片示肾脏缩小，有时有结石。尿路造影的特征性表现有肾盂扩张，肾实质瘢痕萎缩变形，显影延迟或显影不良。

（5）膀胱镜检查：活动性感染时有膀胱炎的征象，输尿管开口形状和位置异常提示瓣膜功能不全。输尿管插管分侧收集尿液做细菌培养可确定感染部位。

【鉴别诊断】

在无急性肾盂肾炎发作时，鉴别上尿路和下尿路感染很困难。慢性肾盂肾炎患者在排泄性尿路造影时有典型的肾脏瘢痕，而下尿路感染时肾脏正常。

【治疗】

（1）有慢性肾盂肾炎证据的各个年龄组患者应根据细菌培养和药敏试验结果，选择适当抗生素治疗。如果为重新感染，则需长期连续使用抗生素治疗。

（2）手术治疗：通过手术矫正解剖缺陷，解除梗阻，取出结石。

【疗效标准及预后】

发病年龄、解剖缺陷、肾脏病的严重程度和尿路感染的疗效等决定着慢性肾盂肾炎的预后。但除了治疗不彻底的婴幼儿慢性肾盂肾炎外，一般不会发展到慢性肾衰竭。

三、膀胱炎

膀胱炎是膀胱黏膜发生的感染,常伴有尿道炎,统称为下尿路感染。

【病因】

细菌多由尿道外口逆行进入膀胱,因此女性多发,病原菌以大肠杆菌和葡萄球菌多见。

【病理】

急性膀胱炎时,黏膜弥漫性充血水肿,呈深红色。黏膜下多发性点状出血或淤血,偶见表浅溃疡,表面有脓液和坏死组织。组织学见黏膜水肿脱落,毛细血管扩张,白细胞浸润。

慢性膀胱炎黏膜苍白,粗糙增厚,组织学见黏膜固有层和肌层有成纤维细胞,小圆形细胞和浆细胞浸润。

【诊断依据】

(1)急性膀胱炎可突发尿频、尿急、尿痛,可有终末血尿,膀胱区有压痛。慢性膀胱炎有轻度的膀胱刺激症状,但经常反复发作。

(2)尿内有白细胞和红细胞。

(3)尿培养可明确病原菌,并做药物敏感试验。

【鉴别诊断】

(1)急性肾盂肾炎:除膀胱刺激征外,还有寒战、高热和肾区叩痛。

(2)结核性膀胱炎:慢性病程,抗菌药物疗效不佳,尿液中可找到抗酸杆菌,尿路造影显示患侧肾脏有结核病变。

(3)间质性膀胱炎:尿液清晰,无白细胞,无细菌,膀胱充盈时有剧痛。

(4)腺性膀胱炎:靠膀胱镜检和活检鉴别。

【治疗】

(1)急性期应卧床休息,大量饮水。

(2)使用抗菌药物。急性膀胱炎可用单次剂量或 3 日疗程。慢性膀胱炎还需解除梗阻,控制原发病等治疗。

(3)碱化尿液:服用枸橼酸合剂。

(4)使用解痉药物,如颠茄合剂或普鲁苯辛。

【疗效标准及预后】

急性膀胱炎经及时和适当治疗后,都能迅速治愈。慢性膀胱炎如能清除原发病灶,解除梗阻,并对症治疗,大多能获得治愈,但需较长时间,且易复发。

四、睾丸附睾炎

(一)急性附睾炎

急性附睾炎是致病菌侵入附睾所致的急性炎症。

【病因】

急性附睾炎的致病菌多经后尿道侵入,以大肠杆菌和葡萄球菌多见。

【病理】

感染由尾部向头部扩散,附睾肿胀、变硬,附睾切面可见细小脓肿形成。睾丸鞘膜有恶臭的分泌物,并可化脓。组织学表现为一种蜂窝织炎。

【诊断依据】

（1）突发附睾肿胀、疼痛，有时出现寒战、发热。

（2）附睾触诊有肿大或硬结，压痛明显。

（3）常因并发前列腺炎和精囊炎而反复发作。

（4）化验：血白细胞升高。初段和中段尿细菌培养可检出附睾炎的致病菌。

【鉴别诊断】

附睾结核很少有疼痛、发热，输精管可有串珠样改变。尿液或前列腺液培养可找到结核杆菌。

【治疗】

（1）应用抗菌药物。

（2）托高阴囊可减轻疼痛，早期冰袋冷敷可防止肿胀，晚期热敷可加速炎症吸收。

（3）反复发作，或硬结持续存在引起疼痛者可做附睾切除术。

【预后】

及时诊断和治疗，急性附睾炎可在 2 周内完全消退，附睾大小和硬度恢复正常需 4 周以上。炎症累及双侧可导致生育能力低下或不育。

（二）慢性附睾炎

慢性附睾炎指急性附睾炎在急性期后经常反复轻度发作，是急性附睾炎不可逆的终末阶段。

【病因】

同急性附睾炎。

【病理】

纤维组织增生使附睾局部或整体变硬，组织学见瘢痕组织，输精管狭窄阻塞。组织中有淋巴细胞和浆细胞浸润。

【诊断依据】

除轻度发作期有局部不适外，一般无特殊症状，附睾内可触及肿块，有或无触痛，精索增粗。

【鉴别诊断】

同急性附睾炎。

【治疗】

（1）炎症活动期可用抗生素治疗。

（2）必要时可做附睾切除。

【疗效标准及预后】

慢性附睾炎除反复发作和引起不育外，很少有其他后遗症。

（三）睾丸炎

睾丸炎是各种致病因素引起的睾丸炎性病变。可分为特异性睾丸炎和非特异性睾丸炎两类。

【病因】

特异性睾丸炎主要是病毒引起(腮腺炎性睾丸炎)或螺旋体引起(梅毒性睾丸炎)。非特异性睾丸炎的致病菌主要有葡萄球菌、大肠杆菌、肠球菌和变形杆菌等,多由附睾炎蔓延而来。

【病理】

特异性睾丸炎时睾丸高度增大并呈蓝色,切开睾丸时由于间质的反应和水肿,睾丸小管不能挤出,组织学表现为充血、水肿,大量中性粒细胞、淋巴细胞和巨噬细胞浸润。愈合时,睾丸变小,曲细精管严重萎缩,但保留间质细胞。

非特异性睾丸炎时睾丸不同程度充血、肿大,切开时见有小脓肿,组织学见有灶性坏死、组织水肿和中性粒细胞浸润。

【诊断依据】

(1)局部有睾丸疼痛、肿胀,可触及肿大的睾丸并有压痛。

(2)全身有畏寒、发热及恶心、呕吐。

(3)非特异性睾丸炎时附睾也有肿大、触痛,睾丸、附睾界限不清。腮腺炎性睾丸炎时可触及肿大的腮腺。

【鉴别诊断】

1.急性附睾炎

早期易与睾丸炎鉴别,后期因睾丸被动充血而易误诊。如有尿道分泌物、脓尿,尿液化验异常,前列腺液培养阳性可认为是急性附睾炎。

2.精索扭转

发病急骤,附睾于睾丸前方被扪及,且局部疼痛显著,B超可协助诊断。

【治疗】

1.腮腺炎性睾丸炎

抗菌药物是无效的,可用1%的利多卡因20ml做低位精索封闭,以缓解睾丸肿胀和疼痛,亦有改善睾丸血运、保护睾丸生精功能的作用。

2.非特异性睾丸炎

用抗菌药物控制感染。

3.一般治疗

卧床休息,抬高睾丸,早期冷敷,后期热敷,可减轻疼痛不适和肿胀。

【疗效标准及预后】

腮腺炎性睾丸炎如为双侧病变,可引起生精功能不可逆损害,导致不育。急性期一般为1周,两个月后可观察到睾丸萎缩。

五、肾周围炎和肾周围脓肿

肾周围炎是发生于肾包膜与肾周筋膜之间的脂肪组织中的炎症,如感染发展为脓肿,则称为肾周脓肿。在住院患者中,发生率为0.1%~0.4%,占泌尿外科手术的0.2%。以单侧多见,右侧多于左侧,男性较多,年龄常在20~50岁。

【病因】

病原菌可来源于肾脏的感染灶,也可由血行或淋巴播散而来。常见病原菌为葡萄球菌和大肠杆菌。

【病理】

肾周围炎如原发病灶经抗菌药物控制感染,炎症可消失仅留纤维组织。如炎症继续发展则形成脓肿,并根据脓肿位置不同引起患侧胸膜腔积液、肺基底部炎症、支气管胸膜瘘及膈下脓肿等。

【诊断依据】

(1)临床表现:肾周围炎起病缓慢,有腰部钝痛和肾区叩痛。脓肿形成时有寒战、高热,患侧腰部和腹部明显叩痛和压痛,腰大肌试验阳性。

(2)血白细胞总数及中性分叶核粒细胞增多,感染如系血行播散,尿中一般无脓细胞和细菌尿。

(3)腹部 X 线检查显示肾外形不清,肾区密度增加,腰椎凹向患侧,腰大肌阴影模糊。

(4)B 超和 CT 对肾周脓肿有定位诊断价值。

【鉴别诊断】

肾周脓肿有时需与急性肾盂肾炎、胸膜炎、膈下脓肿、腹膜炎和腰椎结核所致的腰大肌脓肿等鉴别,B 超和 CT 检查有助于鉴别。

【治疗】

(1)早期肾周围炎未形成脓肿时,及时应用抗生素治疗和局部理疗,炎症可吸收。

(2)脓肿形成后,应做切开引流或 B 超引导下穿刺置管引流,并配合有效抗菌药物治疗。体温和血白细胞降至正常,引流管无分泌物,B 超或 CT 复查证明脓肿消失,可作为拔除引流管的指征。

(3)肾周脓肿若继发于尿路结石合并的脓肾,或感染的肾积水,患肾功能严重损害,应考虑做肾切除。

【疗效标准及预后】

本病及时治疗预后良好。若延误诊断和治疗,可向上穿破形成膈下脓肿和支气管胸膜瘘,向下沿腰大肌表面蔓延,破入髂腰间隙、腹腔或肠道,死亡率可高达 57%。

第五节　泌尿、男性生殖系统损伤

一、膀胱损伤

膀胱为腹膜间位空腔脏器。膀胱空虚时完全位于骨盆腔内,在充盈时其顶部高于耻骨联合,若下腹部受到暴力作用,膀胱易受创伤。骨盆骨折时,骨折断端可刺伤膀胱,也都发生在膀胱充盈时。膀胱创伤的发生率在平时次于肾脏及尿道创伤,随着现代化交通发展将会增高。

【分类】

根据不同原因引起的膀胱损伤分为以下几类。

1.闭合伤

膀胱充盈时,下腹部遭受直接暴力或骨盆骨折均可造成膀胱损伤,多见于交通事故或房屋、土坡倒塌等挤压伤。

2.开放伤

多见于战时火器伤,常合并腹内脏器创伤。

3.医源性创伤

膀胱内器械操作如膀胱镜检查、输尿管镜操作、腔内碎石等均可造成膀胱损伤。盆腔内手术、输卵管结扎及疝修补术均有误伤膀胱可能。难产时胎头的压迫亦可造成膀胱阴道瘘。

4.自发性破裂

已有病理改变的膀胱如结核、肿瘤等,在患者腹压突然增高时,常在膀胱壁耐膨胀较差的病变部位发生破裂。

【临床表现】

膀胱挫伤的损伤较轻,由于膀胱壁的连续性未受到破坏,可无明显症状,或仅有下腹部的隐痛不适及轻微血尿,有时由于膀胱黏膜受到刺激而出现尿频症状,一般短期内可自愈。

膀胱破裂合并其他脏器损伤或骨盆骨折出血严重者,易发生失血性休克;发生腹膜内型膀胱破裂时,外渗尿液刺激腹膜引起腹膜炎,产生剧烈腹痛,感染性尿液刺激作用更强烈,亦可导致休克。腹膜内型膀胱破裂时,尿液渗入腹腔,疼痛由下腹部开始随着尿液扩散至全腹,并出现腹肌紧张、压痛、反跳痛等腹膜炎体征。腹膜外型膀胱破裂时外渗尿液与血液一起积于盆腔内膀胱周围,患者下腹部膨胀,疼痛位于骨盆部及下腹部,并出现压痛及肌紧张,有时疼痛可放射至直肠、会阴及下肢。伴有骨盆骨折时疼痛更加剧烈。患者出血常和尿液一起自破裂口外溢,外渗尿液刺激膀胱可出现尿意频繁,但一般不能自尿道口排出尿液或仅能排出少量血尿,很少出现大量血尿。

开放性膀胱损伤患者可见尿液从伤口流出,若同时见伤口处有气体逸出或粪便排出,或者直肠或阴道内有尿液流出,则说明同时合并有膀胱直肠瘘或膀胱阴道瘘。

膀胱挫伤患者常无明显体征。膀胱破裂者在体检时则会发现相应体征。触诊下腹部压痛、肌紧张,叩诊呈移动性浊音,直肠指诊触到直肠前壁饱满感,但前列腺固定不动,则提示腹膜外型膀胱破裂。全腹压痛及反跳痛提示腹膜内型膀胱破裂。发现尿液自伤口处流出,则提示开放性膀胱损伤。

【辅助检查】

1.膀胱导尿及测漏试验

膀胱破裂时导尿一般仅能流出少量血尿。导尿管插入顺利,但无尿液流出或仅有少量血尿。注入定量的无菌盐水后,再抽回盐水量明显减少或增多均提示膀胱破裂。此法会造成一定的假阳性或假阴性,可作为膀胱损伤的辅助诊断方法。

2.膀胱造影

经尿道置入导尿管,注入造影剂400ml后摄前后位片,放出造影剂后再次拍片,根据有无造影剂外漏判断是否存在膀胱破裂。两次拍片有助于减少假阴性。亦可行膀胱充气造影,若出现膈下游离气体,则可判断为腹膜内膀胱破裂。膀胱造影是诊断膀胱破裂最可靠的方法。

【诊断与鉴别诊断】

1.诊断

(1)病史:下腹部或骨盆骨折外伤史,手术或器械损伤史。

（2）临床表现与体格检查。

（3）辅助检查：如膀胱导尿及测漏试验、膀胱造影等。

2.鉴别诊断

医源性膀胱损伤由于有明确的膀胱误伤史而易于确诊。膀胱损伤的鉴别主要是鉴别膀胱损伤不同病理改变。

（1）膀胱挫伤：暴力不大，膀胱壁未破裂，仅伤及黏膜或肌层，无尿外渗，经休息后可自愈。

（2）外伤性膀胱破裂：膀胱壁连续性遭到破坏，有尿外渗，并出现其相应症状。膀胱破裂按破裂口与腹膜位置关系，又可分为三类。

1）腹膜内破裂：膀胱充盈时，下腹部受直接暴力，使膀胱内压力骤然增高，导致膀胱壁最薄弱处破裂，常多发生于腹膜所复盖的顶部后方，大量膀胱尿溢入腹腔，引起腹膜刺激症状。

2）腹膜外破裂：多由骨盆骨折所引起。破裂口均在无腹膜覆盖的前壁或颈部，故外渗尿均在腹膜外膀胱周围。

3）混合型破裂：多见于火器伤或刀刃伤，腹膜内外破裂同时存在。大多有其他脏器合并伤。

（3）自发性膀胱破裂：无外伤史，且具有发病急、病情复杂的特点，故易误诊为胃或十二指肠溃疡穿孔、急性阑尾炎穿孔、急性胆囊穿孔等其他急腹症。但自发性膀胱破裂患者多有膀胱原发疾病或下尿路严重梗阻病史，且在腹内压急剧增高时发生，而其他急腹症则有其相应消化系原发病的临床表现。

（4）与肾损伤、输尿管损伤等其他泌尿系统损伤相鉴别。

【治疗】

（1）膀胱破裂合并骨盆骨折或多发脏器损伤或外渗尿液引起严重腹膜炎时，会出现不同程度的休克症状，应及时输血输液补充血容量，并应用镇静止痛药物，同时应及早应用抗生素预防感染。

（2）非手术疗法：膀胱挫伤患者仅需短期置管引流并使用抗生素预防感染，损伤处一般数天可自愈。腹膜外型膀胱破裂口较小时，膀胱造影显示仅有少量尿外渗，患者症状较轻，损伤在 12h 以内且无尿路感染者，可用大口径导尿管持续导尿 10～12d。保持尿管通畅，同时使用抗生素预防感染，破裂口一般亦可自行愈合。

（3）手术疗法：手术应先探查腹腔，检查有无腹膜破裂或其他腹内脏器损伤。如无异常，关闭腹膜后，再切开膀胱进行探查。手术原则是缝合裂口、膀胱造瘘和腹膜外引流外渗的血和尿。腹腔内的外渗尿和血清除后不用引流。如腹膜外破裂的裂口较小，缝合又困难，可单用膀胱造瘘或留置导尿，裂口不加缝合。开放伤须手术探查，除处理膀胱、创伤外，对合并伤作相应的处理。对于膀胱破裂严重、修补困难或估计修补后膀胱容量过小者，可用带蒂大网膜覆盖，以扩大膀胱容量或再生膀胱。

二、肾损伤

肾脏为腹膜后器官，受到腹肌、椎体、肋骨、前面脏器保护，不易受到损伤，但肾实质脆弱，被膜薄，受暴力打击时会发生破裂。

【病因及病理】

1.开放性损伤

因刀、枪、弹片贯穿致伤,常伴胸、腹部损伤,伤情重而复杂。

2.闭合性损伤

闭合性损伤分直接暴力损伤和间接暴力损伤。①直接暴力损伤:上腹部和腰部、肾区受到外力的打击或腹侧受到挤压,肋骨和横突骨折时骨折片可刺伤肾脏。②间接暴力损伤:由高处跌下,足跟和臀部着地时发生的对冲力,引起肾脏或肾蒂损伤。

闭合性损伤临床上最为多见,可分为下列病理类型。①肾挫伤:肾实质轻微受损,肾被膜、肾盂、肾盏完整,可有被膜下局部淤血或血肿形成。②肾部分损伤:部分肾实质裂伤伴有包膜破裂,致肾周血肿。③肾全层裂伤:实质深度裂伤,外及包膜,内达肾盂肾盏黏膜,常引起广泛肾周血肿、血尿和尿外渗。④肾蒂损伤:肾蒂血管或肾段血管的部分和全部撕裂;也可能因为肾动脉被牵拉,致内膜断裂,形成血栓。

【临床表现】

1.休克

严重肾实质损伤,常合并有其他脏器损伤,表现有创伤性休克和出血性休克,甚至危及生命。

2.血尿

可镜下或肉眼血尿,若输尿管、肾盂断裂时可无血尿。

3.疼痛及腹部包块

疼痛可由肾被膜张力增加引起,亦可由输尿管血块阻塞引起肾绞痛、肾周围血肿和尿外渗使局部肿胀形成肿块,腹肌及腰肌强直。

4.发热

由血、尿外渗后引起感染所致。

【诊断依据】

1.病史

有明显外伤史。

2.临床症状和体格检查

3.特殊检查

(1)动态监测血常规、尿常规及血清肌酐。

(2)X线检查:KUB、IVP可了解骨折及肾实质破裂及肾周血肿情况。

(3)B型超声波:①可初步了解肾实质的伤情;②连续监测腹膜后血肿及尿外渗情况。

(4)CT检查:为无创伤性检查,可精确了解肾实质及血、尿外渗情况。

(5)肾动脉造影:IVP不显影,疑有肾蒂损伤可进行肾动脉造影,但应在病情稳定时施行。在肾动脉造影后,可对肾动脉分支行栓塞,以控制出血。

【治疗】

可分为非手术治疗和手术治疗。

1.非手术治疗

非手术治疗适用于损伤较轻的单纯性肾挫伤或轻度肾裂伤,主要包括以下措施。

(1)绝对卧床休息至少两周,严密观察血压、脉搏和呼吸。

(2)密切观察患者的一般和局部情况的变化,必要时输血、输液,补充失血量,碱化尿液。

(3)尿液比色测定:每次排尿标本留置一部分于试管内比色,并注意血红蛋白测定,观察失血程度。

(4)使用抗生素预防与治疗感染。

2.手术治疗

(1)适应证:①急性大量出血,腰部肿块继续增大,血流动力学不稳定;②Ⅳ、Ⅴ级肾损伤;③伴有其他脏器损伤出血或有腹膜炎症状;④肾周围血肿发生感染,药物不能控制;⑤开放性肾创伤;⑥严重继发性出血。

(2)手术方式的选择:①肾检查一般采用经腹入路,这样有利于肾蒂的控制和腹腔合并伤的处理,注意伤处留置引流。②肾修补术和肾部分切除术:闭合性肾裂伤较局限,可将创口缝合,肾的一极严重损伤者则施行肾部分切除术,对孤独肾及对侧肾功能不全患者,应多保留肾实质。③肾切除术:肾损伤严重,无法控制出血,若对侧肾功能良好,可采用肾切除术,以挽救生命。

三、输尿管损伤

输尿管损伤较为罕见,多为医源性损伤,偶见于枪伤或外来暴力损伤,损伤后易被忽略,多延误至出现症状时才被发现。

【病因】

(1)手术损伤,如子宫、直肠手术误伤输尿管。

(2)腔内器械操作损伤,如输尿管镜、腔内弹道碎石损伤输尿管。

(3)贯穿伤,锐器或子弹所致的损伤,常伴有血管和腹部脏器损伤。

【诊断依据】

(1)有损伤史,如盆腔手术损伤输尿管和输尿管内器械操作史。

(2)双侧输尿管被完全结扎,术后即出现无尿症状,易被发现。

(3)单侧输尿管被完全结扎或部分缝扎,术后可无症状或仅有肾区胀痛,此种情况多见于妇科手术后,可形成输尿管阴道瘘。

(4)输尿管被切断或切开未被发现,术后可发生尿外渗、尿瘘、腹胀等。

(5)排泄性尿路造影或逆行性尿路造影,可确定损伤部位及范围。

【治疗】

(1)输尿管部分损伤可立即插入双J导管,1～2周后拔出。

(2)输尿管完全断裂、部分切割或严重夹钳伤,如果新鲜损伤,可立即施行输尿管端端吻合术或输尿管膀胱吻合术。

(3)输尿管被切除一段,缺损较长,当时又无做成形手术条件,可结扎输尿管断端,行肾盂造瘘,3～6个月后施行输尿管膀胱壁吻合术或回肠代输尿管术。

(4)输尿管剥脱面积大,血供不佳,可考虑行自体肾移植。

无论采用何种修补方法，都应彻底引流尿外渗。

四、尿道损伤

尿道损伤是泌尿系统最常见的损伤，以男性青壮年居多，男性尿道在解剖上以尿生殖膈为界，分为前、后两段，前尿道包括球部和悬垂部，后尿道包括膜部和前列腺部，尿道损伤多发生在球部（前尿道损伤）和膜部（后尿道损伤）。尿道损伤未即时处理或处理不当，可发生严重的并发症和后遗症。

Goldman 分类如下。

Ⅰ.后尿道被拉伸但无破裂。

Ⅱ.后尿道位于尿生殖膈上的部分断裂。

Ⅲ.损伤同时累及尿生殖膈上下的前后尿道，两者同时出现部分或完全性的断裂。

Ⅳ.膀胱损伤延伸到后尿道。

Ⅳa.后尿道损伤同时伴膀胱底部损伤。

Ⅴ.部分或完全性的前尿道损伤。

【病因及病理】

1.前尿道损伤

男性前尿道损伤多发生于球部，当骑跨伤时，会阴部压在硬物上，将尿道压在耻骨联合与硬物之间，引起尿道挫伤、裂伤或完全断裂，可引起尿道周围血肿和尿外渗，血、尿外渗使会阴、阴囊、阴茎肿胀。

2.后尿道损伤

当暴力（挤压伤）引起骨盆骨折时，尿生殖膈移位，而膜部尿道穿过尿生殖膈，产生剪切样暴力，使薄弱膜部尿道撕裂（断裂），排尿可出现尿外渗，血、尿浸润至膀胱周围。

【诊断依据】

1.前尿道损伤的诊断

(1)有典型骑跨伤史，可出现休克。

(2)尿道出血。

(3)排尿困难及尿潴留。

(4)有血、尿外渗至会阴、阴囊、阴茎及下腹壁。

2.后尿道损伤的诊断

(1)有骨盆骨折史，X线检查显示有骨盆骨折伴尿潴留。

(2)尿道外口无出血性分泌物，会阴部不肿胀，有排尿困难。

(3)肛门直肠检查前列腺明显上移，有柔软浮动感伴压痛。

【治疗】

尿道损伤的治疗分全身治疗和局部治疗两方面。

全身治疗包括防治休克、防治感染及预防损伤并发症，如血气胸、腹腔器官损伤、颅脑外伤等。

局部治疗原则：①恢复尿道的连续性，尿道损伤不严重或者在合并伤需要立即开放手术进行的同时可以进行尿道会师术；②耻骨上膀胱造瘘；③预防控制感染，防止尿道狭窄。

1.球部尿道损伤的治疗

(1)有急性尿潴留而致膀胱过度充胀,可做耻骨上膀胱穿刺术抽尿以防膀胱破裂。放尿时必须缓慢。

(2)轻微尿道损伤会阴部血肿者,在无菌技术下,可轻轻试插 14～16F 导尿管,留置 6～7d,拔管后定期进行尿道扩张术。

(3)尿道损伤较严重者,应立即做耻骨上膀胱造瘘术,并清除会阴部血肿,尿道端端吻合。尿道留置导尿管常于术后 48～72h 拔出,10～14d 行尿道扩张术。

(4)若患者入院较迟,有明显感染或有尿外渗,应做尿外渗部位多处切开引流及耻骨上膀胱造瘘术,控制感染。待伤口愈合后,再施行二期尿道修补术。

2.后尿道破裂的防治

(1)后尿道牵引法:以会师法将气囊导尿管从尿道插入膀胱,充胀气囊,并做膀胱造瘘术,术后将气囊导尿管置于躯干成 45°角度位置,用 0.5kg 的重力牵引,利用气囊使尿道近侧断端对合膜部尿道。3d 后将重力减半,再过 4d 后取出重力,继续留置气囊导尿管 2～3 周,尿道断端可对合愈合。

(2)前列腺固定法:以会师法将气囊导尿管从尿道外口插入膀胱,再经耻骨后膀胱前区,用粗尼龙线或 2 号铬制肠线和弯针经前列腺尖端,缝线不穿过尿道,再将缝线的两头各穿一长直针,分列于膜部尿道的两旁穿过尿生殖膈从会阴皮肤穿出,将线拉紧使前列腺拉向下方,两头线结扎于小块纱布上做持续牵引,以保持尿道断端的对合和促使愈合。

(3)严重的创伤性尿道损伤二期修复手术应在伤后至少 3 个月以后进行。

3.创伤性尿道狭窄的治疗

(1)球部尿道狭窄经会阴切除尿道狭窄段,行尿道对端吻合术,并做耻骨上膀胱造瘘,留置导尿管至少 1 周。吻合满意,愈合良好者,术后一般不需做长期多次尿道扩张术。

(2)后尿道狭窄切除对端吻合术:操作较困难,应注意彻底切除尿道瘢痕、部分尿生殖膈,游离前列腺尖部尿道,使球部尿道走捷径与前列腺尖部尿道对端吻合,留置导尿管常于术后 3～4 周拔出,定期行尿道扩张术。

(3)对多次修补失败或者有瘘管的复杂性后尿道狭窄及尿道直肠瘘患者,有时可行经耻骨途径或会阴切开肛门直肠途径行尿道吻合口修补术。

(4)经尿道行尿道内切开术治疗尿道狭窄。

(5)尿道损伤后狭窄的处理时间以伤后 3 个月以后较为适宜。

五、男性生殖系统损伤

(一)阴茎损伤

阴茎创伤是泌尿外科急症,自 1924 年首例阴茎创伤报告以来,其发病率呈逐渐上升趋势,阴茎创伤修复已成为泌尿外科医生面临的挑战。

阴茎创伤分为钝性伤和锐性伤两类。由于两类创伤的机制不尽相同,临床治疗亦各有特点。

钝性伤所致的阴茎破裂(折断)可用非手术疗法治愈,有学者联合应用经验性抗生素、导尿、安定(降低勃起的强度和频率)以及冰敷加压包扎等处理成功治愈阴茎损伤。但近期的文献推荐手术疗法,手术疗法包括早期探查和修复被膜撕裂。

锋利物体所致的锐性阴茎伤应尽早手术修复。伴有血管和神经损伤的阴茎断裂及深的撕裂伤可用显微外科方法修复。显微外科修复与普通的修复不同,能有效改善畸形、纤维化、持久疼痛、皮肤坏死和感觉障碍等并发症。非显微外科方法修复阴茎创伤时,阴茎背动、静脉的修复至关重要,因为其是阴茎皮肤、龟头和软组织血供的主要来源,且与勃起功能的修复密切相关。

阴茎皮肤的缺失可用附近有活力的皮肤或中厚皮片移植修复。

【病因和发病机制】

1.钝性伤

(1)挫伤:单纯的挫伤通常是阴茎处于松弛状态时由外力所致,伴血肿和瘀斑。

(2)破裂(折断):阴茎破裂(折断)常发生在勃起状态下。引发的原因包括:勃起的阴茎被强力弯曲、与坚硬表面发生撞击、搓揉阴茎以减轻勃起和在床上滚动等。不同地域阴茎破裂的病因亦不同,在西半球,阴茎破裂主要由性交所致,占 30%～50%;中东地区主要由手淫和揉搓阴茎以减轻勃起所致。目前没有肛交、口交致阴茎破裂的报告。

阴茎破裂常表现为血肿形成、肿胀、变色和阴茎偏位。阴茎破裂时,右侧海绵体损伤较常见。双侧海绵体同时受损时,尿道损伤概率高。阴茎背侧邻近耻骨的部位是损伤易发之处,但损伤也可发生在阴茎体的任何部位,甚至是海绵体固定的位置。

(3)头发、环、带子及其他收缩性装置引起的阴茎缢勒伤也属阴茎钝性伤,缢勒伤最先引起软组织和皮肤的损伤,如不及时解除勒压,还可伤及阴茎体和尿道。

2.锐性伤

阴茎锐性伤发生时常常导致阴茎断裂、撕裂和穿孔等,主要病因包括:刀伤或枪伤、工业或农业机械损伤、自残、动物咬伤、车祸或化学试剂引起的烧伤以及医源性损伤等。迷幻剂和神经错乱亦是阴茎锐性伤发生的重要病因。伴发尿道损伤的阴茎锐性伤会加重创伤程度;阴茎锐性伤如有异物残留会导致感染和继发组织损伤。

【临床表现和诊断】

1.钝性伤

病史和物理检查可诊断阴茎破裂。勃起状态阴茎损伤时,患者及患者的妻子或伴侣可听见清脆的声响,如同折断玉米秆或玻璃棒,并伴有勃起消退、肿胀、变色(由血液外渗所致)、中到重度疼痛以及阴茎偏位,形成典型的"茄子畸形"。损伤部位可触及柔软而有韧性的隆凸表现为"滚动征"。会阴部出现蝴蝶形血肿提示尿道损伤。阴茎破裂如未及时治疗,晚期可表现为勃起功能障碍、阴茎偏位,形成 Peyronie 病样斑块,尿道海绵体瘘和尿道皮肤瘘,以及尿道狭窄引起的症状。

阴茎破裂伤时也可出现阴囊、耻骨上区和会阴肿胀等不常见的症状。

阴茎钝性伤常伴发尿道部分破裂。如尿道口有血并伴有肉眼血尿,就应高度怀疑尿道损伤,所有病例皆应做尿道造影。另外,阴茎钝性伤引起的血肿和水肿会压迫尿道进而加重排尿困难。海绵体炎或海绵体纤维化亦可引起阴茎破裂,但皆缺乏无创伤史及损伤时的断裂声响。

海绵体造影可以确定外渗的位置,对可疑病例的诊断有帮助。如果早期海绵体造影未能显示病灶,一定要再做延时造影(10min),因为只有等造影剂充满血肿后才能显示渗漏。虽然海绵体造影有助于阴茎折断的诊断,但其假阳性率和假阴性率较高;同时该种有创检查还可导致海绵体纤维化和造影剂反应等并发症。

超声检查虽然无创,但诊断率有赖于检查者的技术水平,小撕裂伤和被血凝块堵塞的缺口,可能不易与正常白膜分辨开。

磁共振成像(MRI)可能是海绵体损伤最好的诊断方法。在 T_1 加权像上,显示高信号的血管窦状隙,容易与血管较少显示低信号的白膜区分开来。由于 MRI 检查费用高,还不能作为常规的检查手段,但对那些需要较好影像质量的病例可进行 MRI 检查。

2.锐性伤

阴茎离断时残端应低温保存并与患者一起送至急诊室。正确的保存可降低移植反应提高成活率。

阴茎枪伤首先应确定损伤的程度。根据武器的口径和类型可估计发射物的速度。低速飞弹导致的病灶只在其运行轨迹上;高速飞弹可造成远离其运行轨迹一定距离的组织的损伤。尿道造影(逆行尿道造影)有助于诊断潜在的尿道损伤。

阴茎锐性伤入院后可记录到阴茎疼痛、肿胀和捻发音;偶尔可发现明显的皮肤坏死。较大阴茎锐性损伤伴发的皮肤缺失,在尿道和软组织修复后应立即进行重建。重建的皮肤可阻止感染向他处蔓延,还可阻止其他生殖区与筋膜面相通。

【治疗】

1.阴茎破裂(折断)

保守治疗适用于白膜破口较小、海绵体损伤但白膜完整的病例,包括冰敷加压包扎、抗感染、应用纤溶剂、抗雄激素抑制勃起等。手术治疗是大多数阴茎破裂伤常用的处理手段,因为持续的血肿会引起感染,并且二期修复所引起的纤维化会导致阴茎畸形或者疼痛,从而损害勃起和性交。手术切口有去颏套切口、直接纵向切口、腹股沟阴囊切口、高阴囊中线切口和耻骨上切口等多种选择。

外科治疗包括清除血肿、控制出血、伤处清创后用 3-0 的可吸收线间断缝合创面。阴茎破裂伴尿道部分或全部横断的,应尽早手术并留置导尿管。无尿道损伤的阴茎破裂术后当晚留置导尿并轻度加压包扎。

2.阴茎断裂和撕裂

不管何种原因导致的阴茎锐性伤,都应先用无菌生理盐水充分冲洗,然后进行保护阴茎血供的清创,取出异物和去除无活力组织。在阴茎根部上止血带或者结扎血管可减少出血。修复创伤后根据具体情况决定是否放引流管。

对于阴茎断裂伤,如果断裂的远端保存良好,可用显微外科方法进行再植。断端应浸入冷盐水或林格氏液中冰上运输。一般阴茎完全离断在 18~24h 以内,再植成功率较高。伤后48h 以内仍可手术治疗,但术后并发症的发生率会升高。

阴茎断裂重建时将尿道断端修整成舌状,置入硅胶导尿管,用 5-0 可吸收线双层吻合尿道;用 3-0 的可吸收线间断缝合白膜;阴茎背动脉用 10-0 的尼龙线吻合;9-0 的尼龙线缝合背深静脉;9-0 的尼龙线缝合背神经鞘。一般无需吻合阴茎海绵体中央动脉。Buck 筋膜和

Colles 筋膜用 3-0 的可吸收线间断缝合，以降低吻合口的张力。皮肤用 4-0 的可吸收线缝合。阴茎体部轻度加压包扎。必要时做耻骨上膀胱造瘘，留置 2 周行排尿期尿道造影，无外渗时拔除造瘘管。彩色超声监测术后动、静脉开放状态。

虽然显微外科手术能降低感觉障碍、狭窄等常见的并发症，但一定程度的皮肤坏死仍会发生，此情况下可用自体中厚皮片植皮。精神心理原因导致的阴茎创伤，特别需要全面而细致的护理。

较深的阴茎部分撕裂伤的处理和阴茎断裂伤处理相同，只要条件具备都应用显微外科手术修复创伤。

3.阴茎枪伤

低速枪伤应仔细探查并修补损伤。依据出血的强度选用缝合或手工压迫止血。高速枪弹导致的损伤修复较困难。如果尿道造影显示尿外渗，应立即设法留置尿管并修复损伤，清创进口和出口后按单纯撕裂伤缝合。

4.阴茎咬伤

用生理盐水冲洗、清创后，注射破伤风抗毒素并使用广谱抗生素。通常情况下，表浅的咬伤清洗后包扎，每天换 2 次药。对于伤情延搁并有感染迹象的患者，应住院并静脉应用抗生素，对该类患者有时需要再次手术以减少感染扩散，一旦感染控制伤口清洁了，即可行重建治疗。

5.阴茎撕脱和皮肤缺损

完全撕脱的或仅余少许残端与机体相连的阴茎撕脱伤应清洗后复位。如果皮肤不能成活，应连同肉芽组织一起切除。大多生殖区皮肤的缺损由感染所致，一旦感染发生，应湿敷创面并每日换药 2 次，彻底清创以及应用广谱抗生素，为日后的重建创造条件。阴茎撕脱伤导致的阴茎裸露会引起一定程度的情绪紧张，应注重心理方面的治疗。

年轻患者的大腿前外侧是常用的皮片供区，由于该处易于显露且取自该区的中厚皮片愈合时收缩率较小。筛孔状中厚皮片由于能良好的引流移植片下的液体，其覆盖创面和修复外观俱佳；虽收缩率较高，但对勃起功能修复并非首要目标的患者而言，仍不失为一种最佳材料。

中厚皮片较适用于部分或全部阴茎撕脱伤（全厚皮片是另一种选择，但供区需移植才能修复），为避免术后水肿引起的狭窄，所有远端阴茎皮肤都应在冠状沟水平切断。优先缝合移植片的腹侧，以保持正中外观和避免痛性勃起。用 5-0 的铬线将移植片边缘分别固定于阴茎根部、冠状沟和腹侧中缝。用矿物油纱布包扎移植片，外加套管以制动，再加保护性弹性外包扎。最后，留置尿管或耻骨上膀胱造瘘管和应用抗生素。

6.阴茎烧伤

三度烧伤须立即切除损伤的皮肤并进行移植。一度和二度烧伤经清创和一般的包扎，通常能获得满意的恢复，不需要移植重建。高压电流在组织内传播导致电烧伤属凝固性坏死，首先应进行必要的处理，待正常组织与坏死组织界限分明后再进行清创和修复。

7.阴茎缢勒伤

应及时解除勒压，一般可用砂轮锯断缢勒物，否则将导致阴茎坏死。

（二）睾丸损伤

睾丸悬垂于大腿之间并受到大腿和白膜的保护，能承受50kg的钝性损伤而不破裂。但中度钝性损伤即可引起睾丸实质出血并伴小血肿的形成，更重的损伤会引起白膜破裂导致肉膜内血肿。阴囊损伤时如伴有睾丸鞘膜破裂血肿会波散至腹股沟和会阴。

睾丸锐性伤发生时常导致睾丸撕裂或破裂、穿孔等，主要病因包括外伤、刀伤或枪伤、工业或农业机械损伤、自残。创伤性阴囊内精索完全断离较为少见，离断后睾丸能否再植成功不仅取决于睾丸血管吻合是否通畅，也取决于睾丸缺血时间的长短。再植成功的标志是恢复睾丸的内分泌和生殖功能。

【病因】

睾丸损伤包括钝性伤和锐性伤两类。钝性伤的主要病因包括：体育运动、暴力袭击、摩托车事故以及自残等。50％的严重阴囊钝性伤伴有睾丸破裂，但大多数是单侧睾丸损伤，只有1.5％的病例发生双侧睾丸损伤。睾丸钝性伤的发病机制还不清楚，可能的解释是外力将睾丸抵于骨盆或大腿导致其破裂。锐性伤的主要病因包括：暴力袭击、自残以及枪伤等。锐性伤导致双侧睾丸损伤的概率15倍于钝性伤。

【临床表现和诊断】

睾丸锐性伤常伴有大腿、阴茎、会阴和尿道损伤。31％的双侧睾丸锐性伤由阴囊穿通伤所致。睾丸钝性伤导致睾丸破裂往往伴有疼痛、阴囊淤血和血肿；少数睾丸钝性伤伴有血管横断；但极少病例同时伴有附睾破裂。超声检查是除体格检查外对睾丸损伤有诊断价值的辅助检查，但其不能确定白膜破裂的具体位置且有较高的误诊率。超声检查对于少数伴发睾丸扭转和肿瘤的病例可提供有价值的信息。

无外伤史的睾丸疼痛可进行核素扫描以查找可能的病因。

【治疗】

1.手术探查和修复

所有伴有明显阴囊血肿、睾丸内血肿或睾丸白膜破裂的病例皆应尽快进行手术探查和修复。拖延手术治疗只会增加睾丸切除比例，既往的研究发现，睾丸损伤后71h内进行手术治疗睾丸切除率仅为20％，但9d以后睾丸切除率则上升到67％。近期的研究显示即刻进行手术探查者睾丸切除率为6％，延期手术者睾丸切除率约为21％。

双侧睾丸损伤者应尽力挽救功能性睾丸组织并进行良好的止血和清洁伤口，预防感染。钝性伤伴睾丸内血肿者应进行引流减压以防睾丸萎缩。睾丸修复手术中应清除血肿及失活的睾丸组织，强行还纳被挤出白膜外的组织只会升高睾丸内压力增加组织坏死。手术后适度加压包扎可减轻水肿减少出血。

2.睾丸再植

创伤性阴囊内精索完全断离较为少见，离断后睾丸能否再植成功不仅取决于睾丸血管吻合是否通畅，也取决于睾丸缺血时间的长短，因为再植成功的标志是恢复睾丸的内分泌和生殖功能。Smith根据动物实验研究资料指出，睾丸缺血6h，生精细胞消失，部分间质细胞损害。而Giuliani在钳夹睾丸血管60min后就发现生殖上皮发生严重损伤，表面冷却和冷灌注均不能避免损伤的发生。徐月敏报告1例再植睾丸的总缺血时间为6h，术后16d睾丸活检的病理组织学检查显示除曲细精管精原细胞形态正常,其他各层细胞均坏死。术后 120d 再次活检电镜观察,结果显示各层生殖细胞均恢复正常,这说明睾丸缺血 6h 其生精功能仍属可逆。手术过程如下。

(1)将离体的睾丸迅速冷藏,不要浸入生理盐水中或放在冷冻室。

(2)将睾丸放入 4℃灌洗液和抗生素的混合液中,轻轻挤压睾丸,尽量将睾丸内残留的血液挤出,睾丸表面呈灰白色。

(3)将带有精索的睾丸与近心端精索做再植。先用 3-0 丝线将离断的精索固定数针,用 11-0尼龙线将睾丸内动脉间断缝合 4 针,用 9-0 尼龙线间断缝合静脉 8 针后开放血供。

(4)血循良好后用 9-0 尼龙线按两层法缝合输精管。

(5)术后加强抗凝、抗菌治疗,预防感染。

第六章　外科创伤性损伤

第一节　颅脑损伤

颅脑损伤无论在平时还是战时都很常见,占全身各部位创伤的 10%～20%,仅次于四肢创伤而居第二位。和平时期以交通事故伤占首位,其次是高处坠落、工伤事故、意外事故等。据统计,各种多发伤的总病死率约为 20%,其中伴有颅脑伤者高达 35%～40%,而不伴颅脑伤者仅为 10%。由此可见,多发伤中的颅脑损伤是影响病死率的重要因素,已成为现代创伤急救中的重要课题。

(一)头皮损伤

头皮损伤的形式多样,大体可以概括为闭合性和开放性两大类。主要是头皮挫伤、头皮血肿和头皮裂伤。

【临床表现】

1.擦伤

受伤局部头皮轻微疼痛,创面不规则,可有少量血清渗出和点状出血。

2.挫伤

钝物打击所致,伤后局部自觉疼痛。检查时可见皮下组织肿胀、淤血,扪之坚实,压痛明显。严重时,局部皮肤可因缺血而坏死。

3.裂伤和切割伤

可由钝器或锐器所致。依致伤物的性质和力度不同,伤口的大小和深度可有不同。钝器伤的创缘不规则,严重者尚有组织缺损。由于头皮血管丰富,破裂后血管开口又不易自行闭合,因此即使伤口不大,出血也较严重。帽状腱膜完整者伤口一般小而浅,全层裂伤的伤口可深达骨膜,常夹杂有毛发或泥土等异物。

4.撕脱伤

多因发辫受机械力牵拉,使大块头皮自帽状腱膜下层或连同颅骨骨膜被撕脱。伤员常因大量失血和伤口疼痛而发生休克。

5.血肿

多为钝器直接击伤所致,也可能是颅骨骨折的结果。按血肿出现于头皮内的具体层次,可分为皮下血肿、帽状腱膜下血肿和骨膜下血肿三种。

【治疗】

1.擦伤

局部清洗消毒,可不包扎。

2.挫伤

清洗消毒后做伤处包扎。

3.裂伤

彻底清创止血后做伤口全层缝合。

4.撕脱伤

未伤及骨膜,撕脱部分血供良好者,可于清创后原位缝合。如完全撕脱,可行血管吻合,原位植皮。对不能做血管吻合者,可将撕脱部分制成中厚或全厚皮片植回。连同骨膜一起撕脱者,可将颅骨外板切除或钻孔至板障,待肉芽形成后再植皮。

5.血肿

血肿不大者多能自行吸收。对出血较多的帽状腱膜下血肿,应在严格无菌技术下从低位穿刺抽吸,然后加压包扎。常需多次反复穿刺抽吸才能治愈。

【预后】

如遇较大的血肿经抽吸后在短期内又很快出现,则要考虑是否为较大的动脉破裂所致,必要时需结扎相关动脉(如颞浅动脉)。

陈旧性骨膜下血肿可以演变成骨囊肿。

头皮下血肿中央有波动,且有凹陷者,必须做 X 线摄片,确定是否合并有颅骨骨折。

(二)颅骨损伤

通常是由直接或间接暴力作用于颅骨所致。根据骨折发生的部位不同,分为颅盖骨和颅底骨骨折。

【临床表现】

1.颅盖骨骨折

颅盖是指穹窿部,呈半球形,对脑组织有保护作用,只有在较大外力作用下才会发生颅盖骨骨折。

(1)线性骨折:可为单发或多发,后者可能为几条骨折线互不相关地发生于几处,或互相交错地集中于某处。可能伴有头皮挫伤和血肿,有时继发颅内血肿。X 线平片或 CT 扫描可帮助确诊。

(2)凹陷性骨折:颅骨全层或仅为内板向颅腔内凹陷,骨折片可为粉碎性,向内插入脑组织或血管而出现神经系统受损体征。X 线平片或 CT 扫描可确诊。

2.颅底骨骨折

颅底骨骨折多为线性骨折,合并脑实质伤、硬膜破裂和血管窦破裂的机会相对较多。X 线平片仅有 30%～50%能显示骨折线,故诊断主要依据临床症状。

【治疗】

1.单纯线性骨折

如不伴颅内高压及脑损伤症状者,可不做特殊处理。但应警惕跨血管区骨折线可能造成的血管损伤。

2.凹陷性骨折

如骨折片陷入较浅,且无脑受压症状者,可不手术。如陷入深度超过 1cm 或陷入重要功能区,均应及时手术,整复凹陷的骨片。

3.颅底骨骨折伴脑脊液漏

不能填塞或冲洗,保证鼻腔和耳道的清洁,多在1个月内自愈。对经久不愈者可考虑手术修补。如碎骨片压迫视神经或面神经者,应尽早去除碎骨片。

【预后】

各种类型的开放性骨折均须及时做头皮清创缝合,大量使用抗生素预防颅内感染。

颅底骨折多为开放性骨折,必须使用易透过血-脑脊液屏障的广谱抗生素,预防颅内感染。

颅后窝骨折可以出现吞咽困难、声音嘶哑和舌肌瘫痪等症状,必须注意诊断和处理。

（三）原发性脑损伤

原发性脑损伤是指暴力作用于头部时立即发生的脑损伤,其症状和体征在受伤当时就会出现,一般不需紧急手术治疗。

【临床表现】

1.脑震荡

脑震荡是脑损伤中最轻的一种,表现为一过性脑功能障碍,昏迷时间不超过半小时。伤员清醒后大多不能回忆受伤当时乃至伤前一段时间内的情况,称之为逆行性遗忘。较重者伤后可有短时间皮肤苍白、血压下降、脉搏弱缓、呼吸浅慢等症状。在此后的一段时间内伤员可能有头痛、头晕、恶心、呕吐等表现,而各项辅助检查均无异常发现。

2.脑挫裂伤

脑挫裂伤是脑实质挫伤和裂伤的统称,既可发生于受力部位,也可发生于对冲部位。临床特点是意识障碍明显,持续时间长,绝大多数在半小时以上。有明显的神经定位体征,如偏瘫、失语等。由于继发出血、水肿和血肿,可表现为头痛、恶心、呕吐和脑膜刺激征。脑皮质挫伤可引起癫痫发作,包括局限性发作和大发作。

根据头部外伤史和伤后表现可以做出初步诊断,脑脊液检查可见血液,含血量的多少与脑挫裂伤的程度相关。CT扫描可见脑组织水肿,脑实质内有散在或成片状低密度区,中间有高密度出血灶。脑室常受压变小,如一侧脑挫裂伤可引起中线结构移位。

3.原发性脑干损伤

脑干损伤分原发性和继发性两类。原发性脑干损伤是外力直接作用于脑干引起的损伤。单独的原发性脑干损伤较少见,常与其他部位的脑损伤并存。临床特点是受伤当时立即昏迷,多为持续时间长的深昏迷,四肢软瘫,腱反射消失。瞳孔变化多种多样或大小多变,对光反应无常。眼球位置不正,随受损部位不同而有多种变化。出现病理反射,肌张力增高和去皮质强直。累及延髓时,则出现严重的呼吸循环功能紊乱。

【诊断依据】

因为原发性脑干损伤多与其他部位的脑挫裂伤同时存在,所以单依靠体征很难做出定位诊断。CT和MRI有助于明确诊断,在肿胀的脑干内可见点片状密度增高区,四脑室有受压或闭塞。

【治疗】

1.非手术治疗

原发性脑损伤以非手术治疗为主。在对症处理的同时,注意观察病情变化,防止发生危及生命的颅内高压和脑疝。

(1)对于无明显器质性病变的脑震荡,可给予镇静止痛。恶心、呕吐严重,不能进食者,要适量补液。可用胞磷胆碱、ATP、维生素等药物治疗。

(2)昏迷患者要保持呼吸道通畅,通过鼻导管供氧。估计短时间内不能清醒者,要尽早行气管插管或气管切开,对呼吸减弱,潮气量不足者,要及早用呼吸机做辅助呼吸。长期昏迷患者要注意营养支持治疗。早期宜采用肠道外营养,待肠蠕动恢复后可通过鼻胃管向胃内灌注营养食物,如牛奶、蛋黄、糖等。凡需要长时间经肠道营养者可考虑做胃造口或空肠造口,定时滴入肠道营养液。

(3)脑损伤严重者都有不同程度的脑水肿和颅内高压,应及时给予脱水治疗。常用的脱水药有甘露醇、呋塞米、白蛋白。20%甘露醇和呋塞米联合应用,可增强疗效。肾上腺皮质激素可防治脑水肿,宜尽早短期使用,一般3d后停药。在脱水治疗的过程中,须适当补充液体与电解质,维持良好的周围循环和脑灌注压。

2.手术治疗

重度脑挫裂伤、脑水肿及出现脑疝危象时,要及时行手术治疗。手术原则是行内、外减压。内减压是清除血肿和失去生机的脑组织,解除脑受压;外减压是做大骨瓣去除,敞开硬脑膜。对病情严重的广泛脑挫裂伤,可考虑行两侧去骨瓣减压。

【预后】

1.GCS评分

对于伤情轻重及预后的判断,目前国内外均采用格拉斯哥昏迷分级法(GCS)。

2.伴丘脑或脑干损伤

可能会发生应激性溃疡和上消化道大出血,也可能发生尿崩症和神经源性肺水肿,应给予及时诊断和处理。

(四)继发性脑损伤

继发性脑损伤是指受伤一段时间后出现的脑损伤,主要有脑水肿和颅内血肿。其临床表现有进行性加重趋势,多需要开颅手术治疗。

【临床表现】

1.硬膜外血肿

硬膜外血肿为血液凝聚于颅骨与硬脑膜之间。多为头部一侧着力所致,95%合并有颅骨骨折,其骨折线跨越脑膜血管沟或静脉窦,血肿的部位往往与颅骨骨折部位相一致。临床上分为三种类型:①当时有昏迷,清醒一段时间后再次出现昏迷,中间清醒期为数分钟到24h,清醒期内仍有颅内压增高症状,如头痛、头晕、恶心、呕吐等;②原发性脑损伤重或血肿形成迅速,来不及清醒昏迷又加重;③原发性脑损伤轻,早期无昏迷,血肿形成后才出现昏迷。属于第一种类型者占50%~70%,容易做出初步诊断。X线平片对定位诊断有帮助。CT扫描是最有价值的诊断手段,表现为梭形高密度区,边界清楚,向内压迫脑组织和脑室,使中线向对侧移位。

2.硬膜下血肿

硬膜下血肿是指出血积聚于硬脑膜下腔,较常见,占颅内血肿的 50%～60%,两个以上的多发性血肿约占 30%。急性硬膜下血肿的出血源多为脑挫裂伤或脑内血肿的血液流到硬脑膜下,故症状较重。多数原发性昏迷与继发性昏迷相重叠,表现为昏迷进行性加深。脑水肿、颅内高压和脑疝的征象多在 1～3d 内进行性加重,表现为恶心、呕吐、烦躁、血压增高、偏瘫、失语、瞳孔散大和去皮质强直等。确诊方法主要靠 CT,在颅骨内板和脑表面间有新月形高密度区(急性)或等密度、低密度区(慢性)。血肿较大时,有脑室受压和中线结构移位。

3.脑内血肿

常合并有严重的脑挫裂伤或凹陷性颅骨骨折,是脑伤出血逐渐扩大而形成。临床表现以进行性昏迷加深为主,也有颅内高压和脑挫裂伤相同的症状。由凹陷性骨折所致者,可能有中间清醒期。仅根据症状和体征很难明确诊断。CT 检查见脑挫裂伤附近有高密度血肿区和血肿周围的低密度水肿区。

【治疗】

1.非手术治疗

(1)适应证:颅内血肿较小,中线结构不移位,或移位不明显。无昏迷或仅有嗜睡,无颅内压增高表现。亚急性或慢性血肿伴轻微神经症状者。年老体弱或有严重其他系统疾病,不宜行开颅手术者。在非手术治疗期间要密切观察病情变化,一旦病情恶化要及时行手术治疗。

(2)方法:同原发性颅脑损伤。主要是对症处理和控制颅内压,应用止血药防止血肿扩大。

2.手术治疗

对术前 CT 检查已明确血肿部位者,可按 CT 提示的位置直接开颅,清除血肿,脑挫裂伤中的失活脑组织也要给予清除。破裂的脑血管可采用电凝、银夹夹闭或缝扎止血。已有明显脑疝症状或 CT 提示中线结构有明显移位者,应将硬脑膜敞开并去骨瓣减压,以减轻术后脑水肿引起的颅内压增高。对硬膜下血肿和脑组织内血肿,在血肿清除后仍有高颅压和脑组织膨隆者,要警惕有多发血肿,可在相应部位钻孔探查。血肿清除后要酌情置皮片或引流管引流。术后要常规使用脱水药、止血药和抗生素。

【预后】

伤后昏迷进行性加深或出现重度再昏迷,同时有其他体征证明脑疝已经形成者,这时已经没有时间去做 CT 检查,可在急诊手术室就地钻孔探颅。钻孔可选在瞳孔首先扩大的一侧,或肢体瘫痪的对侧。如果此时再去做辅助检查或者转科,将是很危险的。另外,在观察期间患者躁动不安,常为意识变化的先兆,提示有颅内血肿或脑水肿。必须寻找原因,做相应处理。这时如果轻率地使用镇静药也是很危险的。因为强行使患者镇静并不能阻止病情发展,反而会延误正确的诊断和处理。

(五)开放性颅脑损伤

外力作用使头皮、颅骨和硬脑膜破裂,并伤及脑组织,使颅脑与外界相通,有脑脊液外流,甚至有脑组织外溢,称为开放性颅脑损伤。战时为火器伤,和平时期主要是由锐器砍伤和重钝器击伤。

【临床表现】

由锐器砍伤者,主要伤及颅脑的某一局部,很少引起脑震荡和弥漫性脑损伤,所以多无昏迷史。但钝器伤可引起脑挫裂伤和颅内血肿,可有不同程度昏迷。因有脑脊液外流和脑组织外露,脑水肿和颅内高压症状较轻。重要功能区的损伤可出现神经系统定位体征,如偏瘫、偏盲等。如果有颅内外大血管破裂,或者治疗不及时,可以发生失血性休克。

【诊断依据】

根据外伤史和体格检查就可以诊断开放性颅脑损伤。但必须与开放性颅骨骨折相鉴别。如果硬脑膜完整,就是开放性颅骨骨折。硬脑膜同时破裂,并有脑脊液外流或脑组织外露,就可确诊为开放性颅脑损伤。要想了解骨折范围和脑内有无异物存留,必须摄头颅部 X 线片。CT 扫描可显示创道的密度,了解有无脑内血肿及异物。

【治疗】

1.现场或急诊室救治

首先用敷料包扎伤口,然后行补液、输血等抗休克治疗。病情稳定后把伤员送到有条件的手术室,行彻底清创和止血。清创时间最好在 6h 以内,超过 6h 将会增加感染的机会。

2.清创处理

应扩大皮肤创口,在直视下逐层去除失去生机的碎骨片、血块和异物,对出血点进行彻底止血。如有失活的脑组织和脑内异物,也要给予取出,并做冲洗,争取一期缝合硬脑膜。如清创后仍有严重脑水肿和高颅内压,也可敞开硬脑膜。颅骨缺损不宜立即修补,头皮要严密缝合,皮下放置引流片。术后常规用抗生素预防感染。

【预后】

1.颅骨骨髓炎

由于污染严重或清创不彻底,术后可能引起颅骨骨髓炎。急性期有急性化脓性感染的表现,慢性期常有瘘管形成,经常从瘘管流脓。必须给予相应处理。

2.脑脓肿和脑内异物

如果异物残留于脑组织内,以后可能发生脑脓肿。患者有全身感染和颅内压增高症状。CT 可以帮助诊断。

第二节　颈部损伤

颈部是连接头颅和躯干的部分,又是人体的暴露部位。因此,无论是在平时还是战时,颈部损伤都较常见。颈部有咽、喉、气管和食管,这些器官损伤可引起气道阻塞和吞咽困难,严重者可立即致死。颈部还有重要的大血管和神经,大血管损伤后可引起大出血和失血性休克,重要的神经损伤可产生明显的功能障碍,影响生存质量。由此可见,颈部损伤的及时抢救与正确处理是非常重要的,必须高度重视。

(一)颈部大血管伤

颈部的血管密集,动脉距心脏较近,有较高的血流压力,损伤后可产生猛烈的出血,甚至因大量失血而死亡。颈内静脉破裂后可发生空气栓塞,也会致伤员死亡。

【临床表现】

颈部血管主要有颈总动脉、颈内动脉、颈外动脉、颈外静脉、颈内静脉和椎动脉等。小动脉和静脉损伤时,虽有较多出血,但很少危及生命。大的动脉、静脉损伤,可发生大量出血、休克,甚至迅速死亡。如伤道狭窄(刺伤或弹伤),血液不能向外流出,在局部形成大血肿,压迫周围组织,表现为呼吸困难和吞咽困难。小的动脉性血肿只在颈部形成搏动性肿块,即假性动脉瘤。如同时损伤动、静脉,则会形成颈部动静脉瘘,瘘口近端的静脉内血流量增加,有搏动。而动脉内的血流量减少,组织灌注会减少。

颈部大静脉损伤时,虽也可引起严重的出血,但主要的危险是空气栓塞。因胸腔的负压作用,将空气吸入到近心端的静脉内,常可闻及吸吮声,伤员有呼吸急促,脉搏快而不规则,胸痛等症状。大量空气进入心脏内,心脏搏动立即停止,患者很快死亡。

颈部血管损伤伴有气管损伤时,可因误吸血凝块而发生呛咳和窒息,表现为呼吸困难和缺氧。颈部巨大血肿压迫或动脉血外流,导致伤侧脑供血不足,表现为偏瘫、偏侧不全麻痹、失语或单侧眼失明等。

【诊断依据】

对颈部血管损伤的诊断主要依据外伤史和体格检查。颈部前后位和侧位 X 线片可排除颈椎骨折、颈部游离气体和金属异物。X 线检查还可发现纵隔气肿。对外伤性动脉瘤和动静脉瘘的诊断要靠动脉造影。颈动脉造影还可以了解颈内动脉和颅内动脉的状况,以决定是否需要手术修补或结扎。多普勒超声检查可显示血管阻塞、管腔狭窄和颈部血肿情况,能精确地计算出血流量,对血管损伤的诊断有一定参考价值。

【治疗】

1.现场急救

颈部大动脉出血很凶猛,当时可用手指压迫止血。伤员仰卧,头转向健侧,术者用手在胸锁乳突肌前缘扪及颈总动脉搏动,然后垂直将其压迫到第 6 颈椎的横突上,以暂时阻断其血流。此法是应急措施,每次压迫时间不宜超过 10min。另一急救措施是用消毒纱布填塞到伤口内,紧紧压住出血的血管。然后将健侧上臂举起,作为支架,施行加压包扎。颈部伤口不宜做环绕颈部的加压包扎,以防压迫呼吸道。填塞物可在 3~5d 内取出,否则可引起感染。一般是在条件好的手术室内取出,接着进行损伤血管的处理。

2.受损伤血管的处理

颈外动脉、甲状腺上下动脉、椎动脉和颈总动脉的小分支损伤,都可以做血管结扎,结扎后不会引起组织缺血坏死。颈总动脉和颈内动脉不能结扎,且暂时阻断的时间不宜超过 6min,因为颈内动脉要保证脑部前 3/5 区域的血流供应。结扎后可引起脑部血液循环障碍,出现偏瘫、失语等严重并发症,甚至死亡。如果颈总动脉和颈内动脉损伤,要尽量做破口缝合修补,如直接缝合有困难,或者直接缝合后能引起明显狭窄时,可用自体血管或人造血管的修片进行修补。损伤范围小者可做修剪后对端吻合。在吻合的过程中,为了防止阻断血流的时间过久,影响大脑的血供,可采用内转流术。即在损伤动脉两端放入一根略小于血管腔的硅胶管,待血管吻合达周径的 3/4 时,再把硅胶管取出。如颈内动脉损伤严重,而颈外动脉未损伤,可用颈外动脉代替颈内动脉。即切除损伤严重的颈内动脉段,结扎其近心端,在适当部位切断颈外动脉,结扎远心端。然后将颈外动脉的近心端与颈内动脉的远心端相吻合。当颈外动脉不能使用时,也可以做自体大隐静脉移植术,一般多选用大隐静脉上段。因静脉瓣膜向心开放,故移植时应将大隐静脉倒置。

颈部的静脉损伤,一般都可在损伤处做结扎。但在结扎颈内静脉后约有 3% 的患者死亡,原因是对侧颈内静脉发育不全。因此,颈内静脉损伤仍应以修补、对端吻合或血管移植为好。

【预后】

颈部外伤后伤口多有严重污染,如清创不彻底,术后会发生感染,可能引起修复后的血管再破裂,从而发生大出血,处理很棘手。

血栓形成是手术失败的重要原因之一,故血管修复术后要常规使用抗凝药。肝素作用迅速,每日 200~300mg 加入到 5% 葡萄糖注射液中持续静脉滴注。肝素的缺点是易发生出血,最好选用右旋糖酐-40,而且右旋糖酐-40 对休克患者有好处。常用量是 500~1000ml/d,一般不超过 1 周。

(二)喉和气管伤

喉是呼吸道的一部分,又是发音器官,结构复杂,功能重要。气管分为颈部和胸部两部分,颈段长度约占全长的一半。闭合性喉和气管伤包括挫伤、挤压伤和扼伤,开放性损伤主要是火器伤和刀刺伤。

【临床表现】

1.闭合性喉和气管损伤

主要症状是呼吸困难、声音嘶哑和失声,还可出现咯血、吞咽困难、颈部疼痛和活动受限。伴有气管软骨骨折和黏膜破损者可发生皮下气肿,严重者气肿可扩散到全颈部,甚至达颏下、耳后、胸部和纵隔,这时可以使呼吸困难加重。

2.开放性气管损伤

常伴有血管损伤,主要表现为大出血、休克和呼吸困难。颈部伤口可见异常排气,出现血性泡沫。患者也可以出现声音嘶哑和失声。尖锐利器刺伤气管时也可出现皮下气肿,颈部皮下可扪及捻发音。

【诊断依据】

根据外伤史和临床表现,对喉及气管损伤的诊断多无困难。X 线摄片不仅可发现骨折,还能发现金属异物、皮下气种和气管横断(气管内空气柱中断)。如病情允许,应做气管镜检查,以求确诊。

【治疗】

1.对症处理

对于症状较轻的闭合性喉与气管损伤,只需对症处理,包括止痛、消炎和雾化吸入,严重者要限制发音,给鼻饲全流质饮食,以减少喉部活动。呼吸困难和皮下气肿严重者需做气管切开。有喉软骨骨折和移位者,要行喉软骨复位术。

2.清创处理

开放性喉与气管损伤要及时行清创术,清创前最好在甲状腺下方行正规的气管切开,以保证清创的彻底和安全。在清除掉伤口中的异物和血块后,进行彻底止血。然后对断裂的气管做缝合修补。对两个软骨环以内的失去活力的气管段,可做局部切除再吻合。大片气管缺损者,可用带肌蒂舌骨段做气管修补。术后常规用抗生素预防感染,皮下气肿可以自行吸收,无需特殊处理。

【预后】

喉与气管损伤行修复术后可能会发生瘢痕性狭窄,表现为呼吸困难、喘鸣、发声障碍、咳痰困难等。为了预防瘢痕狭窄,在行破口修复时应置入粗细合适的硅胶 T 形管作支撑,待伤口完全愈合后方能拔除 T 形支撑管。

(三)咽和食管伤

咽可分为鼻咽、口咽和喉咽三部分,颈部损伤时常伤及喉咽段。食管颈段约占食管全长的1/5,位于气管的后方,气管切割伤时常伴有颈段食管损伤。误吞或有意吞服具有腐蚀性的强酸或强碱时,可以引起咽、食管和胃的化学性烧伤。

【临床表现】

单纯咽和食管外伤较少见,一般发生于颈部严重损伤时,常合并有气管和大血管伤。小的食管破裂穿孔,早期无明显症状,容易漏诊。大的食管破裂多表现为胸骨后疼痛,呼吸和吞咽时疼痛加重。此外,尚有吞咽困难、恶心、呕吐等症状。食管破裂后易发生感染,并发食管周围炎、纵隔炎。表现为寒战、高热,颈部疼痛加重,局部有红肿和压痛。

吞服强酸的烧伤会使黏膜凝固性坏死,收缩,变脆,但很少深达肌层。吞服强碱的烧伤主要是使蛋白质变为胶冻状的碱性蛋白盐,从而使组织细胞溶解、液化,损伤往往穿透黏膜层和黏膜下层,深达肌层,甚至导致食管穿孔。吞服强酸或强碱后会立即出现口腔、胸骨、背部和上腹部烧灼痛,吞咽困难和口吐唾液。服用量较多时可发生恶心和呕吐,吐出物为黏液状,可混有血液。咽喉部有水肿和痉挛者可出现声音嘶哑、呼吸困难和窒息。全身反应有高热、脱水、电解质平衡紊乱和肝肾功能损害。强酸腐蚀剂还能引起酸中毒和血管内溶血。

【诊断依据】

根据病史和呕吐物的化学分析有助于诊断吞服过腐蚀性化学物质,查体时可见口腔和咽部黏膜覆盖有白膜,并有水疱和肿胀。

颈部有严重外伤时,根据受伤的部位和深度,要想到有咽和食管损伤的可能。确诊的办法如下。

1.口服亚甲蓝

对临床怀疑者,立即口服稀释的亚甲蓝液。如果食管有破口,亚甲蓝液会从破口处流到颈部伤口内。

2.食管造影

用水溶性造影剂泛影葡胺口服,在吞咽造影剂的同时行透视或摄片,观察造影剂有无外漏。

3.内镜检查

在病情允许的情况下做食管镜或胃镜检查,在直视下观察食管黏膜是否有破损。最常用的诊断方法是在处理颈部损伤时,要对可能受损的咽和食管做探查,在直视下寻找受损部位。

【治疗】

轻度黏膜损伤(非穿透伤)多不需特殊治疗。有明显症状但能进食者,可进流食或软食,并服用消炎、镇痛、抗酸药物等。对不能进食者,可暂时给予鼻饲高营养饮料或静脉输液,以利损伤食管黏膜的休息和恢复。

咽和食管破裂伤的早期(24h 内),在清创后可做缝合修补。黏膜层的缝合应尽量严密,以褥式缝合为好。黏膜下层和肌层也要妥善缝合,然后放置引流。如有较大缺损不能完全关闭时,可做部分伤口缝合,利用周围软组织修补缺损处,再以碘仿纱条疏松填塞,放置引流,皮肤伤口做二期缝合。术后给予鼻饲或胃造口维持营养。如已经形成食管周围感染,无法一期修补时,可做食管造口,另行胃或空肠造口维持营养。待全身情况好转,感染控制,3 个月后再行食管重建。

对于晚期胸内食管穿孔,不能采用缝合修补者,可开胸后除掉所有污染及坏死组织,通过食管穿孔在食管腔内放置 T 形管,并从胸壁引出,使食管内容物外流,在穿孔附近及胸腔内各放置一根闭式引流管。T 形管放置 3～4 周后拔出,改为开放引流。食管置管后可行胃造口减压,空肠造口饲食。

对吞服有腐蚀性化学物质者,在抢救时禁忌用催吐药和插胃管洗胃,因为此法可引发胃穿孔。强酸类中毒可口服氢氧化铝凝胶和 2.5％氧化镁溶液。如无上述药物时,可服石灰水或稀释的肥皂水。强碱类中毒者可口服食醋、3％醋酸或 5％稀盐酸,也可口服大量橘汁或柠檬汁。在病情稳定后再口服蛋清水或牛奶以保护食管和胃黏膜。全身应用皮质激素有助于解毒、消除水肿和抑制结缔组织生长。有呼吸困难者要及时行气管切开,接呼吸机做人工辅助呼吸。

【预后】

咽和食管损伤后早期未能正确处理,导致以后感染,从而形成食管瘢痕性狭窄。预防的办法是早期诊断,正确处理,使用广谱抗生素,食管破口修补时不做纵行缝合,以防以后食管狭窄。

如果已经发生了食管狭窄可做食管扩张术,对严重的食管狭窄可行食管重建。

第三节　胸部损伤

(一)胸壁骨折

胸壁骨折包括胸骨骨折和肋骨骨折两类,前者很少见,约占 5％。肋骨骨折是最常见的胸部损伤。单纯肋骨骨折系指 1 根或几根肋骨一处骨折,且无合并肺损伤。连枷胸是指多根多处肋骨骨折或肋骨肋软骨关节脱位造成的胸壁软化,形成浮动胸壁和反常呼吸运动,即吸气时软化的胸壁内陷,呼气时向外突出。

【临床表现】

1.疼痛

常在骨折处出现局限性胸痛,在深呼吸、咳嗽、体位改变时加重。

2.压痛

骨折处压痛明显,可有骨擦感或骨擦音,有时伴有局部肿胀和胸壁畸形。间接压痛呈阳性,据此可与软组织挫伤鉴别。

3.皮下气肿、气胸、血胸等

骨折断端可刺破肋间血管、胸膜和肺组织等,引起皮下气肿、气胸、血胸等表现。

4.连枷胸

有反常呼吸运动,严重时,则有纵隔摆动、呼吸困难和循环障碍。

【诊断依据】

根据受伤史和临床表现多可做出肋骨骨折的诊断。胸部 X 线检查可显示骨折情况及有无血胸或气胸等并发症。

【急救措施】

1.止痛

止痛是治疗肋骨骨折的重要环节。给予足够的但对呼吸无抑制作用的镇痛药,能够缓解疼痛、利于排痰、改善患者的呼吸。肋间神经阻滞也有较好的止痛效果。

2.固定

在患者伤侧胸壁于呼气末用叠瓦式宽胶布固定,可以缓解伤处疼痛,利于骨折愈合。但该法可限制胸廓的呼吸运动幅度,增加肺部并发症和低氧血症的发生率,尤其是老年患者,故目前已不主张采用。

3.防治肺部感染

鼓励患者咳痰及适当深呼吸运动,早期下床活动,适量应用抗生素。

4.开放性肋骨骨折

应及时行清创缝合术,根据具体情况决定是否固定肋骨断端。

5.连枷胸

现场急救时应镇痛并局部加压包扎,消除反常呼吸运动。在医院尽早应用中钳重力牵引法或胸壁外固定架牵引法消除反常呼吸运动。如患者有呼吸衰竭表现,应做气管插管或气管切开实施机械辅助呼吸。近年来也有在胸腔镜下导入钢丝固定连枷胸者。

6.其他

合并气胸、血胸者,量少时无须特别处理,多可自行吸收;量多者则需行胸膜腔引流术。

【预后】

单纯肋骨骨折后一般无严重并发症,大多不需住院治疗,但应注意血胸或气胸等合并伤的诊治。下胸部肋骨骨折尚可伴肝、脾损伤,并常由其引起失血性休克,甚至死亡,诊治时需注意判别。连枷胸的病死率已由过去的 50% 降至目前的 5%～10%,但病情严重而需用机械辅助呼吸的病死率仍高达 30% 左右。

(二)创伤性气胸

在胸部创伤中,气胸的发生率仅次于肋骨骨折。气胸系肺组织、支气管、食管破裂致空气进入胸膜腔,或胸腔开放性损伤时,外界空气经创口进入胸膜腔所形成。气胸形成后空气的通道随即封闭,胸膜腔不再与外界或呼吸道相通者,称为闭合性气胸。空气经胸膜腔与外界或呼吸道的裂口随呼吸而自由出入胸膜腔者,称为开放性气胸。肺或支气管破裂后,其裂口与胸膜腔相通且形成活瓣,吸气时空气可经裂口进入胸膜腔,呼气时活瓣则关闭,空气不能排出,使胸膜腔内积气不断增多,致胸膜腔内压力升高超过大气压者,称张力性气胸。

【临床表现】

1.胸痛

常可向同侧肩部放射。

2.胸闷和气促

肺萎陷30%以下的小量闭合性气胸可无此症状。开放性气胸由于纵隔扑动对呼吸和循环影响较大,患者胸闷、气促多较严重,甚至有呼吸困难、发绀或低血压、休克。张力性气胸患者可在伤后短时间内由胸闷、气促过渡到极度呼吸困难、明显发绀、烦躁或昏迷、休克,甚至死亡。

3.皮下及纵隔气肿

开放性气胸时,胸壁伤口有空气出入胸膜腔的声音。

4.其他

患侧胸廓饱满,肋间隙增宽,呼吸运动减弱,叩诊呈鼓音,呼吸音减弱或消失,气管、纵隔常向健侧移位。

【诊断依据】

根据外伤史和临床表现,创伤性气胸的诊断不难做出。经锁骨中线第2肋间做胸腔穿刺,抽出气体可进一步证实气胸的存在,并可测压以了解胸膜腔内压力,张力性气胸时,针头可被高压顶出。胸部X线检查可以明确气胸范围、肺萎陷程度、气管和纵隔向健侧移位情况以及有无肋骨骨折和胸腔积血等合并伤。

【急救措施】

1.闭合性气胸

胸腔少量积气且无明显胸闷、气促等不适症状者,一般无需特殊处理,1～2周后气体可自行吸收。胸腔积气较多时,则需做胸腔穿刺抽气或行胸腔闭式引流术。

2.开放性气胸

现场应做急救处理,迅速用尽可能清洁的敷料或布类封闭胸壁伤口并加压包扎,变开放性气胸为闭合性气胸;并立即在第2肋间锁骨中线做胸腔穿刺抽气减压。送至医院进行创口清创缝合并做闭式胸腔引流术。

3.张力性气胸

快速排气、降低胸腔内压是急救的关键措施。方法是于锁骨中线第2肋间向胸腔插入具有单向活瓣作用的胸腔穿刺针。也可向胸腔插入普通粗针头,将张力性气胸变为小口径的开放性气胸,既可解除胸膜腔内的高压,又不至于产生纵隔扑动。送至医院后行胸腔闭式引流。若患者症状仍不能改善,应尽早在气管内插管麻醉下做剖胸探查术,处理引起张力性气胸的破裂口。

4.其他治疗

不论哪种气胸,治疗时均应鼓励患者做深呼吸,帮助咳嗽排痰,使用抗生素和镇静、镇痛药,必要时吸氧。

【预后】

单纯创伤性气胸只要及时诊治,预后均较好。但创伤性气胸多合并有血胸、肋骨骨折等损伤,避免遗漏合并伤的诊治,是提高气胸患者治疗效果的重要措施。

(三)创伤性血胸

胸部创伤引起胸膜腔积血,称为创伤性血胸,常与气胸同时存在。胸膜腔内血液有三种来源:①心脏及胸内大血管破裂,出血迅猛且量多,常在短时间内出现休克而死亡;②胸壁血管损伤,如肋间动脉、胸廓内动脉,出血多为持续性且不易自止;③肺组织裂伤出血,一般出血量少而缓慢,多能自行停止。由于心、肺和膈肌运动起着去纤维蛋白作用,胸膜腔内积血多不凝固。血胸发生后,可发生与气胸类似的呼吸和循环功能障碍。

【临床表现】

随出血速度、出血量、胸内脏器有无创伤及患者体质而有所差异。小量出血(500ml 以下)多无明显症状,仅在 X 线下可见肋膈角消失。中量(500～1000ml)和大量(1000ml 以上)血胸,可出现面色苍白、出冷汗、脉搏快弱、呼吸急促、血压下降等内出血征象和心肺受压征象。查体可见胸廓饱满、肋间隙增宽、呼吸运动减弱、叩诊呈浊音、呼吸音减弱或消失、气管和纵隔向健侧移位。由肺裂伤引起的血胸常有咯血表现。血胸并发感染时,可有发热等全身中毒表现。

【诊断依据】

根据胸部受伤史及上述临床表现即可诊断。胸腔穿刺抽出不凝固性血液可进一步确诊。X 线检查可见肋膈角消失,下肺野不清晰;大量血胸时,伤侧有一片较密而均匀的积液阴影,纵隔向健侧移位;如合并气胸,则可见到液平面。B 超可看到液平段,对积血量、穿刺部位的选择有帮助。积血涂片和细菌培养有助于鉴别是否合并感染。

【急救措施】

1.非手术治疗

(1)有休克者应首先进行输血、扩容等抗休克治疗。

(2)少量血胸不必穿刺抽吸,积血多可自行吸收。

(3)单纯血胸或血气胸量较大时,采用胸腔穿刺抽吸或胸腔闭式引流,以促进肺组织复张而改善呼吸功能。抽吸量每次不宜超过 1000ml。

(4)鼓励患者咳痰、深呼吸,使用抗生素和止痛药,必要时吸氧。

2.手术治疗

(1)心脏或大血管损伤出血,除非在极短时间内获得手术,否则病死率很高。

(2)非手术治疗期间仍有活动性出血者(胸腔闭式引流量连续 3h 超过 200ml/h),应及时开胸探查,修补或部分切除破裂肺组织,胸壁血管出血者予以缝扎。

(3)非手术治疗不能使肺复张时,多主张尽早手术清除血块及附着于肺表面的纤维蛋白膜。血胸手术后常规放置胸腔闭式引流管,注意补液、输血、抗炎及营养支持治疗。

【预后】

血胸处理不当可发生脓胸而导致纤维胸,使患侧肺不能很好扩张,并会引起反复的呼吸道感染,若不及时做肺纤维板剥脱术,最终可引起支气管扩张症。

(四)肺创伤

肺占据胸部的绝大部分,故胸部创伤时常累及肺组织。肺创伤可分为肺挫伤、肺裂伤、肺内血肿和肺内气囊肿四种类型。

【临床表现】

1.肺挫伤

较轻者,仅表现为胸痛、胸闷、泡沫样血性痰,常易被并发的胸部其他损伤所掩盖。肺严重挫伤患者可有烦躁不安、进行性呼吸困难、发绀、心悸甚至休克表现;体检时心率增快、肺部广泛湿啰音、局部叩诊实音、呼吸音减弱或消失。

2.肺裂伤

主要表现为血胸和气胸征象,并多有咯血。

3.肺内血肿或肺内气囊肿

较小者,可无明显症状和体征;较大者则可有咯血、咳嗽、低热等症状,但多不严重,且往往无阳性体征。

【诊断依据】

除外伤史和上述临床表现外,肺创伤的诊断多借助于辅助检查。

1.X线检查

肺挫伤显示肺叶实变、片状或线状不规则浸润阴影。肺裂伤则表现为血胸和(或)气胸征象。肺内血肿呈局限性密度增高阴影。肺内气囊肿呈含气的空腔影。

2.胸腔穿刺

抽出不凝固血液或气体有助于肺裂伤诊断。

3.CT检查

有助于肺创伤类型的确定。

【急救措施】

1.肺挫伤

引起的肺出血和水肿有自限性,轻度的单纯性肺挫伤无需特殊治疗,止痛、抗炎、鼓励排痰即可康复。伴有明显呼吸困难的较重肺挫伤,应清除呼吸道分泌物以保持呼吸道通畅,使用抗生素防治感染,吸氧,必要时给予机械通气,应用利尿药和肾上腺皮质激素有利于肺水肿的消退。

2.肺裂伤

治疗基本同血胸和气胸。

3.肺内血肿

经非手术治疗多能在2周至3个月内吸收消退。

4.肺内气囊肿

也多可非手术治愈,若继发感染、反复咯血及排脓痰者应予以手术切除。

【预后】

肺挫伤和肺裂伤多合并有胸部其他损伤,并成为影响其预后的重要因素,诊治时应给予足够的重视。目前肺挫伤和裂伤的病死率为 15%～40%。肺内血肿和肺内气囊肿的预后多较好。

（五）创伤性窒息

创伤性窒息，又称挤压伤发绀综合征，常见于房屋倒塌、车辆突然挤压胸部所致的声门突然紧闭，气管和肺内空气不能排出，同时胸腔内压骤然升高，导致上腔静脉血液回流障碍而被强行挤压逆流入无瓣膜的头颈部静脉，造成头面部、颈部、肩部和上胸部毛细血管过度充盈和血液淤滞。

【临床表现】

多数患者伤后有短暂意识障碍，清醒后有头晕、头胀、烦躁不安、胸闷、呼吸急促和窒息感。少数患者可有外耳道、鼻孔和口腔黏膜出血，耳鸣和暂时性耳聋，视力障碍甚至失明。个别重患者可发生窒息，甚至死亡。查体可见面部、颈部、肩部、上胸部皮肤均有不同程度的瘀斑和出血点；眼结膜和口腔黏膜均可见淤血、水肿和出血斑点，有时伴鼓膜穿孔；但在有帽子、帽带或背带等受压部位皮肤却往往正常。

【诊断依据】

根据胸部突然受挤压病史和上述临床表现，创伤性窒息的诊断容易确定。

【急救措施】

窒息者现场即时进行心肺复苏。呼吸困难者给予吸氧，必要时行机械辅助呼吸。有脑水肿表现者进行利尿、脱水治疗。皮下瘀斑及出血点无需特殊处理，多在 1～2 周内自行消退。其他治疗包括卧床休息、镇静、止痛和抗生素应用等。

【预后】

单纯创伤性窒息预后良好。但创伤性窒息多有胸部合并伤，如心肺挫伤、膈肌破裂、肋骨骨折、血气胸等，并成为影响预后的主要因素。

（六）心脏损伤

近年来，由于交通事故的剧增和锐器戳伤事件的频发，心脏损伤的发生率有所增加。根据致伤原因可将心脏损伤分为穿透性和闭合性两类。

【临床表现】

1.闭合性心脏损伤

轻者可无症状，较重者有心前区疼痛或不适、心悸，甚至可出现心脏压塞或类似心肌梗死的表现，有烦躁不安、发绀、呼吸困难等心力衰竭或休克表现。查体有心律失常或心脏压塞的 Beck 三联征（低血压、心音遥远、颈静脉怒张），偶可闻及心包摩擦音。

2.穿透性心脏损伤

临床表现可分为三种类型：心脏裂口较小者主要表现为心脏压塞；裂口较大时常表现为血胸和失血性休克，甚至迅速死亡；有时两种表现并存。

【诊断依据】

胸部受伤后若有上述临床表现，应高度怀疑心脏损伤。下列检查有助于诊断的确立。

1.心包穿刺

在怀疑心脏压塞时可施行。

2.超声心动图

不仅能发现心包积血,并可对心肌及心内结构损伤做出诊断。

3.X线检查

以透视意义较大,轻度心脏压塞时即可见左心缘搏动减弱。胸部 X 线检查在心包积血较多时方能显示。X 线检查还能显示有无血气胸、肋骨骨折和肺损伤等。

4.心电图和心肌酶谱检查

有重要意义,但无特异性。

【急救措施】

1.闭合性心脏损伤

轻度损伤的治疗措施类似心肌梗死治疗,传导阻滞严重时需安置起搏器,避免输液过量增加心脏负荷,酌情使用激素和利尿药。治疗期间密切观察、心电监护。如患者出现急性心脏压塞,应高度怀疑心肌破裂,须争分夺秒行开胸探查做心脏修补缝合术。

2.穿透性心脏损伤

根据受伤史和临床表现做出诊断后,应立即开胸探查,不应做过多辅助检查以免延误救治时机。手术最好在急救室就地施行,转送手术室往往会加重病情而失去救治机会。急诊手术通常不治疗心内结构损伤,术后有临床表现者,待进一步检查明确诊断后,择期再做体外循环手术。

【预后】

在闭合性外伤致死患者中,最易被忽略的就是心脏损伤,如在车祸死亡患者中,15%～75%伴有心脏损伤。故所有胸部闭合伤均应考虑有心脏损伤的可能。闭合性心脏损伤可发展为室壁瘤,室壁瘤明确诊断后应及时手术,以免发生致命的延迟破裂。

穿透性心脏损伤患者在送至医院前有 50%～85%已死亡。如能幸存到达医院,积极有效的治疗可使刀刺伤患者存活率达 80%～90%,但枪弹伤患者的存活率只有 20%左右。

（七）胸内大血管损伤

胸内大血管主要包括胸主动脉及其主要分支,上、下腔静脉和肺动、静脉。胸内大血管损伤根据病因分为闭合性和开放性,大多数患者在伤后立即或在运送去医院途中死亡,仅少数患者能活着到达医院。

【临床表现】

由于短时间内大量失血,伤员有失血性休克、心脏压塞和大量血胸表现。纵隔血肿压迫交感、喉返神经,尚可有霍纳综合征、声嘶等。部分患者因供血不足而发生少尿或无尿、截瘫。有时可在心前区或肩胛间或锁骨下区闻及收缩期杂音。

【诊断依据】

胸部受伤后出现上述临床表现者,应高度警惕胸内大血管损伤的可能,在条件允许的情况下,做下列检查有助于确诊。

1.X 线检查

主要表现为纵隔血肿,即上纵隔增宽;偏左者高度怀疑主动脉损伤,偏右者多为上腔静脉损伤。血肿破入胸膜腔者则有大量血胸征象。

2.主动脉造影

对于诊断胸内大血管损伤具有确定性意义。

【急救措施】

胸部创伤后有大量血胸伴休克或伤口大量涌血时,不必待辅助检查明确即应紧急开胸探查,先用指压、侧方钳夹、阻断裂口远近端等方法控制出血,然后根据具体伤情进行侧壁缝合、静脉片贴补、对端吻合、自体或人造血管移植等手术修复血管,手术时间长或手术复杂者,需在体外循环下进行。

【预后】

胸内大血管损伤患者约 80％在到达医院前死亡。到达医院后经手术治疗的病死率为 15％左右,生存者的截瘫发生率为 5％～7％。

(八)胸腹联合伤

下胸部开放性或闭合性损伤同时合并腹腔内脏器损伤和(或)膈肌破裂时,称为胸腹联合伤,约占胸部外伤的 10％。腹腔内脏损伤的临床表现在受伤初期有时并不明显,常被胸部外伤的症状和体征所掩盖,易造成漏诊而延误手术治疗时机,甚至威胁患者生命安全。因此,对所有下胸部外伤患者都要警惕胸腹联合伤的可能。

【临床表现】

同时有胸外伤和腹腔内脏损伤的表现,依损伤脏器、程度不同而表现不一。

【诊断依据】

根据胸腹部同时受伤史,患者有不同程度的胸痛、胸闷、呼吸困难或缺氧表现,同时伴腹部内出血和(或)腹膜炎表现,胸腹联合伤的诊断多不困难。诊断性胸、腹腔穿刺,胸、腹部 X 线检查以及 B 超或 CT 等检查有助于确诊。

【急救措施】

胸腹联合伤的治疗原则是先处理威胁患者生命的损伤。如胸腔内大血管或心脏损伤时,应先做开胸探查止血,再切开膈肌探查腹腔。但大部分胸部损伤不需手术治疗,可放置胸腔闭式引流管引流胸腔积血、积气,改善呼吸和循环功能后,行剖腹探查重点处理腹腔内脏器损伤。胸、腹部损伤均严重时,则需同时手术。有些较轻的胸腹联合伤也可采用非手术治疗。

【预后】

胸腹联合伤的预后取决于损伤的程度、诊治的及时性和处理的顺序是否正确。

第四节　腹部损伤

(一)肝损伤

肝是人体内最大的实质性脏器,血管丰富。肝由于体积大,质地脆弱,因而易受损伤而发生破裂。损伤后除引起出血外,另有胆汁流入腹腔而发生腹膜炎,病情多较凶险,如未能及时救治、妥善处理,病死率很高。

【损伤类型与分级】

1.损伤类型

根据致伤原因,肝损伤可分为两种类型。

(1)开放性损伤:多由刀、枪等锐性暴力贯穿胸腹壁而造成。

(2)闭合性损伤:由车祸、打击、坠落等钝性暴力所致,常伴右下胸部肋骨骨折。闭合性肝损伤又可分为包膜下破裂、真性破裂和中央破裂三种病理类型。

2.损伤分级

根据损伤的程度和范围,美国创伤外科协会(AAST)将肝损伤分为 6 级。

Ⅰ级:非扩散性包膜下血肿<10%肝表面积,或肝实质裂伤深度<1cm。

Ⅱ级:非扩散性包膜下血肿占肝表面积的 10%～50%,或非扩散性肝实质内血肿直径<10cm,或肝实质裂伤深度 1～3cm,长度<10cm。

Ⅲ级:扩散性包膜下血肿,或包膜下血肿>50%肝表面积,或肝实质内血肿直径>10cm,或肝实质裂伤深度>3cm。

Ⅳ级:肝中央血肿破裂伴活动性出血,或肝实质破裂累及 25%～75%的肝叶。

Ⅴ级:肝实质破裂累及 75% 以上的肝叶,或伴近肝静脉(如肝后下腔静脉或肝主静脉)损伤。

Ⅵ级:肝撕脱。

以上分级如为多处肝损伤,则损伤程度增加 1 级。

【临床表现】

肝损伤的临床表现因不同的致伤原因、病理类型、损伤程度及有无合并伤而异,主要表现为腹腔内出血或休克和腹膜炎。

1.非扩散性包膜下破裂和中央破裂

多无休克表现,仅有右上腹或右季肋部疼痛,呼吸时加重,腹痛多不严重。

2.扩散性包膜下破裂和中央破裂

可发展为真性破裂。真性破裂表现为弥漫性腹痛,以右上腹或右季肋部最显著,可出现右肩背部放射痛,呼吸时加重;有失血表现,如口渴、眩晕、心悸、无力等,严重者出现血压下降,甚至休克;腹腔大量积血时,可引起明显腹胀、移动性浊音和直肠刺激征;血液和胆汁的刺激,可出现全腹压痛、肌紧张、反跳痛和肠鸣音的减弱或消失,但程度不如胃肠道破裂严重。当肝损伤合并颅脑损伤昏迷、脊柱损伤截瘫、阿片中毒等病情时,腹膜炎的症状和体征可能被掩盖,易造成误诊或漏诊。另一方面,在注意肝外伤的同时,也不可忽视其他合并伤的诊治。

【诊断依据】

开放性肝损伤较易做出诊断。闭合性肝损伤根据受伤部位、伤后有腹腔内出血和腹膜炎表现以及右下胸部肋骨骨折等,诊断一般也不困难。但损伤程度较轻的包膜下或中央破裂,或合并有严重多发伤的肝损伤患者,其诊断往往不易确定,需借助于下列辅助检查。

1.实验室检查

红细胞计数、血红蛋白及血细胞比容同时进行性下降说明有活动性出血。

2.腹腔穿刺

抽出不凝固血液提示腹腔内出血,阳性率达 90% 以上。但腹穿阴性也不能排除肝损伤,多部位反复穿刺可提高阳性率,必要时可行腹腔灌洗术。

3.B 超

可显示肝损伤的部位、形态,探出腹腔内有无积液。亦可在 B 超引导下对疑有积血的部位进行穿刺,以便获得更高的阳性率。

4.X 线检查

可显示肝脏阴影增大、膈肌抬高、肋骨骨折、液气胸等。

5.其他检查

必要时可做 CT 检查或肝动脉造影。

必须提醒的是,肝损伤的诊断要以受伤经过和临床表现为基础,不能完全依赖于辅助检查。必须做辅助检查时,首选不需搬动患者的检查项目,以免加重病情;搬动患者做检查的前提是患者的血流动力学稳定。

【急救措施】

1.非手术治疗

(1)适应证:①血流动力学稳定或经中等量扩容后保持稳定者;②B 超或 CT 确定为Ⅰ~Ⅱ级肝损伤;③未发现其他需手术治疗的内脏合并伤;④无明显活动性出血征象。

(2)治疗方法:①绝对卧床休息不少于 2 周;②禁食,必要时置胃肠减压,72h 后若伤情稳定可开始进食;③纠正水、电解质紊乱,酌情输血,联合应用止血药物;④选择适当的抗生素防治感染,加强营养支持;⑤适量应用镇静药,避免腹内压增加;⑥严密观察血压、脉搏、腹部体征、血常规及影像学变化;⑦伤后 3 个月内限制剧烈活动,半年内避免重体力劳动。只要病例选择适当,非手术治疗成功率可达 80% 以上。若非手术治疗期间出现血流动力学不稳定、腹胀进行性加重、B 超或 CT 提示伤情加重,即说明肝损伤加重,应及时中转手术治疗,决不能为了一味追求非手术治疗而任意加强输血、扩容治疗,否则会延误手术时机而威胁患者生命安全。

2.手术治疗

(1)基本原则:彻底、有效止血,清除一切失活组织及腹腔积血积液、消灭死腔、建立通畅引流,防止继发性出血、感染和胆瘘等并发症。开腹后在迅速吸除腹腔积血的同时,用纱布垫压迫肝创面暂时控制出血。术中常需阻断第 1 肝门,常温下每次阻断不宜超过 30min,有肝硬化者不宜超过 15min。

(2)手术方式:应根据伤情不同而异。①缝合修补术:主要适用于Ⅰ~Ⅱ级肝损伤患者。在充分游离肝周韧带后,直视下清除失活的肝组织、血块和异物,结扎或缝扎创面的血管及胆管,然后贯穿裂伤底部做间断缝合,缝合时要确保消灭死腔。对裂口深、清创后组织缺损较多致创面对合困难,或仍有少量静脉性渗血而又不宜做肝切除者,可用带蒂大网膜或吸收性明胶海绵填塞后再缝合修补。②医用胶黏合术:适用于Ⅰ~Ⅱ级肝损伤,常用 TH 或 ZT 胶。黏合伤口的前提是创面的彻底清创和止血。③肝动脉结扎术:对复杂的肝损伤、枪弹贯通伤、肝中央破裂等,经清创缝扎创面血管仍不能控制出血,进行肝切除又存在困难时,若试行阻断第 1

肝门能减少出血,可行肝动脉结扎,且尽可能选择性结扎右或左肝动脉。④肝部分切除术:包括肝段、肝叶或半肝的规则解剖切除和不规则清创性切除,多用于全肝段、肝叶或半肝的严重损伤无法缝合修补或其他止血措施无效者。肝损伤行规则解剖切除的病死率高达50%左右,因而绝大多数学者主张应严加控制该法的使用,而主张做不规则清创性肝切除,尽可能多地保留正常肝组织,以减少术后并发症及病死率。⑤肝脏网片包裹术:对大面积肝实质呈星芒状裂伤,而裂伤处各碎块尚未失活,且与肝蒂相连者,可采用人工合成的可吸收网片松紧适宜地包裹受损的肝叶或全肝,达到压迫止血的作用。⑥肝周填塞止血术:随着"控制损伤"这一创伤处理新概念的产生,肝周纱布填塞作为控制损伤的一种有效手段被重新列为治疗严重肝外伤的重要措施之一。其适应证包括:肝损伤严重、出血量大、伤员情况差,患者不能耐受较复杂的手术;出血部位难以显露,用其他方法不能控制出血;伤情严重,而血源或手术条件不允许做其他手术;大量输库血所致的凝血障碍;合并腹内多脏器严重损伤,伤情不允许或不宜立即处理肝损伤时。方法是将长纱布条、绷带或纱布垫填塞于肝周起到加压止血的作用,填塞物的另一端自腹壁切口引出体外。为预防或减少纱布黏附肝创面致拔除时继发性出血,可用消毒的塑料膜、橡皮手套或大网膜将纱布与肝脏隔开。术后1~2周分次逐渐取出填塞物。⑦肝后下腔静脉或肝主静脉损伤的处理:肝后下腔静脉和主肝静脉损伤是肝外伤最危险、处理最困难的合并伤。病死率可高达80%以上。术中如见阻断入肝血流后仍有大量出血,常提示有肝后下腔静脉或肝主静脉损伤,应立即采用肝周纱布填塞止血。条件许可时,可在全肝血流阻断下缝合修补损伤的静脉血管。传统观念认为肝静脉不能结扎。但肝静脉分支灌注造影证明肝静脉在肝内存在较丰富的侧支吻合。研究认为,只要保证一条肝静脉通畅和完整供血的肝动脉、门静脉,被结扎肝静脉的肝叶或肝段不会出现坏死,仍具有功能。提示肝静脉损伤时,在情况危急的情况下,肝静脉结扎术有一定的应用价值。⑧肝移植术:若用尽所有措施都不能有效止血或者肝脏已经完全失去血供而无其他治疗良策,肝移植术是迫不得已情况下的唯一选择。国际上已有成功应用肝移植术治疗严重肝损伤的报告。⑨腹腔镜手术:腹腔镜既可用于诊断,也可用于治疗。对血流动力学稳定且肝损伤破裂不很严重,特别是创口不很深、无胆瘘的病例,可选用经腹腔镜缝合修补止血。技术操作条件允许者,也可行肝部分切除术。

【预后】

肝损伤患者不论轻重均应住院治疗。预后与肝损伤的类型、程度、入院时情况及治疗早晚有关,总的病死率为10%~15%,严重肝损伤可达50%以上。另外,肝损伤易并发出血、感染、胆瘘甚至多脏器功能衰竭等,围术期应采取有效措施防治。

(二)脾损伤

脾位于左上腹,尽管其外有第9~11肋及胸壁肌肉保护,但其组织比肝更为脆弱,且血管丰富,是腹部损伤中最易发生破裂出血的脏器。

【损伤类型与分级】

1.损伤类型

脾损伤按病因分为闭合性和开放性两种类型;病理类型包括包膜下破裂、真性破裂和中央破裂三种。

2.损伤分级

根据损伤程度和范围,美国创伤外科协会将脾损伤分为 5 级。

Ⅰ级:非扩散性包膜下血肿<10%脾表面积,或脾实质裂伤深度<1cm。

Ⅱ级:非扩散性包膜下血肿占脾表面积的 10%～50%,或非扩散性脾实质内血肿直径<2cm,或脾实质裂伤深度 1～3cm。

Ⅲ级:扩散性包膜下血肿;或包膜下血肿>50%脾表面积,或脾实质内血肿直径>2cm,或脾实质裂伤深度>3cm。

Ⅳ级:脾实质内血肿破裂伴活动性出血,或节段性或脾门血管损伤造成 25%以上的脾组织缺血。

Ⅴ级:脾完全破裂粉碎,或脾蒂损伤导致脾脏丧失血供。

【临床表现】

脾损伤的临床表现和肝损伤极为相似,只是部位不同,腹膜炎也不如肝损伤明显。

【诊断依据】

根据左上腹或左下胸部外伤史、伤后的腹痛、内出血或休克以及腹膜炎表现,诊断多无困难。诊断不明时,再结合辅助检查即可确诊,检查项目同肝损伤。

【急救措施】

1.非手术治疗

脾损伤的非手术治疗适应证及方法与肝损伤相同。非手术治疗的成功率85%～95%。

2.手术治疗

手术切除脾脏是治疗脾损伤的传统方法。但近年来,随着人们对脾脏抗感染、抗肿瘤等免疫功能重要性的逐步深入了解,尽可能保留脾脏或部分脾组织的观念已被人们所普遍接受。然而,临床上所遇的伤脾是否能够保留,必须根据脾外伤的程度、患者的全身情况、有无严重合并伤以及医师的技术水平决定,总原则是"抢救生命第一、保留脾脏第二",保脾方法有非手术和手术两种,其中非手术疗法如上所述。手术进腹后应以轻柔的操作把脾脏游离并用手托至切口处,先捏住脾蒂以控制出血,然后视伤情决定具体式式,切忌在视野不清的血泊中盲目钳夹止血。

(1)脾修补术:适用于Ⅰ～Ⅱ级脾损伤患者,方法同肝损伤修补术。为防止缝合线割裂质脆的脾组织,打结时松紧应适度,并可在结扎线下放置吸收性明胶海绵或大网膜做加垫式结扎。修补后将脾脏放回腹腔,观察 10min 证明血供良好且无活动性出血方可。

(2)医用胶黏合术:同肝损伤。

(3)脾部分切除术:适用于Ⅲ～Ⅳ级脾损伤或修补失败的Ⅰ～Ⅱ级脾损伤患者。根据脾损伤的部位、范围、程度做规则或不规则脾部分切除,断面出血点予以结扎或缝扎,残面用带蒂大网膜覆盖或包裹。残面止血不可靠者,改行脾切除术。

(4)脾切除术:适用于Ⅴ级脾损伤,或脾部分切除残面出血,或患者情况不允许做保脾手术者。如严重休克或合并腹内或腹外其他脏器损伤需迅速结束手术。

(5)脾动脉结扎术:此法常与修补术同时采用,以达到止血和保脾的目的。结扎部位应在脾动脉主干的近端,结扎后脾脏靠侧支循环维持血供。

(6)脾动脉栓塞术：采用放射介入方法插管至脾动脉应用吸收性明胶海绵、不锈钢圈等栓塞剂自脾动脉或其分支注入，造成全脾或部分脾栓塞，以控制出血，其适应证同非手术治疗适应证。

(7)脾移植术：脾切除后，若患者全身情况允许且无腹腔污染，应争取行脾移植术。脾移植方法有自体脾片组织大网膜内移植和带血管的自体半脾异位移植两种，其中前者因简单、安全而常被采用。

【预后】

脾损伤均应住院治疗。脾损伤的常见并发症是出血和感染，另可引起血管栓塞、手术后胰腺炎、血小板增多症等。脾破裂的病死率取决于损伤的程度、有无合并伤、治疗的及时性和正确性等，一般为 5%～10%。

（三）胰腺损伤

胰腺位于腹膜后，横跨第 1、2 腰椎椎体，前有胃和横结肠，故受伤机会较少，占腹部脏器损伤的 1%～2%。如同其他脏器损伤一样，按致伤原因分为开放性和闭合性胰腺损伤两种。

【临床表现】

由于胰腺位于腹膜后，位置深在，故胰腺损伤后，早期表现常不典型或不明显，甚至轻度损伤可无症状；当伴有其他脏器损伤时更易被其他脏器损伤的症状所掩盖。较严重的胰腺损伤表现为上腹或腰背部剧烈疼痛、恶心、呕吐、腹胀等症状，体征可有腹部压痛、肌紧张、反跳痛、肠鸣音减弱或消失。损伤严重者可出现休克，如伴周围脏器损伤，症状和体征则更加复杂。

【诊断依据】

对上腹部或下胸部的创伤，无论是开放性还是闭合性，都应考虑有胰腺损伤的可能，常需借助下列辅助检查。

(1)红细胞和血红蛋白下降，白细胞和中性粒细胞增多。

(2)血淀粉酶在伤后 4～6h 升高，尿淀粉酶于伤后 12～24h 升高。但胃、十二指肠等腹腔脏器损伤时也有淀粉酶升高，而严重胰腺创伤淀粉酶亦可不升高。

(3)腹腔穿刺液或灌洗液常呈血性，并有淀粉酶增高，其值可高于血淀粉酶。

(4)B 超和 CT 检查能显示胰腺轮廓是否完整、密度是否均匀及其周围有无积血、积液。

(5)X 线检查一般无特异征象，常用以排除脊柱损伤和空腔脏器的破裂。

【急救措施】

1.非手术治疗

无休克和典型腹膜炎表现的轻度胰腺损伤可试行非手术治疗，方法同肝损伤。治疗过程中如出现休克或腹膜刺激征，应及时中转手术治疗。

2.手术治疗

手术是胰腺损伤的主要治疗措施，原则是彻底清创止血、制止胰液外溢、处理合并伤和充分引流腹腔，手术方式依胰腺损伤的类型、部位、范围、胰腺有无断裂及患者的全身情况而决定。

(1)未伤及主胰管的胰腺挫伤或撕裂伤可行清创缝合引流术。

(2)伴主胰管损伤的胰腺断裂常采用的术式有：①近侧断面用丝线缝合，远侧断端胰腺切除术；②近侧断面缝合、远侧断端胰腺与空肠做 Roux-Y 吻合术；③远侧端胰腺切除、近侧断端胰腺与空肠做 Roux-Y 吻合术。切除远侧断端胰腺时是否同时切脾，应根据情况决定。

(3)合并十二指肠损伤时，首选十二指肠憩室化手术；胰十二指肠切除术并发症多、病死率高，应慎重选用。

【预后】

单纯性胰腺损伤很少见。胰腺损伤的并发症主要是出血、胰瘘、腹腔脓肿和假性胰腺囊肿。胰腺损伤的总病死率为 20% 左右，胰头部损伤的病死率高达 50% 以上，主要死亡原因是大出血、感染和多器官功能衰竭。

(四)胃、十二指肠损伤

胃由于柔韧性较好，有肋弓保护且活动度大，故腹部闭合性损伤时胃损伤的机会很少，发生率为 1%；但下胸部或上腹部的开放性损伤时则常伤及胃，发生率约为 15%。十二指肠解剖位置深在，大部分位于腹膜后，因此很少受伤，约占腹内脏器损伤的 3%。根据胃或十二指肠壁是否全层破裂，其病理类型分为穿透性损伤和非穿透性损伤，两者的临床表现和治疗措施截然不同。

【临床表现】

1.非穿透性损伤

胃或十二指肠损伤的非穿透性损伤时仅有上腹的疼痛伴恶心、呕吐，无腹部压痛或很轻，经临床观察后逐渐好转；但较严重的十二指肠壁血肿可有上消化道梗阻表现。

2.穿透性损伤

穿透性胃或腹腔内十二指肠损伤，在伤后立即出现典型的急性弥漫性腹膜炎表现：上腹部剧痛并很快波及全腹，多伴腹胀，恶心呕吐，呕吐物可为血性；有些患者有腹腔内出血甚至休克的表现，早期出现的休克多为合并大血管或实质性脏器损伤引起的失血性休克，后期出现的休克则多为感染性；全腹压痛、反跳痛、腹肌紧张呈"木板样"强直；肠鸣音减弱或消失；肝浊音界缩小或消失；部分患者叩诊有移动性浊音，直肠前壁有压痛及波动感。但腹膜后部分十二指肠穿透性损伤早期常无典型腹膜炎表现，因消化液、血液和气体在腹膜后扩散可出现持续性右上腹及腰背部疼痛，常伴有右肩、右侧会阴及右大腿放射痛；直肠指诊可在骶前触及捻发感；多数伴有呕吐及发热。腹膜后积液进入腹腔时才引起典型腹膜炎表现。

【诊断依据】

非穿透性损伤或腹膜后十二指肠穿透性损伤的诊断则多需借助于辅助检查，有些患者只是在手术探查时才得以确诊。

(1)实验室检查可见白细胞总数及中性粒细胞增高，部分患者有红细胞和血红蛋白的下降以及血淀粉酶增高。

(2)穿透性胃和腹腔内十二指肠破裂时，腹腔穿刺阳性率达 90% 以上。

(3)X 线检查发现膈下游离气体是胃和十二指肠损伤的确证，腹膜后积气出现花斑状阴影和右腰大肌阴影模糊提示腹膜后十二指肠损伤。

(4)胃肠减压管常引流出血性液体。

(5)B 超和 CT 检查可发现腹腔内有积液及有无实质性脏器合并伤。

【急救措施】

1.非手术治疗

适用于非穿透性胃和十二指肠损伤、腹膜后十二指肠破裂早期诊断不明、无弥漫性腹膜炎和休克的患者。措施包括半卧位,胃肠减压,纠正水、电解质及酸碱失衡,加强抗感染及营养支持,严密观察生命体征及腹部体征变化。

2.手术治疗

非手术治疗失败或诊断明确的穿透性胃、十二指肠损伤均应及早手术探查,尤其注意对腹膜后十二指肠的探查,同时注意有无胰腺等脏器的合并伤。

(1)胃损伤:多可采用缝合修补术,注意幽门部损伤应做横向缝合,以防术后狭窄。损伤严重或广泛者,可行胃部分切除术。

(2)十二指肠损伤:手术方法取决于损伤部位、程度、有无胰腺损伤及损伤程度。若十二指肠的破裂口较小,血供好且无靠拢张力者,可做单纯缝合修补术。若损伤严重无法修补,对十二指肠第 1、3、4 段的损伤,可行局部肠段切除对端吻合术;张力过大无法吻合或十二指肠第 2 段损伤,做十二指肠空肠 Roux-Y 吻合术,十二指肠与空肠做侧侧、端侧还是端端吻合则视伤情而定。十二指肠损伤合并胰头损伤者,宜采用十二指肠憩室化手术,慎重选择胰十二指肠切除术。不论采用何种手术,均应保证术后十二指肠减压引流通畅,充分的腹腔引流,空肠营养造口,必要时行胆道造口。

【预后】

胃损伤的常见并发症是腹腔脓肿、胃出血及胃瘘,单纯胃损伤的病死率仅为 0.5％左右。十二指肠损伤的常见并发症是十二指肠瘘、十二指肠梗阻、腹腔脓肿及胰腺炎等,单纯十二指肠损伤的病死率为 15％左右,有胰腺等脏器合并伤者病死率高达 50％。

(五)小肠损伤

小肠在腹腔中分布最广,所占体积最大,位置相对表浅,又无骨骼保护,故受伤的机会较多。穿透性腹部损伤中,小肠损伤占 30％。闭合性腹部损伤中,小肠损伤发生率为5％～15％。

【临床表现】

小肠损伤的临床表现取决于其损伤的部位、严重程度、就诊的时间以及有无其他内脏合并伤。

1.小肠挫伤

仅有局部的轻度疼痛和压痛,无肌紧张和反跳痛。

2.小肠破裂伤

有典型腹膜炎表现,如持续性腹痛、恶心呕吐、腹胀、发热、全腹压痛、反跳痛、肌紧张、肠鸣音减弱或消失,部分患者有气腹征和移动性浊音,晚期可表现为感染性休克。小肠破裂口较小者,破裂口可被外翻的黏膜、食物残渣、大网膜及附近肠管堵塞或包裹。因此,小肠损伤后有气腹征和移动性浊音的患者较少,甚至部分患者可无弥漫性腹膜炎的表现。

3.小肠损伤合并肠系膜血管损伤

伤后早期即可因腹腔内出血而表现为低血压,甚至休克。

【诊断依据】

根据受伤史、伤后腹膜炎表现,小肠破裂的诊断多无困难。但小肠挫伤因无腹膜炎表现而常常难以确诊,大多是在剖腹探查时才明确诊断。下列辅助检查有助于小肠损伤的诊断。

(1)白细胞总数及中性粒细胞升高。

(2)腹腔穿刺抽出血性浑浊或粪汁样液体即可确诊,但腹穿阴性也不能排除诊断。

(3)X线检查见膈下游离气体即可确诊。但小肠内气体较少,小肠破裂时的膈下游离气体发生率仅为30%～60%,故阴性者不能排除诊断。

(4)B超和CT检查可见腹腔内有液体,并可显示有无实质性脏器同时损伤。

【急救措施】

1.非手术治疗

适用于无腹膜炎及休克的小肠挫伤患者,措施同胃、十二指肠损伤的非手术治疗。

2.手术治疗

伤后即有或非手术治疗过程中出现腹膜炎和(或)休克表现者,不论小肠损伤诊断是否明确,都应在适当术前准备后进行剖腹探查手术,手术方式根据小肠损伤的程度决定。多数小肠损伤患者可采用简单缝合修补术,缝合方式宜间断横向二层缝合,以免修补后肠腔狭窄或肠瘘发生。但遇以下情况时,则需做小肠部分切除吻合术:①肠壁破裂口大于肠管周径1/2;②肠管有多处破裂,裂口间距<10cm;③肠系膜血管损伤或肠壁较大面积(大于周径1/2)挫伤而影响肠管血液循环。术中应彻底冲洗腹腔并置有效腹腔引流物。

【预后】

小肠损伤术后并发症包括:切口感染或裂开、腹腔出血、吻合口或修补处肠瘘、腹腔脓肿、肠管狭窄和肠梗阻等。其中吻合口或修补处肠瘘的发生主要与清创不彻底、血供障碍、局部感染、缝合不当以及吻合或修补肠管狭窄有关,术中应注意消除这些影响因素,避免肠瘘的发生。

(六)结、直肠损伤

在腹部创伤中,结肠损伤虽比小肠损伤少见,但仍占腹部脏器伤的10%～20%,居第4位。直肠损伤发生率较低,占腹部创伤的0.5%～5.0%。结、直肠损伤以开放性损伤多见,闭合性结、直肠损伤常合并其他脏器损伤。

【临床表现】

结、直肠损伤的临床表现主要取决于损伤的部位、程度、就诊时间及是否同时有其他脏器损伤。结、直肠属于空腔脏器,损伤后会引起腹膜炎表现,这与其他空腔脏器损伤的临床表现相一致。但结肠内容物中液体成分较少,损伤后肠内容物进入腹腔少且缓慢。结、直肠损伤可有便血或果酱样大便。腹膜后结肠损伤时,腹痛和腹膜炎表现往往不明显,常有腹膜后间隙感染的表现,患者出现腰部疼痛,有时可触及皮下气肿,严重者局部组织有红、肿、热和压痛。腹膜返折线以下直肠损伤无腹膜炎表现,而表现为直肠周围感染:会阴部疼痛、肛门流血、坠胀感和里急后重;时间较久,局部感染严重时,局部可出现红、肿、热、痛等软组织炎症表现。

【诊断依据】

开放性结、直肠损伤较常见,根据伤口的部位、方向、腹膜炎表现或伤口有粪样肠内容物流出,多能做出诊断。闭合性结、直肠损伤的诊断多较困难,除结合受伤史、伤后临床表现及演变过程外,常需做如下辅助检查。

(1)白细胞总数和中性粒细胞增多。

(2)腹腔穿刺阳性率达90%左右,但腹穿阴性亦不能排除诊断。

(3)X线检查发现膈下游离气体有助于诊断,但无膈下游离气体也不能排除诊断。腹膜后结肠损伤可出现腹膜后积气、伤侧腰大肌阴影模糊或消失。骨盆骨折时应想到直肠损伤的可能。

(4)结、直肠镜检查可发现结、直肠损伤部位及程度。如果操作不当,会加重原有损伤,加之受伤后患者情况多难以耐受该项检查,故一般不主张做此项检查。

(5)腹腔镜检查是近年来新兴的检查方法,对腹部外伤后不能确诊者,可选用此项检查,同时对小肠的损伤可行修补或止血术。

(6)直肠指诊若发现指套染有血迹可以判定结、直肠损伤的存在,根据色泽可以帮助定位。

(7)B超和CT检查可观察腹腔内有无液体、腹膜后血肿以及实质性脏器合并伤。

【急救措施】

1.非手术治疗

适用于无腹膜炎和休克的结、直肠挫伤患者。

2.手术治疗

由于结直肠壁薄、血供较差、细菌较多,故结、直肠破裂的治疗不同于小肠。手术方式的选择取决于损伤部位、程度、就诊时间、患者全身情况、腹部污染程度以及有无合并伤存在。

(1)单纯缝合修补术:适用于受伤距手术8h以内;术前无严重休克,术中无休克;腹腔污染不严重;无严重的其他脏器合并伤;破裂口小于肠管周径的1/4。只限于右半结肠损伤。

(2)缝合修补加近端结肠造口术:适应证类似于单纯缝合修补术,多用于左半结肠和腹膜内直肠损伤。

(3)肠切除吻合术:适应证类似单纯修补术,只是损伤严重不宜或不能缝合修补,只限于右半结肠损伤。

(4)结肠造口或外置术:适于病情严重、腹腔污染明显、伤后时间>8h、有严重的其他脏器合并伤。方法是将损伤肠段外置或暂时性结肠造口,待3~4周后再二期手术将肠管修复后放回腹腔。多用于左半结肠损伤。

(5)腹膜外直肠损伤后应行乙状结肠单口造口转流粪便,彻底清理并冲洗直肠,充分引流骶前间隙,直肠破裂口大者需缝合修补,破口小者则可不修补,待其自行愈合。

【预后】

结、直肠损伤治疗后有1/3的患者会发生各种感染,其中腹腔脓肿的发生率为20%～60%。肠瘘的发生率为1%～20%。结、直肠损伤的病死率分别为10%和6%。

第五节　四肢血管损伤

四肢血管损伤多见于战争时期,但在和平时期也时有发生。血管损伤分为开放性和闭合性两类,开放性损伤包括血管部分破裂和完全断裂,闭合性损伤包括血管钝挫和挤压伤。不管何种情况,后果都很严重,如处理不当,轻者致伤员残疾,重者伤员很快死亡。所以,应该重视对这类损伤的及时诊断和正确处理。

四肢血管损伤的病因可分为三类:直接损伤、间接损伤和血管损伤后的并发症。①直接损伤为外力直接作用于血管所在部位而产生的血管损伤,如以锐器所造成的开放性穿通伤最常见,如枪击伤、刀刺伤、切割伤、骨折断端戳伤、医源性损伤(介入治疗时的动脉穿刺伤和深静脉置管的穿刺伤);又如撞击伤、挫伤和挤压伤等。②间接损伤为血管被过度牵拉延伸而致伤,如关节脱位、骨折处弯曲,对骨折手法复位时的牵拉等。③血管损伤后并发症,如创伤性动脉瘤、动静脉瘘、动脉栓塞及血栓形成等。

(一)四肢动脉损伤

任何外来的直接或间接暴力作用,均可导致四肢动脉血管损伤。在直接暴力伤中,由锐器引起的开放性损伤较多见,临床上以出血症状为主。钝器性损伤较少见,一般无皮肤伤口,但受损范围大,涉及脏器多,而动脉血管本身外膜完整,不表现出血症状,极易被漏诊。间接暴力伤更少见,多由于过度伸展、严重扭曲或过度牵拉,使血管撕裂,后果相当严重。

【临床表现】

1.出血

在开放性损伤中,由于动脉血管破裂,使部分血液自伤口流出,可见到鲜红色血液呈喷射状从伤口射出。血管越粗,压力越大,射程越远。继之血管破口开始收缩,当动脉完全断裂时,血管收缩完全,加之血压的降低和局部血栓的堵塞,可暂时止血,或者出血量急剧减少。如果动脉破口为横行部分裂开,由于血管壁纵行纤维收缩,反而把破口拉大,出血不会自止。如无皮肤伤口或皮肤伤口较小,血液全部或大部流入到组织间隙,局部呈进行性肿胀,由于张力的增大而有疼痛。

2.休克

由于创伤、疼痛和大出血,伤员常发生不同程度的创伤性或失血性休克。一般文献认为四肢动脉损伤后,休克的发生率为35％～38％。出现休克后,由于动脉压的降低,出血速度和出血量都会减少,这有利于血栓形成,甚至自行止血。如果长时间休克得不到治疗,伤员会很快死亡。

3.血肿

闭合性损伤或皮肤伤口小的开放性损伤,常会在动脉破口周围形成血肿。由于血肿与血管破口相通,所以常表现为膨胀性或搏动性肿块。局部形成血肿后,张力增大,可压迫周围神经,常引起局部或肢体疼痛。虽然血肿包围着血管,但血管中央的血流仍然畅通,一般不会出现远端肢体缺血症状。

4.远端肢体缺血

开放性损伤时,由于血管断裂后回缩,钝挫伤后血管内广泛血栓形成,或者动脉被挤压、扭曲等,远端肢体常发生明显的缺血现象。表现为伤处远端周围动脉搏动减弱或消失,皮肤颜色苍白,皮肤温度下降,肢体呈痉挛性疼痛,肢体远端出现麻木和运动功能障碍。如果长时间缺血,远端肢体将失去一切功能,最后因缺血而发生干性坏死。

5.创伤性动脉瘤

在闭合性四肢创伤时,可能有较大的动脉部分破裂,因周围有较厚的软组织包绕,当时只形成血肿。如血肿长时间未予治疗,待血肿机化后围绕血肿形成一个假性包囊,即创伤性动脉瘤,又称为假性动脉瘤。该动脉瘤随动脉血的充盈呈现搏动性,在瘤体上可闻及收缩期血管杂音。

6.创伤性动静脉瘘

动静脉瘘可在受伤后立即出现,称为急性动静脉瘘。多数病例是处在同一血管鞘内的动、静脉同时受损,形成鞘内血肿,动、静脉裂口间的血块被溶解后才出现动静脉瘘。形成动静脉瘘后高压的动脉血流向低压的静脉血管,瘘口远端的动脉搏动减弱或消失,静脉血管内压随之升高。表现为浅静脉曲张,瘘口近端皮肤温度升高,远端皮肤温度降低,在瘘口处可闻及血管杂音。

【诊断依据】

只要详细地询问病史和认真的体格检查,诊断四肢动脉损伤并不困难。锐器致伤的伤员入院时出血多已停止,或者被加压包扎而止血。只能靠询问目击者当时出血的颜色、速度、总量,是否为搏动性或喷射性等,从而推测动脉损伤的可能性。对伤肢的检查包括局部肿胀程度,有无搏动性肿块,局部皮肤温度和远端肢体皮肤温度,远端肢体的动脉搏动(桡动脉或足背动脉)是否减弱或消失,静脉充盈情况,肢体的感觉和运动功能等。多数病例通过以上检查能够明确诊断,少数病例尚需进行辅助检查。

1.超声波检查

当伤肢因肿胀不易触知远端动脉搏动时,可做多普勒超声血流检查。彩色多普勒图像不但可以观察到伤肢的血流情况,还能测量出血流压力,判断伤肢缺血程度。此项检查不增加伤员痛苦,应该作为首选。

2.X线

X线检查可以了解是否有与血管损伤有关的骨折、关节脱位和异物存留。动脉造影可以显示血管狭窄、缺损、中断或造影剂外溢等现象,从而明确血管损伤的部位和程度。但是血管造影为创伤性检查,而且要搬动患者和耗费时间,所以不适用于急性动脉损伤。此项检查对假性动脉瘤和动静脉瘘的诊断价值较大,不但可以确定病变情况,对选择术式也很有帮助。

3.手术探查

凡疑有四肢大动脉损伤者,待休克纠正后都应尽早进行手术探查。术中对血管破裂或横断伤较容易发现,但要注意闭合性血管伤。挫伤时内膜损伤的范围常超过外膜所见的病变范围。凡血管壁色泽暗淡,失去弹性,或伴有血管壁血肿,外膜出现瘀斑等情况者,即使仍有搏动,也应视为严重血管损伤。

【急救措施】

1.现场急救

在事故现场进行急救的目的是及时止血,纠正休克,挽救生命。急救的止血方法以间接手压法最简单,即根据血管损伤的部位和出血的速度,用手指、手掌或拳头压迫出血部位近侧动脉干,以暂时控制出血,为采取其他止血措施争取时间。在搬运途中最好用加压包扎法或填塞包扎法止血。前者多用于较浅表的出血,用消毒厚敷料覆盖伤口后外加绷带加压包扎。后者多用于破裂血管深在,伤口外加压包扎无效时,可把消毒纱布填塞于伤口内,外用绷带加压包扎。当四肢大动脉出血用加压包扎法不能止血时,可以在近侧加用止血带止血,常用的止血带有多种,充气式止血带最好,能准确控制压力,一般不会产生不良反应。橡皮管止血带施压面窄,过紧会损伤血管和神经,过松达不到止血作用。要求在止血带下放置衬垫,准确记录上止血带时间,每小时放松 3～5min,应尽量缩短放置止血带的时间。

在现场和搬运途中,患者应取平卧位,不应抬高受伤的肢体,也不要对缺血的肢体采用加温或降温的措施。因为抬高伤肢会使远端肢体更加缺血,也不利于侧支循环的供血。对伤肢加温会增加组织的代谢过程,增加耗氧,加速已缺血、缺氧的远端组织坏死。从理论上讲,局部降温有利于降低组织代谢,但也会减少组织的侧支循环,促使血管收缩,对缺血的肢体不利。

2.损伤血管的处理

伤员到达医院后首先应进行抗休克治疗,待病情稳定后要积极地处理受损血管。四肢动脉损伤最好在 4～6h 内手术。恢复肢体血流的时间越晚,手术效果越差。据统计,伤后 12h 恢复血流者,有 50％效果良好,而 24h 恢复血流者,仅有 20％效果良好。

(1)处理方法:血管结扎法只适用于非主干动脉,如上肢的尺或桡动脉,下肢的胫前或胫后动脉。主干动脉如被结扎,可能会发生远端肢体的缺血坏死。四肢主要动脉结扎后的肢体坏死率如下:腋动脉 10％,肱动脉 4％,髂总动脉 100％,髂外动脉 15％,股总动脉 20％,股浅动脉 10％,腘动脉 40％,胫前动脉 0～5％,胫后动脉 0～5％。

(2)常用的血管修复方法:①侧壁缝合法。适用于创缘整齐的切割伤。②补片移植法。适用于有血管壁缺损,直接缝合后可能造成管腔狭窄者。可取自体静脉或人工血管补片植入缺损处,进行缝合修补。③端端吻合术。适用于清创修剪后血管缺损在 2cm 以内者。④血管移植术。清创后如血管缺损较长,可植入自体静脉或人造血管,以恢复动脉血流。做自体大隐静脉移植时,要倒置后再吻合;用人造血管移植时,管径应＞6mm,否则会影响远期通畅率。

(3)防止术后血栓形成:应彻底剪除血管挫伤部分,特别要注意内膜挫伤而外膜尚正常的血管。术中要用肝素溶液(100ml 生理盐水内加 10mg 肝素)不断冲洗血管断端,或向远端血管内注入 20ml。缝合时务必使吻合口内膜光滑、整齐。术后 3～5d 要常规使用右旋糖酐-40,口服肠溶阿司匹林、双嘧达莫(潘生丁)等。选用抗菌力度较强的广谱抗生素。严密观察伤肢远端血供情况,如发现远端肢体有缺血现象,应及时手术探查,取出血栓,重新修复血管。

【并发症】

1.术后伤口感染

易引起血管痉挛、血栓形成和缝合口破裂出血,使修复手术失败。所以术中要彻底清创,血管修复后要埋于健康的软组织中,给予充分引流,常规使用抗生素预防感染。

2.伤肢筋膜间隙综合征

是血管修复术后另一严重问题,常危及肢体存活。如肢体缺血时间超过 6h,血管修复后发生肢体肿胀、剧痛、运动障碍者,要考虑到有筋膜间隙高压征,应立即进行深筋膜切开减压。

(二)四肢静脉损伤

四肢静脉损伤并不少见。因肢体静脉损伤所引起的临床症状不如动脉损伤明显,所以没有引起广泛重视。肢体静脉损伤常与动脉损伤同时发生,往往在处理动脉损伤时才发现静脉损伤。据统计,82.7%的静脉损伤属开放性损伤。与动脉损伤相同,静脉损伤可有侧壁裂伤、断裂伤、管壁挫伤或内膜损伤等不同类型。

【临床表现】

肢体主干静脉破损后会有暗红色血液流出,其特点为非搏动性。由于压力不大,故为外涌状。静脉损伤后容易形成血栓,表现为外周阻力增加,导致急性静脉高压。长时间回流障碍,出现肢体肿胀,皮肤色泽变暗,甚至发绀,并有凹陷性水肿。组织内压力超过动脉压,则会使动脉血供受阻,远端肢体缺血坏死。即使肢体存活,在长期高压下深静脉和交通静脉瓣膜功能被破坏,会出现远端肢体水肿、浅静脉曲张、色素沉着和慢性溃疡,以致使伤肢失去正常功能。

【诊断依据】

四肢静脉损伤的诊断难度较大,主要是因临床症状不典型。对开放性静脉干损伤的诊断主要靠手术探查,即在清创时找到相关静脉,仔细探查有无破损。特别是骨折、软组织挤压伤及动脉损伤时,最有可能损伤静脉干,必须进行认真探查。对闭合性静脉损伤可用多普勒超声检查。另一可靠的诊断方法是静脉造影,自伤肢远端浅静脉穿刺,注入造影剂,做顺行方向深静脉造影,可以发现造影剂中断(栓塞)或外溢(破口)。此法不仅简单易行,且阳性率高达85%。

【急救措施】

静脉损伤的治疗原则与动脉损伤相同,近年来的研究发现主干静脉结扎后远端肢体常发生水肿和静脉益张。如腘静脉结扎后有50%伤员的小腿出现水肿,而修复后仅有13.2%出现小腿水肿。因而,无论是从血流动力学改变,还是从治疗后的结局来看,都应该尽量修复血管,恢复伤肢的正常静脉回流。

在做静脉修复之前,应游离损伤静脉的两端,用无创伤血管钳或血管夹控制出血。如果静脉内已形成血栓,可轻柔压迫损伤部位的两侧,挤出血栓。取出破口处的血栓后,远端的小血栓通常可被高压的血流冲出。取出血栓后酌情做缝合修补、对端吻合或自体静脉移植。如损伤静脉口径较大,为使移植静脉的口径与之相匹配,可将移植静脉纵行剪开,再沿斜轴螺旋形缝合,或横行缝合以扩大口径。对前臂或膝远侧的静脉损伤,尤其是单支静脉损伤,因侧支循环较多,可做单支损伤静脉结扎。

因静脉血流缓慢,血管修复后极易形成血栓,故术中和术后要采用抗凝治疗。术中可向远侧端注入肝素溶液,术后静滴右旋糖酐—40,口服肠溶阿司匹林。如术中已发现有明显的血栓,又无法完全取净,术后可考虑做溶栓治疗,一般选用尿激酶。在伤肢能活动的情况下,尽早开始伤肢的活动,以主动收缩肌肉,迫使静脉回流。

【预后】

静脉损伤的预后要比动脉损伤好。只要术中仔细操作,术后用抗凝治疗,一般不会形成继发性血栓。即使有继发性血栓形成,依靠静脉系统广泛的侧支代偿,以后能逐渐使症状改善,仍能恢复伤肢的功能。

第六节　挤压综合征

挤压综合征是肌肉肥厚的肢体或躯干受到重物长时间挤压,受压肌肉发生缺血改变,继而引起肌红蛋白血症、肌红蛋白尿、高血钾和急性肾衰竭表现的症候群。

【病因】

挤压综合征多发生在地震等灾难性事故时,由于房屋倒塌,四肢或肌肉肥厚的躯干被重物长时间挤压所致。此外,矿井、建筑工地的各种塌方事故,也易产生此征。神志不清或昏迷状态中的患者,由于长时间的被动体位也会发生自压,从而引发挤压综合征。

【临床表现】

1.局部表现

肌肉受到长时间挤压后,受压肌肉发生变性、缺血、坏死和血管通透性增加。当压力解除时,血液重新流入伤处,但由于局部小血管和毛细血管破裂,微血管通透性增强,使肌肉水肿,体积增大,造成筋膜间隙区内压上升。间隙内压升到一定程度,肌肉组织的局部循环发生障碍,使静脉回流受阻和小动脉灌注压降低,造成血液和血浆渗入到肌肉内的组织间隙。导致受压部位高度肿胀,皮肤发硬,可见皮下淤血,受压皮肤周围有水疱形成。受压肢体麻木、运动障碍,甚至有肢体远端苍白、发凉、动脉搏动减弱或消失。但也有少数患者局部改变不重,也不能排除挤压综合征。要特别注意局部压痛、皮肤感觉障碍,肢体主动和被动活动时引起疼痛等体征。

2.全身表现

大部分伤员因强烈的神经刺激,大量血浆渗入到组织间隙,使有效循环血量减少,从而发生休克。由于休克使肾脏灌流血量减少,肾脏缺血时,近端肾小管功能受损,影响钠的再吸收,使远端肾小管内钠浓度增加,导致肾素释放增加。通过肾素—血管紧张素系统作用于肾小球的入球动脉和出球动脉而发生收缩,使肾小球滤过率下降,同时又使肾脏缺血加重。加之坏死肌肉释放出大量有害物质和酸性代谢产物,从而引起肾脏功能障碍。大量肌红蛋白不能从受损的肾小管滤过,形成肌红蛋白血症和肌红蛋白尿,表现为茶褐色尿或血尿。其浓度在伤后3~12h达到高峰,1~2d后逐渐转清。

挤压综合征时,因有大量肌肉坏死,向血中释放大量钾,加上肾功能障碍时的排钾困难,使患者在24h内血钾会升到致命的水平。伤员表现有严重的心律失常。在高血钾的同时还会有高血磷、高血镁及低血钙,这些电解质紊乱又会加重钾对心肌的抑制和毒性作用。

【临床分型】

肢体受压后伴有肌肉缺血坏死不一定都发生挤压综合征。挤压综合征可分为三级。

1.Ⅰ级

肌红蛋白尿试验阳性,肌酸磷酸激酶(CPK)>10000U(正常值为130U),无肾衰竭的全身反应。此时若不立即行筋膜间隙切开减张,病情可能会迅速恶化。

2.Ⅱ级

肌红蛋白尿试验阳性,CPK＞20000U,血肌酐及尿素氮升高,因有明显的血浆渗入到组织间,有效血容量丢失,常出现低血压或休克,并有少尿。

3.Ⅲ级

肌红蛋白尿试验阳性,CPK持续迅速上升,出现少尿或无尿、休克、代谢性酸中毒和高钾血症症状。

由此看出,肌红蛋白尿和CPK的升高是诊断挤压综合征的重要依据。也有学者把Ⅰ级称筋膜间隙综合征,是挤压综合征的早期。此期如果处理正确,患者的预后是最好的。

【诊断依据】

这类患者都有肢体或肌肉肥厚的躯干长时间受压病史。加之典型的局部和全身表现,诊断挤压综合征并不困难。但是,对临床表现不典型者,必须进行辅助检查,以帮助确诊。伤口渗出液涂片可见革兰阳性染色粗短杆菌,X线平片检查发现肌群内有积气阴影。

血液pH呈酸性,二氧化碳结合力下降,高血钾,肌酐、尿素氮和非蛋白氮升高。尿呈酸性,内含红细胞、血红蛋白、肌红蛋白、色素颗粒和管型。尿比重升高而尿量减少,并呈茶褐色。

出现肌红蛋白尿是确诊的重要依据,连续监测,尿比重＜1.018是急性肾衰竭的重要标志。谷草转氨酶和肌酸磷酸激酶的增高越快,反映肌肉缺血坏死越严重。

【急救措施】

1.现场急救

尽快把伤员从重压下解脱出来,然后使伤员平卧休息,将伤肢加以制动。禁忌抬高患肢、按摩和热敷。可使伤肢暴露于凉爽的空气中,或用凉水降低伤肢的温度,但应避免冻伤。有开放性伤口和活动性出血者应给予止血,但不能用止血带和加压包扎。伤肢处理后给伤员口服碱性饮料,在1000～2000ml水中加入8g碳酸氢钠,再加入适量糖和食盐。

2.伤肢处理

伤员入院后要在无菌手术室内行切开减压,彻底切开深筋膜。早期切开减压可减轻肌肉继续坏死,防止病情进一步恶化。清除掉失活的组织,减少有害物质进入血液循环,减轻中毒反应。若坏死肌肉广泛,1次切除对机体损伤过大,可分期切除。伤口要在严格无菌条件下换药,全身病情好转后可行伤口二期缝合。伤肢肌肉严重广泛坏死,而且有早期肾衰竭和肌红蛋白尿者,或者伤肢合并有特异性感染者,可考虑做截肢术,以挽救伤员生命。

3.全身治疗

(1)早期补充血容量,液体包括等渗盐水、平衡盐液、血浆和右旋糖酐-40。输液量不宜过多,基本保持出入平衡。休克纠正后,每日总入量维持在1000ml左右。在早期补充血容量的同时应及时补充碱性药物,以碱化尿液,防止肌红蛋白在肾小管内沉积。休克纠正后就开始用20%甘露醇利尿,每日用量为1～2g/kg。快速滴入甘露醇可使肾血流量增加,促进肌红蛋白排泄,保护肾脏功能。亦可用呋塞米和利尿合剂利尿。另外,要及时纠正酸中毒和电解质紊乱,使用对肾脏无毒性作用的抗生素,首选青霉素或红霉素,一旦发生急性肾衰竭,要及时行透析疗法,此类肾衰竭多为可逆性,往往能使患者康复。

(2)对高血钾的处理要采取综合措施,包括不输库存血,不摄入含钾食物(牛奶、水果),用

25％山梨醇悬液 200ml 保留灌肠。胰岛素 20U 加入高渗葡萄糖 60g 中静脉滴注,有利于钾离子进入细胞内。10％葡萄糖酸钙 10～20ml 静脉注射可拮抗高血钾对心肌的损害。一旦急性肾衰竭诊断成立,要早期行血液透析治疗。

【预后】

(1)挤压综合征患者的伤口要在严格无菌条件下换药,而且要用对肾脏无毒性作用的抗生素预防感染。一旦伤口和全身发生感染,伤肢会发生湿性坏疽。后果将会很严重,甚至危及患者的生命。

(2)挤压综合征引起急性肾衰竭时,血中尿素氮和钾离子浓度上升速度快。因此要加强对心脏功能的监护,防止引起心功能衰竭。

(3)肢体持续缺血 6h 以上,肌肉变性坏死,纤维组织修复后出现挛缩,将影响肢体功能,恢复期可进行功能锻炼,半年至 1 年后功能仍不恢复者,可考虑手术治疗。可采用肌肉松解延长术或肌腱转移,重建肌肉功能。

第七节 多发伤

多发伤是指同一致伤因素造成的两个或两个以上解剖部位或脏器的损伤,其中至少有一处是危及生命的。复合伤是指两种以上致伤因素同时或短时间内相继作用于人体所造成的损伤。如原子弹爆炸产生的物理、化学、放射等因素所引起的损伤就是一个典型的复合伤。而多处伤则是指同一解剖部位或脏器的多处损伤,与致伤因素多少无关。

多发伤不是各部位损伤的简单相加,而是一种对全身影响较大,病理生理变化较严重的损伤,故有人将多发伤称为外伤症候群。据统计,战时多发伤的发生率为 4.8％～18％,平时严重多发伤多因车祸、爆炸和高处坠落所致,在严重创伤中多发伤约占 65％,其中 66.4％为车祸伤。所以有人把交通事故称为"马路战争"。

【临床特点】

1.伤情变化快,病死率高

严重多发伤都伴有复杂的全身反应,有严重的生理紊乱和一系列病理变化。而机体对这些紊乱的代偿能力很小,一旦病理紊乱超过机体的代偿能力,病情就会发生急骤变化,甚至很快死亡。严重多发伤的病死率高达 25％～70％,早期死亡者多伴有严重的颅脑损伤。一般情况下,损伤部位的多寡与病死率的高低密切相关。

2.休克发生率高

严重多发伤的损伤范围广,失血量大,休克发生率高。5.8％～16.6％的严重多发伤患者直接死于失血性休克。若严重颅脑伤合并休克者病死率可高达 90％,胸腹部联合伤的病死率为 67％。休克的种类有创伤性休克、失血性休克和心源性休克,后者包括胸部创伤、心脏压塞、心肌挫伤和创伤性心肌梗死等。在救治时要注意监测和分析,一经确诊,要及时处理。

3.早期低氧血症发生率高

严重多发伤往往伴有大量失血和通气功能障碍,故早期低氧血症发生率高。PaO_2 多低至

50～60mmHg。若是以颅脑损伤或胸部损伤为主的多发伤,且伴有休克者,PaO_2 可低至30～40mmHg。根据临床表现可分为两种类型:①显症型,表现为明显的呼吸困难和缺氧现象;②隐蔽型,缺氧体征不明显,仅有躁动、焦虑和烦躁不安,如未想到低氧血症而给予抑制呼吸的镇静药,常会导致呼吸停止。隐蔽型低氧血症多是由于循环障碍使全身供氧不足,由脑缺氧引起。随着休克的纠正,缺氧和 PaO_2 过低会改善。

4.容易漏诊和误诊

多发伤的特点是受伤部位多,往往闭合伤与开放伤同时存在,明显伤与隐蔽伤同时存在。若接诊医师缺乏对多发伤的检诊经验,其注意力过分集中于某一专科或容易发现的损伤,只满足于某一部位伤的诊断而忽视了隐蔽性损伤,就会发生漏诊。一般漏诊率为12%～15%,年轻医师的漏诊率更高。资料表明,以严重颅脑伤为主的多发伤漏诊率较高,这是因为严重颅脑伤患者常因意识障碍,不能诉说受伤史和伤情,也不能配合检查,故容易发生漏诊和误诊。

5.并发症多,感染发生率高

由于多发伤的伤情复杂,加上生理功能紊乱,机体抵抗力急剧低下,休克很难及时有效的纠正,所以并发症发生率高(约23%)。另一个问题是感染发生率高,其原因多为伤情重、休克时间长、机体防御功能下降和广泛的软组织损伤、坏死、内脏破裂、伤口早期处理不当,以及监测和治疗的各种导管的应用等。创伤后由于严重感染造成后期死亡约占总死亡数的78%。

6.容易发生多脏器功能衰竭

休克、感染和高代谢反应,使多发伤易并发多器官功能衰竭。器官衰竭的顺序依次是肺、肝、消化道和肾。衰竭的脏器越多,病死率就越高。据统计,1个脏器衰竭的病死率为25%,2个脏器衰竭的病死率是50%;3个脏器衰竭的病死率为75%,4个以上脏器衰竭病死率基本为100%。

【诊断】

多发伤伤员的任何部位都可能发生损伤。因此,应在不耽误抢救的前提下,以简便的方法进行诊断,在最短的时间内明确是否有致命性损伤。虽然近几年辅助检查设备不断更新,但在急诊情况下物理检查仍是判明伤情的主要手段。

1.诊断标准

多发伤是在同一致伤因素作用下所发生的两个或两个以上解剖部位或脏器的严重损伤,即使这些损伤单独存在,也属于较严重的损伤。一般认为凡具备下列伤情两条以上者可确定为多发伤。

(1)头颅伤:颅骨骨折,伴有昏迷的颅内血肿,脑挫伤,颌面部骨折。

(2)颈部伤:颈部大血管损伤,血肿,颈椎损伤。

(3)胸部伤:多发性肋骨骨折,血、气胸,肺挫伤,纵隔、心、大血管、气管破裂,膈疝。

(4)腹部伤:腹内脏器破裂或出血,腹膜后血肿。

(5)泌尿生殖系统损伤:肾破裂,膀胱破裂,子宫破裂,尿道断裂,阴道破裂。

(6)骨盆伤:复杂性骨盆骨折,或伴休克的骨盆骨折。

(7)脊椎:脊椎骨折伴有神经系统损伤。

(8)四肢:肩胛骨或长骨骨折。

(9)软组织:广泛的皮肤撕脱伤,广泛的挫伤。

2.诊断方法

(1)迅速判断有无威胁生命的征象:在抢救现场,首先对伤员进行快速而全面的粗略检查,包括神志、面色、呼吸、脉搏、血压、瞳孔和出血。对心搏呼吸骤停者,要立即进行心肺复苏。有呼吸道梗阻、休克、大出血等危急情况者也要立即给予相应处理。

(2)病史采集:在迅速处理好威胁生命的损伤后,或者排除有危及生命的损伤时,要较详尽地了解受伤史,包括伤因、受伤部位、力的方向、力度、受伤时所处的姿态、受伤后的主要症状,处理经过,有无昏迷史等。要尽可能地向患者或目击者询问,不要遗漏有诊断意义的细节。

(3)全面体格检查:因为受伤史常不能全面了解,所以在不影响急救的前提下应做较全面的体格检查,以免漏诊。首先要脱去患者的所有衣服,为了减轻对伤部的扰动和不增加患者的痛苦,必要时可剪开衣裤。只有完全暴露,才能缩短检查时间,便于详细检查。在进行全面检查之前要迅速了解有无呼吸道梗阻、张力性气胸、心脏压塞、出血和休克等致命性伤情。如无以上致命伤,再按一定程序进行检查。常用的检查程序是一看、二摸、三测、四穿刺。①看:面部表情,颈静脉有无怒张,口唇有无发绀,结膜下淤血,瞳孔大小,对光反射灵敏度,耳、鼻孔有无流血,胸式呼吸频率和幅度,有无反常呼吸和胸廓塌陷。腹部有无膨隆和肠型,腹式呼吸是否受限。四肢有无畸形,是否可以自主运动等。②摸:皮肤温度,皮肤出汗,气管位置,颈胸部皮下有无捻发音。胸廓压痛和挤压试验。腹部压痛、反跳痛和肌卫。受伤部位的压痛程度,有无骨摩擦音,颈动脉、股动脉和桡动脉的搏动强度、脉率等。③测:脉搏、呼吸、血压和尿量。④穿刺:对可疑有胸、腹腔内脏器损伤者可进行胸、腹腔穿刺。

为了不遗漏重要伤情,Freeland 等建议急诊医师要牢记 CRASH PLAN 这两个单词的每个字母所代表的需检查的内容:C＝cardiac(心脏),R＝respiration(呼吸),A＝abdomen(腹部),S＝spine(脊柱脊髓),H＝head(颅脑),P＝pelvis(骨盆),L＝limb(四肢),A＝arteries(血管),N＝nerves(神经)。

(4)必要的辅助检查:多发伤患者一送到急诊室,在进行急救的同时要立即查血型和交叉配血,测血红蛋白含量,红细胞计数和比容,白细胞计数和分类,凝血功能,动脉血气分析,尿常规和尿比重,肝、肾功能,血电解质和血糖。如病情允许,可根据体格检查的发现,对可疑部位有选择地做 B 超、X 线、CT 或磁共振检查,以明确诊断。还应常规进行心电监测,注意有无心肌挫伤、外伤性心肌梗死及心脏压塞。常规留置导尿管,以便观察泌尿系损伤情况,也便于观察尿量和做尿液化验检查。

【急救措施】

多发伤早期正确处理是为了防止伤情恶化,保证患者生命,减少致残率。因此,要安排好各个损伤部位的处理顺序,使急需优先处理的创伤能得到及时处理。

1.现场处理

(1)保持呼吸道通畅:当发现口腔和咽喉部有血凝块、黏液、呕吐物和泥土等异物时,要迅速用手指予以清除。当患者处于昏迷状态时,要使患者头偏向一侧或取半俯卧位,以解除呼吸道阻塞并防止误吸。

(2)止血:及时止血可防止休克加重。凡有明显的外出血,均可用消毒敷料覆盖,加压包扎。四肢的大血管破裂出血可用止血带止血,但要记录放止血带的时间,1h 放松 1 次,每次 3min,以免止血带长时间压迫使远端肢体缺血坏死。

(3)固定骨折:有骨折的伤员,要对骨折处做超关节固定,以防在搬运时骨折断端刺伤周围的血管和神经。有脊柱损伤者要用木板搬运以免引起脊髓损伤。严重的骨盆骨折伴盆腔大出血者最好用抗休克裤,它既能止血,又能固定骨折。

2.急诊抢救室处理

(1)供氧:伤员到达抢救室后要首先开放呼吸道,保证呼吸道通畅,再酌情供氧。有自主呼吸,且呼吸道通畅者,可用鼻导管供氧。昏迷患者放置口咽通气导管或行气管插管,再从导管内供氧。胸部创伤导致通气障碍者,要立即行气管切开或气管插管,接呼吸机做辅助呼吸。因液、气胸而影响肺扩张者要及时做胸腔闭式引流。

(2)输液输血:严重多发伤伤员处于明显休克状态,收缩压低于 12kPa(90mmHg)时,估计失血量＞1000ml。在排除心源性休克的情况下,应快速从外周静脉补液。一般在上肢或颈部建立 2~3 条静脉输液通道,在第一个半小时内输入 1500ml 平衡液及 500ml 右旋糖酐-70。如血压仍不回升,在十分紧急时,可输入 O 型血 300~600ml。对严重休克的伤员,应适量输入碳酸氢钠,以纠正酸中毒。有学者提出高渗盐水可迅速改善休克,总量可按 4ml/kg 输入,速度为 30~40ml/min,浓度为 7.5％氯化钠或 7.5％氯化钠与右旋糖酐-70 混合液。但对有活动性出血者慎用高渗盐水复苏,因为它在升高血压的同时也会加速出血,加重休克。

近来有学者认为在有活动性出血的情况下应进行限制性补液,使收缩压维持在 70mmHg 左右最合理。但是这一观点并没有被普遍承认。所以,在未进行确定性止血手术之前,抗休克治疗的输液速度、输液量和所选液体的种类要根据每名伤员的具体情况而定。要把积极的手术止血看成是抗休克治疗的重要内容。

(3)控制出血:在多发伤抢救过程中,对有明显外出血者要在伤口处覆盖敷料,加压包扎。对疑有胸、腹腔内大出血者,可做胸、腹腔穿刺来证实。一旦明确诊断,应立即手术。

(4)监测:监护心脏功能,防止心源性休克。特别是伴有胸部外伤的多发伤,可因心肌挫伤、心脏压塞、心肌梗死等导致心力衰竭。有时低血容量性休克与心源性休克同时存在,更应注意及时发现。这时除心电监护外还要测中心静脉压(CVP)和平均动脉压(MAP)。伤员有休克表现,同时有颈静脉怒张、CVP 升高和 MAP 下降者,可认为有心源性休克,要针对原因给予处理。有心脏压塞者做紧急心包穿刺和心脏止血手术。

【手术处理】

1.手术处理顺序

1 例多发伤伤员可能有两个以上部位需要手术,这里就有一个手术顺序的问题。凡影响循环和呼吸的创伤必须优先给予处理。如两处伤均危及生命,应争分夺秒同时进行手术。

(1)严重颅脑伤伴其他脏器损伤:严重颅脑伤多为广泛的脑挫伤或颅内血肿,颅内压增高,常危及生命。这时要先行颅脑手术,待脑受压解除后再行其他伤的处理。如严重颅脑伤伴胸腹腔内大出血,在积极抗休克的同时应分组行颅脑手术和胸腹部手术。

(2)严重胸部伤伴其他脏器损伤:严重的胸部外伤往往有张力性气胸、开放性气胸、心脏压塞和胸内大血管损伤,这些损伤常危及生命,必须优先手术。其他部位的损伤可待胸部伤处理后再手术。如其他部位的损伤也危及生命,可同时安排另一组医师进行手术。

(3)严重腹部伤伴其他脏器损伤:严重的肝脾破裂大出血,则需优先安排手术,空腔脏器破裂可待危及生命的损伤处理后再行处理。

2.急诊科紧急手术

对严重多发伤的抢救,往往要分秒必争,不允许将患者再转送到专科病房和住院部手术室。因此,在急诊科开展急诊手术是急诊抢救工作的发展趋势,可以提高抢救成功率,减少病死率。一般认为有下列情况者可在急诊手术室就地手术。

(1)颅脑外伤出现一侧或双侧瞳孔散大。

(2)胸、腹腔内脏器损伤大出血,经抢救后血压不升或升后又下降者。

(3)心脏损伤,心脏压塞。

(4)粉碎性骨盆骨折,伴有其他部位损伤,重度休克,需紧急手术止血者。

(5)严重多发伤在抢救中突然心脏骤停,胸外按压无效,需开胸挤压者。

在急诊手术室就地紧急手术的原则是迅速果断,尽一切可能缩短手术时间,以最简单的手术方式完成手术,降低手术危险性。

3.损伤控制外科理论的临床应用

为了提高严重创伤患者的抢救成功率,最近有学者提出了损伤控制外科(DCS)理论,并逐步建立了DCS三阶段原则:初始施行简化手术,控制伤情发展;转入ICU病房进行复苏治疗;病情稳定后再进行确定性手术。实践已经证明损伤控制外科的合理应用已经使严重创伤患者的病死率有了明显的降低。因此,DCS理论已经被普遍承认,并有所发展,由腹部创伤外科发展到整个外科系统的各科,从而使许多重伤员获得了新生。

(1)损伤控制外科的病理生理学基础:严重多发伤并发休克后常会发生严重的生理功能紊乱和代谢功能失调,患者容易出现低体温、酸中毒和凝血功能障碍三联征,使机体处于生理极限状态。这些是分子学、细胞学和血流动力学平衡失调的相对晚期表现。一旦出现上述情况,患者已经面临着死亡或有出现严重并发症的危险。因此,在低体温、酸中毒和凝血障碍三者恶性循环下,患者不能耐受长时间的确定性手术,只有使用DCS技术方能挽救患者的生命。

(2)损伤控制外科的适应证:大多数创伤患者可按常规手术方法处理,不需要采用DCS技术。只有在下列情况下,患者的生理功能临近或已达极限,就必须采取DCS技术处理。①严重的腹部伤:腹部损伤后出现低血压、心动过速或过缓,同时伴有35℃以下的低体温和凝血功能障碍。②腹部伤合并有其他部位的严重损伤:胸腹腔内脏伤合并有重要的大血管伤,多灶或多腔隙出血合并有内脏伤,需要优先处理的多区域损伤等。③其他重要因素:有严重的代谢性酸中毒,pH≤7.25,T≤35℃,复苏或手术时间>90min,输入红细胞悬液≥4000ml,或输入全血≥5000ml,或输液总量≥12000ml。休克时间>70min,PT≥19s,PTT≥60s。④在基层医院,因设备或技术条件所限,不能完成复杂的手术,而且又必须立即进行就地抢救者。

(3)腹部严重伤的损伤控制技术。①止血:腹腔填塞法可用于所有腹腔内的各种出血,包括动脉性出血、静脉性出血和广泛渗血。填塞材料分为可吸收和不可吸收两类。可吸收材料有敷料、粉剂和海绵;不可吸收材料有纱布、绷带和棉垫;自体材料是大网膜。可吸收材料和自体材料多用于实质性脏器内部填塞,无须再次手术取出。不可吸收的填塞材料最好在72h内取出,以免增加腹腔内感染的机会。介入治疗在暂时性止血中常能起到重要作用,特别是填塞法不能止血时,要积极用介入法对相关动脉做栓塞止血。②控制污染:空腔脏器破损后会有消化液和肠内容物流入腹腔,造成腹腔的严重污染,如不及时控制污染则会引起腹腔及全身感染,甚至会引发多器官功能障碍综合征(MODS)。在病情危急时,十二指肠、胆道和胰腺的损伤可置管外引流,结肠破损可做腹壁外造口。另外,整个腹腔内要放置多根引流管做持续引流。③暂时关闭腹腔:暂时关腹可防止体液和体内热量丢失,对抗休克治疗有利。关腹的方法有单纯皮肤缝合法和修复材料缝合法两种。前者简单、快捷,但必须是腹腔内没有张力时方能施行。后者主要用于腹腔内有张力的暂时关腹,常用真空袋(3L 袋)作为关腹材料,其优点是能防止术后腹内高压症。

严重损伤暂时控制以后,要把患者转入 ICU 病房做进一步复苏治疗。目的是纠正致死性三联征,内容包括纠正血流动力学紊乱,使血压和脉搏稳定在正常范围内。通过呼吸机辅助呼吸或吸氧,纠正患者的低氧血症,使氧分压和二氧化碳分压稳定在正常范围以内。设法给伤员复温,纠正其低体温状态,使体温稳定在 37℃左右。另外,还要通过用药和监测,逐步纠正伤员的酸中毒和凝血功能障碍。为了避免发生凝血功能障碍,需要大量输血时,可遵循等量红细胞悬液和新鲜冷冻血浆输入的原则。如已发生弥漫性渗血,PT 和 ATPP 在正常的 1.5 倍以上,需要按 15ml/kg 输入新鲜血浆。如仍有出血,且纤维蛋白<1g/L,应输入冷沉淀或纤维蛋白原制剂。如血小板<50×10^9/L,应及时输入血小板,使患者的生理学状态逐渐恢复正常,以便能够耐受下一步较长时间的确定性手术。所以,在 ICU 病房的复苏治疗有承上启下作用,是损伤控制外科理论的一部分。

施行确定性再手术,恢复各脏器功能,是治疗严重创伤的最终目的。一般认为在第 1 次手术后 24～48h 进行确定性再手术效果最好。虽然此时伤员的病情未达到最佳状态,而且脏器的水肿很严重,但是此时全身炎症反应综合征尚轻。如需施行血管吻合或人造血管植入,术后发生血管栓塞的可能性较小。一旦凝血障碍完全纠正,反而容易发生术后血管栓塞。另外,为了止血所填塞的不可吸收性材料也应在此时取出,如果超过 72h 仍不取出,则会增加感染的机会。此次手术的目的是重建消化道的连续性,如果在第 1 次手术时已将消化液妥善引流,又没有填塞不可吸收的止血材料,也可适当推迟再手术时间。

参 考 文 献

[1]王瑞,张勇,杨冬山.外科急危重症[M].北京:军事医学科学出版社,2011

[2]毕清泉,张玲娟.重症监护学[M].北京:第二军医大学出版社,2014

[3]万远廉,严仲瑜,刘玉村,等.腹部外科手术学[M].北京:北京大学医学出版社,2010

[4]张启瑜.钱礼腹部外科学[M].北京:人民卫生出版社,2006

[5]方先业,刘爱国.腹部外科手术技巧[M].3版.北京:人民军医出版社,2012

[6]黄志强.腹部外科学理论与实践[M].2版.北京:科学出版社,2011

[7]李荣祥,张志伟.腹部外科手术技巧[M].北京:人民卫生出版社,2015

[8]秦鸣放.腹部外科腹腔镜与内镜治疗学[M].北京:人民军医出版社,2010

[9]方国恩.腹部外科手术并发症的预防与处理[M].北京:中国协和医科大学出版社,2012

[10]张启瑜.腹部外科症状诊断与鉴别诊断学[M].北京:人民卫生出版社,2011

[11]李桂民,薛明喜,李晓梅.急症腹部外科学[M].北京:人民军医出版社,2010

[12]潘凯.腹部外科急症学[M].北京:人民卫生出版社,2013

[13]赵玉沛,陈孝平.外科学[M].北京:人民卫生出版社,2015

[14]胡盛寿,王俊.胸心外科分册[M].北京:人民卫生出版社,2015

[15]刘美明.现代胸心外科学[M].北京:世界图书出版公司,2013

[16]姜宗来.胸心外科临床解剖学[M].山东:山东科学技术出版社,2010

[17]曹谊林,祁佐良,李战强.美容外科学[M].2版.北京:人民卫生出版社,2014

[18]俞美定,周仁菊,朱艳.神经外科患者术后颅内感染的护理[J].护士进修杂志,2013,28
    (13):1233-1234.

[19]孙春霞,葛东明,丁涟沭,等.预见性护理在神经外科重症监护病房安全管理中的应用
    [J].实用医学杂志,2013,29(19):3248-3251.

[20]景华.胸心血管外科学研究生的培养思路[J].医学研究生学报,2013,26(2):113-115.

[21]张丽清.腹部疾病患者外科护理体会[J].现代诊断与治疗,2014:(9):2140-2141.

[22]周丽萍.外科护理在腹部疾病患者中的应用[J].科学中国人,2015,(23):4414.

[23]李红.腹部疾病患者在实施外科护理中的体会[J].中医临床研究,2015,(7)(6):
    113-114.

[24]桑宝珍,叶桂香,李钰燕,等.急诊-重症科一体化护理管理式对培养急危重症专科护
    士的效果观察[J].现代临床护理,2011,10(1):53-56.

[25]江鱼,江宏恩.泌尿外科学[J].中华老年医学杂志,1999,(5):285-287.

[26]张霞,宋宁,王洪娜.神经外科重症患者的综合护理体会[J].世界最新医学信息文摘,
    2015,15(94):215-216

[27]汤宗源.泌尿系统结石外科治疗研究进展[J].现代诊断与治疗,2014,(17):
    3921-3923.

[28]潘琼,张雅丽.肛肠科良性疾病手术后便秘的护理进展[J].护理研究,2013,27(27):2952-2954.

[29]张东铭.肛肠外科解剖学的现代进展[J].中国实用外科杂志,2001,21(11):682-684.

[30]赵仕敏.肛肠外科术后早期护理干预对患者排尿排便的影响.首都食品与医药,2015,(18):45-46.

[31]吕贤荣,刘春林,张少强,等.手术护皮膜在肛肠外科的应用[J].中外医学研究,2015,13(1):157-158.